护理心理学

（第2版）

（供护理及助产类专业使用）

主　编　李正姐　陈　燕

副主编　陈　树　李　密

编　者（以姓氏笔画为序）

　　　　邓清红（四川护理职业学院）

　　　　刘　涛（安徽中医药高等专科学校）

　　　　李　密（山东中医药高等专科学校）

　　　　李正姐（安徽中医药高等专科学校）

　　　　李典双（昆明卫生职业学院）

　　　　李静静（山东医学高等专科学校）

　　　　张　蓉（合肥职业技术学院）

　　　　陈　树（铜陵职业技术学院）

　　　　陈　燕（惠州卫生职业技术学院）

　　　　甄玉青（烟台市烟台山医院）

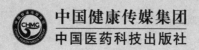

中国健康传媒集团

中国医药科技出版社

内 容 提 要

本教材为"全国高职高专护理类专业规划教材（第二轮）"之一，按照"项目引领，任务驱动"的要求编写而成，内容主要包括三大模块。第一模块为"认识护理心理学"，主要通过对护理心理学的概念、心理现象及心理的实质等知识的介绍，增强护生对心理学和护理心理学的历史及根源等知识的掌握和了解；第二模块为"检索护理心理学基础理论"，主要介绍心理学基础知识和健康心理知识；第三模块为"形成护理心理学基本技能"，主要通过对心理护理常用基本技能和不同对象心理护理的介绍，提升护生临床心理护理的实际操作能力。本教材为书网融合教材，即纸质教材有机融合电子教材，教学配套资源（PPT、微课、视频），题库系统，数字化教学服务（在线教学、在线作业、在线考试）。

本教材适用于高职高专护理专业、助产专业教学以及临床工作者使用。

图书在版编目（CIP）数据

护理心理学/李正姐，陈燕主编．—2 版．—北京：中国医药科技出版社，2019.7

全国高职高专护理类专业规划教材（第二轮）

ISBN 978 - 7 - 5214 - 0903 - 1

Ⅰ.①护…　Ⅱ.①李…　②陈…　Ⅲ.①护理学 - 医学心理学 - 高等职业教育 - 教材　Ⅳ.①R471

中国版本图书馆 CIP 数据核字（2019）第 115953 号

美术编辑　陈君杞

版式设计　友全图文

出版　**中国健康传媒集团** | 中国医药科技出版社

地址　北京市海淀区文慧园北路甲 22 号

邮编　100082

电话　发行：010 - 62227427　邮购：010 - 62236938

网址　www.cmstp.com

规格　889 × 1194 mm $\frac{1}{16}$

印张　18 $\frac{1}{4}$

字数　392 千字

初版　2015 年 8 月第 1 版

版次　2019 年 7 月第 2 版

印次　2020 年 8 月第 2 次印刷

印刷　三河市万龙印装有限公司

经销　全国各地新华书店

书号　ISBN 978 - 7 - 5214 - 0903 - 1

定价　48.00 元

获取新书信息、投稿、为图书纠错，请扫码联系我们。

数字化教材编委会

主　编　李正姐　陈　燕

副主编　陈　树　李　密

编　者（以姓氏笔画为序）

邓清红（四川护理职业学院）

刘　涛（安徽中医药高等专科学校）

李　密（山东中医药高等专科学校）

李正姐（安徽中医药高等专科学校）

李典双（昆明卫生职业学院）

李静静（山东医学高等专科学校）

张　蓉（合肥职业技术学院）

陈　树（铜陵职业技术学院）

陈　燕（惠州卫生职业技术学院）

甄玉青（烟台市烟台山医院）

出版说明

"全国高职高专护理类专业规划教材"于 2015 年由中国医药科技出版社出版，全套教材共 27 门，是针对全国高职高专医药院校护理类专业教育教学需求和复合型临床人才培养目标要求而编写，自出版以来得到了各院校的广泛欢迎。为了进一步提升教材质量，使教材更好地服务于院校教学，同时为了进一步贯彻落实国务院办公厅《关于深化医教协同进一步推进医学教育改革与发展的意见》（〔2017〕63 号）等有关文件精神，不断推动职业教育教学改革，推进信息技术与医学教育融合，加强医学人才培养，使职业教育切实对接岗位需求，教材内容与形式及呈现方式更加契合现代职业教育需求，培养具有整体护理观的护理人才，在教育部、国家卫生健康委员会、国家药品监督管理局的支持下，中国医药科技出版社组织了本套教材的修订工作，并由全国近百所高职高专院校及附属医疗机构 260 余名专家、教师精心编撰，即将付梓出版。

本轮教材共包含 27 门，其中 24 门教材为新修订教材（第二版），主要特点如下。

一、内容精练，专业特色鲜明

本轮教材建设对课程体系进行科学设计，整体优化；对上版教材中不合理的内容框架进行适当调整；内容上吐故纳新，力求达到基础学科与专业学科紧密衔接、主干课程与相关课程合理配置的目标。教材内容精练、针对性强，具有鲜明的专业特色和高职教育特色。

二、对接岗位，强化能力培养

本轮教材强化以岗位需求为导向的理实教学，注重理论知识与护理岗位需求相结合，对接职业标准和岗位要求。每门教材在由教学一线经验丰富的教师组成编写团队的基础上，吸纳了多位具有丰富临床经验的医护人员参与编写，满足培养应用型人才的需求。在教材正文适当插入临床案例，起到边读边想、边读边悟、边读边练，做到理论与临床护理岗位相结合，强化培养学生临床思维能力和护理操作能力；同时注重护士人文关怀素养的养成，注重吸收临床护理新技术、新方法、新材料，体现教材的先进性。

三、对接护考，满足考试需求

本轮教材内容和结构设计，与国家护士执业资格考试紧密对接，在国家护士执业资格考试相关课程教材中以"考点提示"和"目标检测"的形式插入护士执业资格考试考点与真题，为学生学习和参加护士执业资格考试奠定基础，提升学习效率。

四、书网融合，学习便捷轻松

全套教材为书网融合教材，即纸质教材与数字教材、配套教学资源、题库系统、数字化教学服务有机融合。通过"一书一码"的强关联，为读者提供全免费增值服务。按教材封底的提示激活教材后，读者可通过 PC、手机阅读电子教材和配套课程资源，并可在线进行同步练习，实时反馈答案和解析。同时，读者也可以直接扫描书中二维码，阅读与教材内容关联的课程资源（"扫码学一学"，轻松学习 PPT 课件；"扫码练一练"，随时做题检测学习效果），从而丰富学习体验，使学习更便捷。教师可通过 PC 在线创建课程，与学生互动，开展在线课程内容定制、布置和批改作业、在线组织考试、讨论与答疑等教学活动，学生通过 PC、手机均可实现在线作业、在线考试，提升学习效率，使教与学更轻松。此外，平台尚有数据分析、教学诊断等功能，可为教学研究与管理提供技术和数据支撑。

本轮教材修订在组织、编写和审定过程中，得到众多专家的悉心指导和相关院校的大力支持，在此一并致谢！

改革创新的过程也是探索提升的过程，目标的提出至目标的实现是一个漫长、曲折的过程。在此殷切希望各医药卫生类院校师生和广大读者在使用中对教材进行检验，并提出宝贵意见，使本套教材日臻完善，为促进我国高职高专护理类专业教育教学改革和人才培养做出积极贡献。

中国医药科技出版社
2019 年 5 月

全国高职高专护理类专业规划教材（第二轮）
建设指导委员会

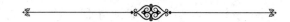

张　庆（济南护理职业学院）

张　荣（毕节医学高等专科学校）

张　健（长春医学高等专科学校）

张　敏（安徽医学高等专科学校）

张　德（四川护理职业学院）

张亚军（内蒙古医科大学继续教育学院）

陈　燕（惠州卫生职业技术学院）

陈秋云（漳州卫生职业学院）

陈顺萍（福建卫生职业技术学院）

陈晓玲（安徽卫生健康职业学院）

陈瑄瑄（漳州卫生职业学院）

林建兴（漳州卫生职业学院）

林斌松（漳州卫生职业学院）

周卫凤（安徽医学高等专科学校）

周谊霞（贵州医科大学）

庞　燕（四川护理职业学院）

洪　霞（福建卫生职业技术学院）

郭永洪（云南工商学院）

黄小凤（漳州卫生职业学院）

谌　秘（南昌大学第四附属医院）

谢万兰（襄阳职业技术学院）

薛　梅（天津医学高等专科学校）

前 言 / PREFACE

本教材编写特色鲜明，采用"项目引领，任务驱动"的编写模式，改变传统的编写思路，结合岗位分析和岗位需求的职业能力，模拟工作情境，提出工作任务，写出解决任务的方法和过程；编写形式新颖，栏目设置合理；每一项目都有任务导入，每个任务均设有学习目标、任务描述、知识平台、任务实施、拓展提升和任务检测；在编写中增加了案例分析、心理测验量表和模拟工作情境等，目的是提高护生理论联系实际、应用基本技能的能力。为了更好地与市场和行业接轨，本教材吸纳了从事临床护理工作、心理咨询和治疗工作等行业中的专业技术人员参与编写；实现了教材的立体化配套，增加网络增值服务，便于学生学习和教师教学；注重处理全套不同教材内容的衔接和联系，避免了重复和遗漏，努力打造成同类教材中的精品。

本教材以高职高专护理、助产类专业人才培养目标为依据，以培养护理心理学理论知识和技术能力为根本，以满足临床护理工作中对心理护理知识和技能的需要。在坚持"三基（基本理论、基本知识和基本技能）、六性（思想性、科学性、先进性、启发性、通用性和可读性）"原则的基础上，重视教材的针对性、实用性、先进性和条理性。以"必需、够用"为度，重视基本技能的培养，满足学生学习和教师教学的需要；围绕全国护士执业资格考试大纲的要求，结合相关考试编写任务检测试题，与护理行业和市场需求紧密接轨，培养具有健全人格、较高职业道德修养和职业素质的高素质技能型护理人才，以满足社会的需要。

本教材主要供高职高专护理、助产类专业的师生使用，也可作为临床工作者和护理、助产类专业各类成人教育教材使用。本教材所涉及的基础理论以实际应用和能力提高为目标，以解决护理岗位工作实际需求为重点，避免了理论性强而应用性差的问题。

本次修订主要对上版教材的部分内容进行纠正、修改，并增加近3年全国护士执业资格考试的相关习题，建设了书网融合教材，即纸质教材有机融合电子教材，教学配套资源（PPT、微课等），题库系统，数字化教学服务（在线教学、在线作业、在线考试）。

由于时间仓促，编者水平和经验有限，疏漏和不足之处在所难免，恳请广大读者批评指正，以便进一步修订、完善。

编　者
2019 年 6 月

目 录 /CONTENTS

模块三　形成护理心理学的基本技能

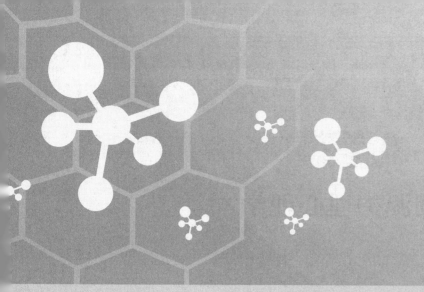

模块一

认识护理心理学

项目一

溯源护理心理学

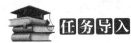

任务导入

患者张某，男，65岁，退休工人，经检查诊断为肺癌，因肿瘤的位置靠近纵隔而无法手术，入院采取化疗方案。刚入院时患者经常哭泣，对待治疗态度十分消极，最近通过护理人员与患者的良好沟通，患者的情绪明显稳定。目前护理人员与他接触时，他还会主动谈起自己过去的工作经历。

任务1 认识护理心理学的产生和发展

学习目标

1. 掌握护理心理学的概念。
2. 熟悉医学模式的概念及其特征。
3. 了解护理心理学的产生和发展。
4. 能领会护理心理学产生的理论基础和时代背景，增进对本门课程的情感认知。

任务描述

随着现代生物－心理－社会医学模式和系统化整体护理模式的产生与发展，学习护理心理学的基础理论知识、掌握心理护理的基本技术已成为护理人员的时代需要。在接触护理心理学这一新的课程时，作为护生想到的问题可能是："什么是护理心理学？""它和护理学、心理学有着怎样的联系？""它具体又是如何产生的"等。围绕这一系列问题，本任务通过对护理学、心理学等概念的阐释，结合医学模式的转变，介绍护理心理学的产生和发展过程，并以讨论、角色体验的形式，加强护生对护理心理学的情感认知，提高对本门课程的学习兴趣。

一、护理心理学的概念

（一）护理学

护理学（nursing）是一门以自然科学和社会科学理论为基础的研究维护、促进、恢复人类健康的护理理论、知识、技能及其发展规律的综合性应用学科。在护理学的基本概念中，人、健康、环境和护理四个基本概念是密切相关的。四个基本概念的核心是人，人是护理的服务对象，健康是护理实践的核心。人类的健康与环境息息相关，它们是互相依存、互相影响、对立统一的整体。良好的环境促进人类的健康，不良的环境则对人的健康造成危害。所以，人通过自身的应对机制在不断地适应环境，通过征服自然与改造自然来不断地改善和改变周围的生存环境。护理人员作用于人和环境之间，其任务是努力创造良好环境并帮助护理对象适应环境，从而达到最佳的身心健康状态。

（二）心理学

心理学（psychology）是研究人和动物的心理现象及其发生、发展规律的一门学科。它既研究动物的心理，也研究人的心理，而以人的心理为主要的研究对象。人的心理是人脑对客观现实的主观的能动的反映，人的心理活动是反映机能与反应机能的统一体，其功能或价值在于通过对内外刺激的反映来调节自己的行为反应，以更好地适应周围环境。

（三）护理心理学

护理心理学（nursing psychology）是护理学和心理学相结合的一门交叉性学科，是将心理学的知识、理论和技术应用于现代护理领域，研究心理因素在人体健康以及疾病的发生、发展、治疗及护理与预防保健中的作用的学科。从护理心理学的研究范围来看，其涉及多学科知识和技术的交叉与融合，因此护理心理学既是护理学的一门基础性学科，研究护理工作中的心理行为问题，包括护理对象的心理行为特点、各种疾病的心理行为学基础和心理行为变化等；也是护理学的一门应用性学科，将心理学系统知识（包括理论和技术），结合护理工作实践，应用到临床护理工作的各个方面，指导护理人员依据护理对象的心理活动规律实施心理护理，从而实现系统化整体护理。

二、护理心理学的产生及发展过程

（一）现代护理学的发展

现代护理学的发展过程，也是护理学科的建立和护理形成专业化的过程。1860 年，弗罗伦斯·南丁格尔（Florence Nightingale）在英国伦敦成立了世界上第一所护士学校，标志着护理学成为一门独立的学科。从护理学的实践和理论研究来看，其变化和发展经历了三个阶段。

1. 以疾病为中心的护理阶段　此期护理的特点是：①护理已成为一个专门的职业，护理人员从业前必须经过专门的训练；②护理从属于医疗，护理人员是医生的助手，护理工作的主要内容是执行医嘱和各项护理技术操作，并在长期对疾病护理的实践中逐步形成了一套较为规范的疾病护理常规和护理技术操作常规；③护理只是协助医生消除患者的局部病证，但忽略了人的整体性。

2. 以患者为中心的护理阶段　此期护理的特点是：①护理是一个专业，护理学的知识体系逐步形成。一方面，护理学通过吸收相关学科的相关理论作为自己的理论基础，如健康的概念、环境的概念、一般系统论、适应论等；另一方面，护理人员通过自身的实践与研究，又建立了许多护理模式，如奥伦的自理模式、罗伊的适应模式等。所有这些形成了护理学的理论框架与知识体系。②以患者为中心，实施生理、心理及社会多方面的整体护理。③护理人员应用护理程序的工作方法解决患者的健康问题，满足患者的健康需求。④护理人员的工作场所主要局限在医院内，护理的服务对象主要是患者，尚未涉足群体保健和全民健康问题。

3. 以人的健康为中心的阶段　此期护理的特点是：①护理学已成为现代科学体系中一门综合自然、社会和人文科学知识的、独立地为人类健康服务的应用学科；②护理的工作任务由护理疾病转向促进健康，工作对象由原来的患者扩大为全体人类，工作场所由医院逐渐走向社区。

（二）现代心理学的发展

作为一门科学的学科史，心理学的历史却十分短暂。19 世纪中叶以后，自然科学的迅猛发展为心理学成为独立的科学创造了条件。1879 年，德国心理学家冯特·威廉（Wilhelm Wundt）在德国莱比锡大学建立了世界上第一个心理学实验室，开始对心理现象进行系统的实验室研究，标志着心理学开始真正脱离哲学成为一门独立的学科。受其影响，此后大批学者也以不同的研究视角对心理现象开始进行研究，从而形成了 20 世纪初心理学界"百花齐放、百家争鸣"的繁荣局面。其中，也涌现出了几个比较有影响力的心理学理论流派。

1. 精神分析学派　由奥地利精神病学家西格蒙德·弗洛伊德（Sigmund Freud）于 19 世纪末创立的一种独特的心理学理论。这一理论体系主要包括意识层次论、泛性论和人格结构论等。该理论认为精神活动的能量主要来源于本能，提出人的心理是由意识、前意识和潜意识三部分组成；人的一生行为都带有性的色彩，受"力比多"的支配，并随其在个体发展过程中集中于身体某一区位的变动而出现口腔期、肛门期、性器期、潜伏期和生殖期五个发展阶段；人格结构存在本我、自我和超我三个部分。经典的精神分析学理论因其夸大性本能的作用，虽遭到不少人的反对，但其在全世界有着深远影响，尤其是对拓展心理学的研究领域起到了重要作用，伴随着新精神分析理论学派的形成，这一流派的理论正在被更多的人所关注。

2. 行为主义学派　由美国心理学家约翰·华生（John Broadus Watson）于 20 世纪初创立的一个西方心理学的主要心理流派。它的发展主要经历了早期行为主义时期（1913—1930）和新行为主义时期（1930 年以后）两个时期。早期行为主义完全排斥对人的心理和意识进行内省研究，主张心理学应该对环境操纵与人的行为变化之间的关系进行客观研究，并把心理现象过度地简化为"刺激 – 反应"模式，即"S – R"模式。由于行为主义强调研究的客观性，使一整套行为控制的方法得到发展，促进了心理学研究的精确性和实证性，并在心理学诸多领域得到广泛应用。但它因无视有机体内部过程而走向了极端，到 20 世纪 30 年代后逐渐被新行为主义所取代。新行为主义者强调客观的实验操作，并修正了"S – R"模式，在"S – R"之间增加了一个中介变量"O 代表反应的内部过程"，形成"S – O – R"模式。

3. 人本主义学派　由美国心理学家亚伯拉罕·马斯洛（Abraham Maslow）和卡尔·罗杰斯（Carl Ranson Rogers）于 20 世纪 50 年代创建的一个心理学流派。该学派既反对精神分析学派贬低人性，把意识经验还原为基本驱力，又反对行为主义理论把意识看作行为的副现象，注重研究人本身的价值和潜能，因此被称为心理学的"第三股势力"。人本主义心理学强调，人在充分发展自我潜力时，力争实现自我的各种需要，从而建立完善的自我，并追求建立理想的自我，最终达到自我实现。人在争得需要满足的过程中能产生人性的内在幸福感，给人以最大的喜悦，这种感受本身就是对人的最高奖赏。从探讨人的最高追求和人的价值的角度看，心理学应当改变对正常人或病态人的研究，而成为研究"健康"人的心理学，提倡发挥人的创造性动机，展现人的潜能的途径。人本主义不排除传统的科学方法，而是扩大科学研究的范围，解决过去一直排除在心理学研究范围之外的人类信念和价值问题。目前，人本主义心理学是一门尚处在发展中的学说，但代表了心理学发展的新方向。

4. 认知心理学派　是 20 世纪 60 年代在西方兴起的一个心理学新流派，但已成为当前心理学研究的主要方向。从广义上说，心理学中凡侧重研究人的认识过程的学派都可称为认知心理学派，但在西方多指狭义的认知心理学——用信息加工的观点研究人的认知过程的科学，因而也叫认知加工心理学。确切地说，它研究人接受、编码、操作、提取和利用知识的过程，即感知觉、记忆、表象、思维和言语等。它强调人已有的认知结构对当前认知活动的决定作用，并且通过计算机和人脑进行类化，像研究计算机程序的作用那样在较为抽象的水平上研究人的信息加工各个阶段的特点，以揭示人脑高级心理活动规律。因此，把关于人的认知过程的一些设想编制成计算机程序，在计算机上进行实验验证的计算机模拟，也就成为认知心理学的一个重要研究方法。

（三）医学模式的演变

医学模式（medical model）是指在不同历史阶段和科学发展水平条件下，人类为保护健康与疾病做斗争时观察、分析和处理各种问题的标准形式和方法。医学模式的核心就是医学观，是某一时代的各种医学思想的集中反映，包括疾病观和健康观。所以，医学模式不是一成不变的僵死教条，而是随着医学科学的发展与人类健康需求的不断变化而转变着。

从历史上看，在经历了神灵主义医学模式（spiritualism medical model）、自然哲学医学模式（nature philosophical medical model）和机械论医学模式（mechanistic medical model）之后，1628 年英国生理学家威廉·哈维（William Harvey）发表《心血运动论》，血液循环学说成为近代医学的起点，生物科学在这一时期相继取得巨大发展，生物医学模式（biomedical model）逐渐形成。生物医学模式是以生物学过程解释健康和疾病，将生物学手段当作保健、预防和治疗疾病的主要甚至是唯一手段的医学模式。它过分强调了人类的自然属性和生物学特点，在其框架内没有给病患的社会、心理和行为方面留下余地。

1977 年美国医学家恩格尔（G. L. Engle）在《科学》杂志上发表了《需要一种新的医学模式——对生物医学的挑战》的文章，标志一种新的医学模式被提出，即生物 - 心理 - 社会医学模式（bio - psycho - social medical model）。它是一种系统论和整体观的医学模式，要求医学把人看成是一个多层次的、完整的连续体，在健康和疾病的问题上，要同时考虑生物的、心理的、行为的以及社会的各种因素的综合作用。其主要观点是：①人是一个完整的系统，通过神经系统的调节保持全身各系统、器官、组织和细胞活动的统一。②人同时具有生理活动和心理活动，心与身是互相联系的，心理行为活动通过心身中介机制影响生理功能的完整性，同时生理功能也影响个体的心理功能，因此，在研究疾病和健康的同时应注意心身两方面因素的影响。③人与环境是紧密联系的，人不仅是自然的人，也是社会的人，社会环境因素如文化、职业、家庭、人际关系以及自然环境因素如气候、污染等都对人的身体和心理健康产生影响。④心理因素在人类调节和适应功能活动中具有能动作用，人作为一个整体包括社会环境、自然环境和个体的内环境会随时作出适应性调整，以保持健康状态。在这种适应性调整过程中，人可以通过认识和行为作出一些主动的适应性努力。生物－心理－社会医学模式的核心在于有关心理学、社会学知识对医学知识的补充和有机结合，而护理心理学则是这种补充和结合的具体实践的产物，是在现代医学模式影响下形成和发展壮大的，同时护理心理学的产生、发展对促进生物医学模式向生物－心理－社会医学模式的转变，对人类健康的维护和疾病的防治将产生重要的作用。

现代护理为适应医学模式转变的需要，也相应地从功能制护理逐渐转变为系统化整体护理，即护理工作的重点从疾病护理转变为以人为中心的整体护理，因此，实现了以服务对象为中心，以解决服务对象的健康问题为目标的护理功能，护理理论与实践扩展到了人的心理、行为、社会等方面，形成了护理心理学的完整理论体系和实践内容，极大地促进了护理科学的发展。

情景模拟训练

 任务实施

护生 A 扮演患者，护生 B 扮演护理人员甲，护生 C 扮演护理人员乙。

医学情境：患者即将进行胆囊切除手术，在手术前一天晚上，值班护理人员甲和护理人员乙发现，凌晨 2 点患者还在床上翻来覆去没有入睡。

（某患者躺在床上）

情境 1：

护理人员甲：先生，您好！这么晚了您怎么还没有休息？

某患者：睡不着。

护理人员甲：早点休息吧！明早您还要做手术。

护理人员甲帮助患者关上灯，转身离开。

患者躺在床上还是辗转反侧，一夜未眠。

第二天，患者面目憔悴，心情紧张，血压升高。被迫推迟手术时间，耽误了患者及医院原定计划。

情境 2：

护理人员乙（轻声）：先生，您好！还没有睡着啊。

某患者：嗯，就是睡不着。昨天睡得还挺好。

护理人员乙（扶着患者肩膀）：您昨晚睡得还好，那为什么今晚睡不着呢？

某患者：我明天要做手术了，虽然医生已经说得很清楚了，但是这个手术谁也不能保证百分之百成功，所以心里还是很紧张。

护理人员乙：先生，您的心情我理解，很多即将手术的患者都会感到紧张。您明天要做的是胆囊切除手术，您的主刀医生是 A 主任，他从事临床工作已经近 20 年了，像您这种手术已经做了不下几百例。虽然手术存在各种风险，但是主刀医生没有把握是不会随便就采取手术这种治疗方案的。另外，手术过程中您会处于麻醉状态，没有什么感觉，就像睡了一觉。请您相信我们 A 主任的技术水平。如果您今晚休息不好，会影响到明天的手术效果的，您就放心休息吧。

某患者（点点头）：对，我应该踏踏实实休息，为明天作好充分准备。

护理人员乙：那好，如果您还有什么问题，就按铃找我。

（轻轻走开，关上灯。）

一个小时之后，护理人员乙再次查房，发现患者已经睡着了。护理人员乙才放心地离开。

第二天该患者被推入手术室，顺利接受手术。

 拓展提升

威廉·冯特

威廉·冯特（Wilhelm Wundt，1832 年 8 月 16 日～1920 年 8 月 31 日），德国著名心理学家、生理学家，心理学发展史上的开创性人物。他被普遍公认为是实验心理学和认知心理学的创建人，构造主义的奠基人。还有少数人认为，他也创立了社会心理学，因为他在晚年已经不满足于仅仅研究最基本的直接体验，而是致力于用民族心理学的方法研究高级心理现象，这对社会心理学的产生与发展有重要的影响。

起初，化学家们对化学元素周期表的发现吸引了冯特的注意。他开始想知道，是否也能采用相似的方法来简化对于心理的理解，是否可以发现"意识体验的基本元素"。为了实现梦想，建立旨在研究人类意识的科学，冯特于 1879 年在德国莱比锡大学（University of Leipzig）创建了一所进行心理学研究的实验室。在全新的实验室里，他和他的学生们开始对他们所定义的意识"基本元素"进行研究，这些元素包括感觉、知觉、记忆、注意力、情绪、认知、学习和语言。他们认为人类所有的心理活动都是由这些基本过程组合而成的。在实验中，他让受训的志愿者接受各种简单的刺激，然后要求他们通过按压控制杆或通过描述感觉来对刺激做出反应。这种技术叫作内省。

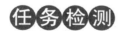 任务检测

选择题

一位护士在与患者的交谈中，希望了解更多患者对其疾病的真实感受和治疗的看法。最适合的交谈技巧为（ ）

 A. 认真倾听   B. 仔细核实   C. 及时鼓励

 D. 封闭式提问   E. 开放式提问

（陈　树）

任务2 明了护理心理学的研究对象和任务

学习目标

1. 熟悉护理心理学的研究对象和任务。
2. 能够有效开展心理护理工作。

任务描述

本任务通过相关知识介绍和角色扮演的形式来阐释护理心理学的研究对象和任务，以使护生能明确在未来心理护理工作中所要面对的人群类别以及主要工作任务。

一、护理心理学研究对象

护理心理学是护理学与心理学相结合而形成的一门应用科学。它既是医学心理学中的一个分支，又是护理学的重要组成部分。1980年，美国护理学会将护理定义为"诊断和处理人类对其现存的和潜在的健康问题的反应"。因而，护理心理学不仅要关注目前已存在疾患和障碍的患者的心理问题，还应关注具有潜在健康问题的人群（亚健康者）的心理。伴随医学模式的转变和健康特有的连续性特征，人们也越来越关注自身健康问题，更多的健康人群也逐渐成为护理心理学研究的对象。在心理护理活动的过程中，护理人员作为护理活动的主体，其心理状况、个性心理特征和心理护理技能的熟练程度等均会对心理护理的成效产生决定性作用。所以，护理心理学的研究对象包括护理对象和护理人员两大类，其中护理对象包括患者、具有潜在健康问题的人和健康人（图1-1）。护理心理学既对患者、具有潜在健康问题的人群和健康人群提供心理护理，又对护理人员提供心理指导。

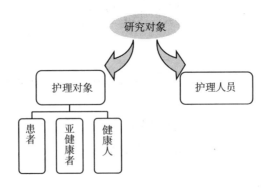

图1-1 护理心理学的研究对象

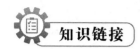 **知识链接**

研究对象中患者和护理人员的特点比较如表1-1所示。

表1-1　研究对象中患者和护理人员的特点比较

特点	患者	护理人员
人际结构	庞大、松散、成分复杂的非正式群体	精干、紧密、成分单纯的正式群体
个体研究周期	短暂、限于某阶段	持久、伴随职业终身
研究目标	比较抽象、含糊	比较清晰、具体
研究途径	多渠道、全方位	明主题、重轴心
研究实施	难采样、进度慢、研究对象合作性差、随意性大	易采样、进度快、组织保障有力、研究对象主动合作好

二、护理心理学的研究任务

护理心理学的任务是把心理学的基本理论和技术运用于临床护理，指导护理人员依据患者的心理活动规律做好心理护理。为实现这一任务，护理心理学必须深入研究如下几个方面的内容。

（一）研究人的心理活动和心理因素对健康的作用

护理心理学必须深入研究人们的心理活动对躯体生理活动的影响，从而揭示疾病与心理因素之间的内在联系。护理人员只有认识并掌握了这其中的规律，才能自觉地采取恰当措施进行心理护理。

（二）研究患者的心理特点和心理护理的理论与技术

护理心理学还应研究患者的一般心理活动规律和特殊的心理表现，在此基础上进一步研究干预患者心理活动的理论与技术，采取恰当措施实施最佳心理护理。

（三）研究和应用有效交往和心理评估的理论与技术

掌握与患者进行有效交往的技术和对患者进行正确心理评估非常重要，这不仅对于护理人员及时、准确地评估和诊断护理问题十分有用，而且也是实施心理咨询与治疗的前提和保证。

（四）研究心理护理与整体护理的关系

在护理工作中，虽然心理护理在患者的康复中起着极为重要的作用，但是基础护理作为最基本的护理也不可或缺，将两者统一起来的整体护理在整个护理流程中更为突出，更为重要。整体护理是以患者为中心，以现代护理观为指导，以护理程序为框架和核心，将护理临床业务和护理管理的各个环节系统化的一种护理工作模式。"整体"包括三个方面的内涵：①强调人的整体性；②强调护理的整体性；③强调护理专业的整体性。其中，人的整体性最为重要，即将护理对象视为生物的、心理的、社会的、文化的、发展的人，强调人与环境的相互影响。

（五）研究和应用心理健康教育的内容和方法

对正常人进行适当的心理健康教育，能帮助人们预防某些心理问题的出现，或一旦出现心理问题便能及时寻求帮助；适当的心理健康教育也能帮助人们对某些疾病产生正确的认知，消除由于错误认知带来的心理恐惧。

（六）研究和培养护理人员的心理品质

护理人员通过护理为患者减轻疾苦，并使之安全与舒适，这是一项崇高的职业。要做好这项工作，就要求护理人员必须具备一系列良好的心理品质。比如，对患者抱有同情心，尊敬和体贴他们；对患者的需要应认真对待，尽量给予满足；在工作中要表现出高度的责任心和精湛娴熟的护理技术，以增强患者的安全感；甚至连护理人员的言谈举止、仪表修饰都应十分注意，展现"白衣天使"的崇高形象，从而使患者在心理上增强战胜疾病的信心和力量。

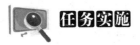 **任务实施**

团体心理训练：用爱心擎起蓝天

【活动目的】

锻炼护生职业能力，培养健康心理品质。

【理论依据】

马斯洛认为，人在满足了基本的生活需要和安全需要之后就会有爱的需要（爱与被爱等），而大部分护士是在父母的庇护下成长起来的，他们缺乏的是爱护别人的体验，尤其是情爱、仁爱（而不仅仅是性爱），更缺乏社会实践的机会，而义工活动可以为其提供这样的一个机会。

阿尔波特认为，成熟的人格特征应该是随着自我的发展，自我扩展到人和物的广阔领域上。一个人可以通过参加义工活动，培养给予爱与接受爱的能力，参与的外界义工活动训练越多，个体的心理就愈加健康（如雷锋助人为乐）。义工就是自愿为那些有需要帮助的人提供帮助。在人与人的关系上，心理健康的人对父母、孩子、朋友、配偶显示出爱的能力。他关心他所爱的人是否幸福就像关心自己的幸福一样。而神经症患者需要的爱比他们能给予的爱要多得多。健康人的爱是无条件的，而神经症患者表示爱的时候则是具有不被支援的条件的。健康人有较好的同情心，而神经症患者却不能发展出关心别人的能力。

【活动内容】

1. 向参加者讲述爱的能力与心理健康的关系，参加义工活动与培养职业能力的关系。
2. 分成小组与弱智、残疾儿童交谈，倾听他/她们的故事，了解他/她们的精神所需。
3. 分成义工小组商议帮助他/她们的方案或活动方案并实施。
4. 组员间相互交流经验。

【活动方式】

1. 选择某一个特殊学校，了解本次活动的情况及基本知识。
2. 自愿报名，每小组以15人左右为宜。
3. 对不同的残疾儿童，由不同的成员分管。

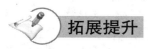 **拓展提升**

护理人员职业心理素质的培养方法

1. 增强培养意识 护理人员应认识到当前护理事业的发展对护理工作者的职业素质提出了很高的要求，它要求护理人员不仅必须具备良好的心理素质和健全的人格，还要求护理人员能将心理学的理论、原则和方法与临床实践相结合，为患者提供心身整体护理。

2. 正确认识自我 正确认识自我是培养护理人员良好心理素质的基础。护理工作面对的是具有各种个性和不同理念的患者，需要护理人员有对自己肯定性的理解和自我接受能力，而这一点是建立在正确认识自我基础之上的。正确地认识自我也是护理人员悦纳自我、发展健康人格及保持心身健康的关键。因此，护理人员必须常常倾听自己、别人的看法，识别和接受个人的需要，敢于自我显露，尽可能地扩大自我意识的第一象限，从而培养健康的自我意识。

3. 保持心理健康 健康的心理是培养良好心理素质的坚实平台，因此培养良好的心理素质，首先要提高心理健康水平。护理人员在保证自己心身和谐，适应内外环境，人格稳定健全，有平衡正常的心理状态的基础上，应全面发展和培养健康的心理素质。

4. 丰富理论知识 培养良好的心理素质，要有科学的理论做指导。通过学习心理学有关知识，帮助护理人员找出自己的不足，指导护理人员运用心理学的理论和方法，有针对性地、有目的地、有计划地采取适当的方法和途径，培养自己良好的心理素质。

5. 加强实践锻炼 良好的心理素质可以在实践中得到锻炼，也可以在实践中得到检验，因此加强实践锻炼也是一种有效的方法。

6. 提升自身修养 每一位护理人员都应将职业心理素质内化成自己特有的心理素质。护理人员可以通过多种方法提升自身修养，如学会自我调节、进行心理咨询、选择学习榜样、参与心理训练、不断进行自我评价等。

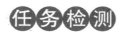 **任务检测**

简答题

简述护理心理学的研究对象和任务。

（陈　树）

任务3　领悟护理心理学的研究方式、方法和学习意义

> **学习目标**
>
> 1. 掌握护理心理学常用的研究方法。
> 2. 熟悉护理心理学的研究方式。
> 3. 了解学习护理心理学的意义。

任务描述

护理心理学研究的是护理学领域中涉及护理学、心理学、生物学、社会学等多学科的复杂的心理现象，学习护理心理学对护理人员适应整体护理模式、提高护理工作质量及培养护理人员的健全人格具有重大意义。护理心理学主要运用心理学和医学的研究方法，根据护理专业的特点及基于护理工作过程进行研究。由于护理心理学的基础理论尚且薄弱，而且许多心理现象的定量难度很大，本身常有一定的主观性，因此，护理人员能否掌握并运用好研究方法尤为重要。本任务通过对学习护理心理学的意义、护理心理学研究方式和方法的介绍，旨在让护生了解学习护理心理学的意义、能准确地运用个案研究或群体研究、纵向研究或横向研究的方式，正确地采用观察法、调查法和实验法等研究方法对护理对象进行相关研究，最大限度地确保治疗效果和护理质量。

一、学习护理心理学的意义

护理心理学（nursing psychology）的研究对象是护理人员和护理对象，护理人员能以健康的、积极的心态，运用熟练的护理心理学知识和技能为护理对象提供全面的、优质的护理服务，从而使护理人员适应整体护理模式的转变，提高护理工作质量、护理工作满意度及培养护理人员健全的人格是学习护理心理学的意义和最终目标。

（一）使护理人员适应整体护理模式的转变

随着医学模式从"生物医学模式"向"生物－心理－社会医学模式"转变，护理模式也由"以疾病为中心"向"以患者为中心"的新模式转变。这就要求为患者的身心健康提供全面、系统、连续的整体护理服务，护理人员不但要掌握患者的心理、护患关系等相关知识，还应能运用护理心理学的知识和技能，实现整体护理的目标。

（二）有利于提高护理工作质量

护理服务的对象是人，人有着复杂的心理活动。因此，临床护理工作中，除了要满足患者的生理需要，还要满足其心理需要。只有了解患者的一般心理规律和特殊心理现象，才能提供共性及个性化护理。护理人员运用丰富的护理心理学技能与方法，在掌握患者心理规律的基础上，解决护理工作过程中不同患者出现的各种心理健康问题和心身疾病，使患者处于良好的心理健康状态，有效地提高了护理工作质量。

（三）有助于培养护理人员健全的人格

良好的心理品质和职业素养，良好心态与健全人格的培养，是新时期护理人员应该具备的素质和修养。作为护理人员，只有保持自身的心理健康，才能用健康的心态、完善的人格感染护理对象，用丰富的知识和精湛的技能服务护理对象。而这些能力和素质，均有赖于运用护理心理学的知识、技能、方法及技巧指导护理人员的工作和生活，促进护理人员自身良好心理素质的形成，达成职业角色人格和个体人格的最佳匹配。

二、护理心理学的研究方式

（一）个体研究与群体研究

1. 个体研究（case study） 是指以某一个体、团体（家庭或工作群体）或组织作为研究对象，从而研究其行为发展变化全过程的研究方式。通常采用观察、会谈、心理测验等多种方法，才能收集到较为全面的、系统的、有价值的资料。通过对多例个案研究，找出共性问题。它包括对一个或几个个案材料的收集、记录，并写出个案报告。

2. 群体研究（population study） 是以一定方式的共同活动为中介而组合成的人群集合体为研究对象，针对某一问题进行的研究方式。主要通过抽样研究实施，抽样的关键是所抽样的样本要有代表性。研究可采用观察、访谈、测验和实验等多种方法。

（二）纵向研究与横向研究

1. 纵向研究 也叫追踪研究，是指在一段相对长的时间内对同一个或同一类被试进行重复的研究，以探索某一现象发生的规律。依据研究的起止时间可分为前瞻性研究和回顾性研究。

（1）前瞻性研究 指以当前作为起点，选定研究对象，综合采用多种研究方法，追踪至未来的研究方式。前瞻性研究具有较高的科学价值，可信度高、偏倚少，但费时、研究难度大、研究对象不易控制。因此，对研究者的知识结构、学术水平的要求较高。

（2）回顾性研究 指以当前作为终点，综合采用访谈、问卷调查、实验等多种研究方法，对研究对象从其在过去某时点的特征或暴露情况入选分组，到其后某一时点或直到研究当时为止这一期间内的研究方式。回顾性研究具有限制条件少，易于实施等优点，人力、物力可以大为节省，故临床心理学领域应用较多。与前瞻性研究相比，科学价值远不如前瞻性研究，且存在较大缺陷，被试者目前的心理状态会影响过去资料报告的真实性和准确性。

2. 横向研究 也叫横断研究，与纵向研究相对。指对具有不同性别、不同年龄、不同职业和不同文化程度等特征的研究对象，在一定时间（比较短的时间如一周、一月）和空间范围内的分布状况和特征，并就有关变量进行分析研究。横向研究最关键的影响因素是不同被试者之间的可比性问题。这一研究方法在生物医学和护理心理学中都是常用的手段。

三、护理心理学的研究方法

根据所使用的手段，护理心理学的研究方法可分为观察法、调查法和实验法。

（一）观察法

观察法（observational method）是指研究者根据一定的研究目的、研究提纲或观察表，用自己的感官和辅助工具直接观察记录个体或团体的行为活动，以分析研究两个或多个变量之间相互关系的一种方法。观察法是护理心理学研究中最常用的方法，在研究个体的心理活动、心理评估、心理护理、心理健康教育中被广泛应用。

1. 观察法的分类 根据观察者是否为被观察的主体、观察情境、观察时间、观察内容等进一步分为以下几类。

（1）主观观察法和客观观察法 主观观察法是一种个体对于自身的心理现象进行观察并加以陈述的心理学研究方法，传统上又称内省法、反省法、自我观察法、自我分析法或自我陈述法。该方法存在较大的局限性，因为只有当事人自己的体验，影响对结果的验证、推广或交流；客观观察法是指研究者在日常生活条件下，通过观察被试在自然情境中的表情、动作、行为和言语等外部表现，以进行观察和分析研究，了解人的心理活动的方法。客观观察法按照严格的客观规律记录，正确地反应实际情况，并对观察的结果进行科学地分析，用以解释心理实质。

（2）自然观察法和控制观察法 自然观察法是指在不加任何干涉的自然情境中对研究

对象的行为进行观察的方法。如研究者通过对患者的日常生活等方面所表现出来的心理活动和行为方式所进行的观察；控制观察法是在预先设置的情境中对研究对象的行为进行直接观察、记录和分析。如研究者对在隔离后患者的情绪和行为反应所进行的观察。

（3）日常观察法和临床观察法　日常观察法是研究者对处于正常社会生活中的健康人群进行观察记录并获取资料进行分析研究的方法；临床观察法是研究者通过临床的观察记录而获取资料进行分析研究的方法。临床观察法是护理心理学的重要研究手段，例如，对癌症患者异常行为的观察和分析进行研究。

（4）长期观察和定期观察　长期观察指对患者的病情发生、发展、治疗和康复全过程的观察方法。该记录材料可以做纵向的综合分析，适合用于个案研究；定期观察是指针对患者疾病过程中的某一阶段，运用特定诊疗方法或治疗护理措施时患者的心理变化及特点的观察方法。该记录材料可以作横向的综合分析。

（5）全面观察和重点观察　全面观察指对患者在一定病程内的全部心理活动的观察，也可指对不同年龄、性别、文化层次、职业等患者差异心理、习惯心理的横向观察；重点观察是指对患者在一定病程内的某一阶段的某一心理现象的观察。

2. 观察的方式　以上观察均需通过现场的途径，根据不同的研究目的和要求，采用以下几种现场观察的方式。

（1）连续性观察　指对研究对象进行持续、反复多次的观察，多用于对患者个性化心理问题的研究。

（2）轮换性观察　指对同一问题观察研究时需不断更换观察对象进行反复观察，多用于患者共性心理问题的研究。

（3）隐蔽性观察　指观察活动在被观察对象不知情的情况下进行，确保被观察对象心理活动不受观察活动影响，此方式既适合群体心理问题研究，也适合个体心理问题研究。若观察在室内进行，可以设置单向玻璃；若在室外进行，观察者应注意不暴露身份。

（二）调查法

调查法（survey method）是指通过问卷、心理测验和访谈等方式获得资料并加以分析的研究方法。

1. 问卷法　指采用事先设计的调查问卷，现场或通过信函交由被试者填写，回收问卷，分类研究，用于短时间内书面收集大范围人群的相关资料。可用无记名方式，消除被调查者的顾虑。问卷法简便易行，但结果的真实可靠性易受各因素的影响，因此，必须以科学客观的态度分析以获得研究结果。

2. 访谈法　通过与被试者晤谈，了解其心理活动，同时观察其访谈时的行为反应，以补充和验证所获得资料，记录和分析所得到的研究结果。访谈时要营造良好的谈话氛围，必要时向被试者承诺保护其隐私，消除其顾虑。

（三）实验法

实验法（experimental method）指在控制的情境中，研究者系统地操纵自变量，使之系统地改变，观察因变量改变所受的影响，以探究自变量与因变量的因果关系。此方法是科学方法中最严谨的方法，可分为实验室实验和现场实验。

1. 实验室实验　使用实验室条件，严格控制各种无关变量，借助各种仪器和设备分析和研究心理活动的规律。

2. 现场实验 也称自然实验，在临床工作、学习和实际生活情境中，对研究对象的某些变量进行操作，观察其有关的反应变量，以分析和研究心理活动的规律。临床实验研究是现场实验的一种，在护理心理学研究中具有重要意义。例如，研究声音、光线和护理操作对破伤风患者的心理影响时，应以病房为现场进行研究。

（四）心理测验法

心理测验法（metal test method）也称测验法，是护理心理学研究工作中以心理测验作为个体心理反应或行为特征等变量的主要定量评估手段。常用的量表如人格量表、智力量表、症状量表和特殊能力测验量表等。人格量表是护理心理学研究护士和患者运用最多的量表。

 任务实施

根据研究的需要选择研究方式和方法，下面以心内科案例演示护理人员对研究方式和方法的选择和应用过程：护理人员在护理工作中，发现心内科病房住院患者经常为小事发火、激动、发怒和不耐烦的情绪表现。通过心理评估的结果显示，这类患者属于 A 型行为性格。护理人员筛选出该病区高血压病和冠心病两种疾病中的 A 型行为性格的患者，计划对其进行心理干预（表 1-2）。

表 1-2 选择合适的护理心理研究方式和方法

病例呈现	护理人员收集信息	心理干预实施	效果评价
护士发现患者经常为小事发火、激动、发怒和不耐烦。	根据患者的临床心理反应和行为表现初步进行心理诊断		
护士："您好，从您入院以来和我们的交流中，我发现您容易发火，容易激动，我能和您聊聊吗？" 患者："可以，不过，我们尽量快点，待会我想请假回家，我还有很多工作没有做完……"	选择研究方式：采用群体抽样；针对不同病种采用横向研究 选择研究方法：	采用群体研究方式，根据不同病种横向研究的方式	
护士："很抱歉，医院有规定，住院患者不可以请假回家。您安心住院，配合医生治疗，能提高治疗效果，这样您就可以尽快出院投入工作了。我想给您做一个心理测验，这样我们就可以给您提供针对性护理，会提高治疗和护理效果的，您愿意吗？" 患者："好的。"	①采用心理测验法（A型行为量表）	将原发性高血压和冠心病中A型行为患者均随机分为实验组和对照组，实验组采用心理干预方法，对照组采用常规健康教育	干预后，比较两组患者在A型行为患者的不良生活方式方面的改善情况
护士："您好，从您刚才做的心理测验结果看，得分符合 A 型行为，我还想和您聊聊，您平时是什么样的……"	②分数符合 A 型行为		
患者："我平时做一件事总想一下子干完，不干完不踏实。总觉得时间紧张，不够用；走起路来风风火火，上楼梯也是三步又两步；坐公共汽车，遇到交通拥挤车开得慢，恨不得把司机换下来，自己开；做工作总要尽善尽美，比别人好；有很强的竞争欲、嫉妒心、人际关系也较紧张。"	③选择研究方法：采用调查法——访谈法		
护士："哦，结合您的测验结果和您对自己平时的行为特点的描述，您这种行为方式被称为 A 型行为，我们将采用相应的心理干预的措施，提高治疗效果。"	根据访谈，验证心理诊断 综合多种研究方法，确定 A 型行为		

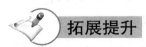 拓展提升

观察法的优缺点

1. 观察法的优点　直接到现场观察事情的发生，不必透过受访者的口头报告或转述，避免受访者对信息的筛选或报告不全的影响，比较客观。观察记录保留了观察对象最丰富的第一手信息。一般人较容易接受观察者在旁记录，而较难接受访谈者在旁干扰与问话。

2. 观察法的缺点　观察法的缺点是现实世界中，社会科学所能观察的目标有限。一般观察法只限观察外显行为，因此像动机、偏好、态度、意见等研究就比较不适合用观察法，因为成本高，缓慢且昂贵；潜在偏误，所观察到的是表面或象征性的行为，观察者可能需要对观察结果进行推论或诠释，因而可能带有观察者的主观判断；选择性观察，像隐私行为这类的观察，往往需要长时间持续地进行，执行起来不容易；由于观察者必须在现场目睹事件的发生，但有时很难预测发生时间，使得观察事项可遇不可求；对观察者要求较高，只适合有经验的研究者；一次所能观察的"对象"范围有限，且无法获得过去的数据。观察法听起来简单、很有吸引力，但做起来会遇到不少困难。首先，如果试图在自然状态下观察人（或任何其他有机体）的行为，就必须确保被观察者没有觉察到研究者在观察他。如果被观察者知道自己正在被观察，其行为就会有显著的不同。其次，可能会产生观察者偏差。观察者自己的动机、期望和先前经验等因素妨碍了观察的客观性。消除观察者偏差的有效方法是要求观察者在不知晓研究假设的情况下对行为进行观察，或者让几位观察者同时进行工作，然后采用经几个观察者共同证实的结果。最后，在观察时想要观察到的心理与行为未必会发生。因此，使用自然观察法研究心理与行为，需要有耐心和机遇。虽然自然观察法存在上述问题，但对于一些心理学课题，采用这种方法仍然是最合适的。例如，心理学家想要了解婴儿的语言发展情况，采用自然观察法就最为合适；如果能借助录音机、录像机加以记录，那就可以更有效地在自然状态下进行观察。

扫码"练一练"

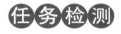 任务检测

简答题

1. 学习护理心理学有何意义？

2. 简述护理心理学的研究方式。

3. 护理心理学的研究方法有几种，如何分类？

（李正姐）

扫码"学一学"

项目二

回顾心理学

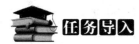

任务导入

1920年在印度加尔各答附近的山林里，发现了两个"狼孩"。其中一名从出生到8岁一直在狼群中生活，因而失去人的心理，代之以狼的习性：用四肢行走，舔食扔在地上的肉，怕强光而夜视敏锐，害怕水不愿洗澡，再冷也不愿穿衣，深夜嚎叫等。经过教育和训练，2年学会站立，4年学会6个单词，17岁死亡，此时心理发展水平只相当于不到4岁的儿童。

问题1：为什么说从出生到七八岁是人生的关键时期？

问题2："狼孩"回到人类社会后，为什么不具有同龄人的心理发展水平？

问题3：有了人类的脑而脱离人类的生活实践，为什么不可能有人类的心理？

任务1　解释心理现象

学习目标

1. 掌握心理学的概念。
2. 熟悉心理现象的分类。
3. 能在临床护理中创设情境观察心理现象。

任务描述

几千年来中外历代有许多哲学家和思想家都在探索心理现象，由于历史的局限性和科学技术水平低，心理学并未成为真正的科学，直至1879年德国心理学家冯特在莱比锡大学建立了世界上第一个心理实验室，从此，科学心理学真正诞生。本任务通过对心理现象的相关知识介绍、情境角色扮演等，使护生进一步了解心理现象的内涵。

一、心理现象

心理学是研究心理现象发生、发展规律的科学，既研究动物的心理，也研究人的心理，以人的心理现象为主要的研究对象。心理现象（mental phenomena）则是指心理活动的表现形式，分为心理过程和个性两个方面。心理现象的内容（图2-1）。

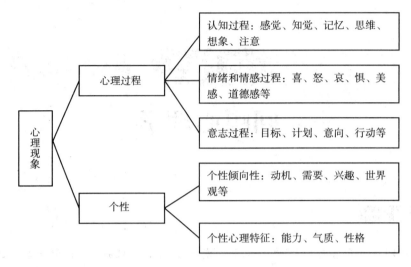

图 2 - 1　心理现象结构示意图

（一）心理过程

心理过程（mental process）是心理活动发生、发展的过程。心理过程包括认知过程、情绪和情感过程、意志过程三个方面。

1. 认知过程　是人通过感觉、知觉、记忆、思维和想象等形式反映客观事物性质及其规律的过程。

2. 情绪和情感过程　指人们根据客观事物是否符合自身需要而对其持有一定的态度并产生喜、怒、哀、惧等主观体验的过程。

3. 意志过程　指人们自觉地确定目的，并根据目的支配和调节自身的行为，克服困难，坚持实现目的的过程。

认知、情绪情感和意志是一个统一的整体，三者之间相互联系、相互制约。认知是情绪情感和意志产生和发展的基础；情绪情感是认知和意志的动力；意志对认知和情感具有调控作用。

（二）个性

个性（personality）是具有一定倾向性的、比较稳定的心理特征的总和。个性心理包括个性倾向性和个性心理特征。

1. 个性倾向性　指人对客观现实的态度和积极活动的倾向，是人进行活动的基本动力，制约着人所有的心理活动，需要、兴趣、信念和世界观等都是个性倾向性的重要组成部分。

2. 个性心理特征　指一个人在心理活动中经常表现出来的、稳定的心理特点，主要包括能力、气质和性格。

心理过程是人类所共有的，具有一般的活动形式及其规律，但由于遗传素质、生活环境和所受教育的不同，心理过程在不同的人身上产生和进行时，总是带有个人的特点，这些特点构成了人们的个性心理差异。

二、心理过程与个性的关系

心理过程和个性是心理现象的两个不同方面，二者既有区别又相互联系、相互制约。一方面，个性是通过心理过程形成的。如果没有对客观事物的认知，没有对客观事物产生的情绪情感，没有对客观事物的积极改造的意志过程，个性心理就无法形成。另一方面，已形成的个性又可制约心理过程的进行，并在心理活动过程中得到表现，从而对心理过程产生重要影响，使之带有个人色彩。

心理过程和个性心理共同组成了人的心理现象。因此我们分别对它们进行研究时，可以从心理过程方面探讨心理的共同性，从个性心理方面探讨心理的差异性；而将它们结合起来考察，则能揭示出一个人完整的心理面貌。

 任务实施

心理对象的观察实施情境如表 2-1 所示。

表 2-1　心理现象的观察实施情境

病例呈现	护理人员收集信息	心理干预实施	效果评价
患者："护士，您好！" 护士甲："什么事？" 患者："我是来进行公务员体检的，请问在哪儿做检查呀？" 护士甲：（手指指向门外）"体检中心！你刚路过，没看见？" 患者：（提高音量）"我要是看见了，还用问你？" 患者气愤地转身离开，在大厅门外遇见另一护士乙。	观察患者的心理现象	分析患者的心理过程和个性特征	未能进行有效沟通
患者："护士，体检中心在哪？" 护士乙：（微笑）"您好！体检中心在您前方20米的左手旁！"（标准指路姿势） 患者：（语气缓和）"哦，知道了，谢谢！"	观察患者的心理现象	分析患者的心理过程和个性特征	充分认识患者的情绪和情感过程，沟通良好

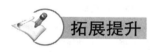 **拓展提升**

有趣的心理效应

心理效应，是指大多数人在相同的情况下或对某种相同的刺激，产生相同或相似的心理反应的现象，具有普遍性，也具有差异性。

一、罗密欧与朱丽叶效应

莎翁的名著《罗密欧与朱丽叶》的故事几乎人尽皆知：罗密欧与朱丽叶相爱，但由于双方世仇，他们的爱情遭到了极力阻碍。但压迫并没有使他们分手，反而使他们爱得更深，直到殉情。心理学把这种爱情中的人"越是艰险越向前"的现象称为"罗密欧与朱丽叶效应"，即当出现干扰恋爱双方爱情关系的外在力量时，恋爱双方的情感反而会加强，恋爱关系也因此更加牢固。这是有关爱情的一种"怪"现象。

二、从众心理

学者阿希曾进行过从众心理实验，结果在测试人群中仅有 1/4～1/3 的被试者没有发生过从众行为，保持了独立性。可见它是一种常见的心理现象。从众性是人们与独立性相对立的一种意志品质；从众性强的人缺乏主见，易受暗示，容易不加分析地接受别人的意见并付诸实行。

生活中有不少从众的人，也有一些专门利用人们的从众心理来达到某种目的的人。从不加分析地"顺从"某种宣传效应，到随大流跟着众人走的"从众"行为，以至发展到"盲从"，这已经是不健康的心态了。多一些独立思考，少一些盲目从众，以免上当受骗，方属健康的心理。

三、晕轮效应

晕轮效应，又称"成见效应"或"光环效应"，这种强烈知觉的品质或特点，就像月亮形成的光环一样，向周围弥漫、扩散，从而掩盖了其他品质或特点，所以就形象地称之为光环效应。

有时候晕轮效应会对人际关系产生积极效应，比如你对人诚恳，那么即便你能力较差，别人对你也会非常信任，因为对方只看见你的诚恳。

最典型的例子，就是当我们看到某个明星在媒体上曝出一些丑闻时总是很惊讶，而事实上我们心中这个明星的形象根本就是他/她在银幕或媒体上展现给我们的那圈"月晕"，他/她真实的人格我们是不得而知的，仅仅是推断的。

任务检测

简答题

1. 简述心理现象的内容。
2. 简述心理过程与个性的关系。

（刘　涛）

任务2　概括心理实质

学习目标

1. 掌握心理的实质。
2. 能体会客观现实是心理活动的源泉。

任务描述

人的心理现象是丰富多彩的。究竟什么是心理？心理是如何产生的？不同观点的人有着不同的回答。主观唯心主义者认为心理是一种主观存在；客观唯心主义者则认为心理是一种"绝对精神"；机械唯物主义者认为心理是由物质派生的。这些理解都是错误的。只有辩证唯物主义者才科学地揭示了心理的实质：心理是脑的机能，人的心理是人脑对客观现实的主观的、能动的反映。本任务通过对心理的实质进行阐述、并通过对客观现实是心理活动的源泉认知过程实施情境角色扮演等活动，使护生对心理的实质、心理现象的发生和发展等有所掌握。

一、心理实质

辩证唯物主义认为，脑是心理活动的器官，心理活动是脑的功能，心理是客观现实主观的、能动的反映。

（一）心理活动是脑的功能

脑是心理活动的器官，心理是脑的功能。没有脑的心理，或者说没有脑的思维是不存在的。正常发育的大脑为心理的发展提供了物质基础。

现代科学证明，心理依赖于脑，从经典的解剖生理学方法与知识来看，所有心理活动均与大脑不同部位有着直接联系，通常的做法是刺激脑的一定区域或损毁脑的某一部位，观察其心理和行为有何改变；从物种发生进化史来看，心理是物种发展到高级阶段的产物，一切物质都具有反映属性，随着物质由低级向高级不断发展，其反映形式也随着物质的发展而发展，无生命物质仅具有物理的、化学的反映形式，而有生命物质不仅具有无生命物质的反映形式，还出现了生物的反映形式，生物体最早出现的反映形式是感应性，随后出现感受性、知觉，到灵长类动物出现了思维的萌芽，到人类就产生了意识。所以，心理是物质的一种反映形式，是物质世界长期发展进化的产物。

神经系统的发展水平决定着心理发展水平，动物心理发展是以脑的进化为物质基础，随着神经系统和脑的逐渐发展，心理活动也越来越丰富和复杂，动物的心理发展可分为三个阶段。①感觉阶段，无脊椎动物，如腔肠动物、环节动物和节肢动物，它们的神经系统结构很简单，只有一条神经索，只能认识事物的个别属性，心理活动发展水平很低，属于低级感觉阶段；②知觉阶段，从无脊椎动物到脊椎动物，其生活环境更加复杂化，神经系统日益复杂和完善，形成脊髓和脑，能够对事物外部的整体加以认识了，于是产生了更为复杂、更为高级的反映形式———知觉；灵长类动物，只有到了人类，才有了思维，有了意识，人的心理是心理发展的最高阶段，因为人的大脑是最复杂的物质，是神经系统发展的最高产物。所以，从心理现象的产生和发展的过程，也说明了心理是神经系统，特别是大脑活动的结果。神经系统，特别是大脑，是从事心理活动的器官。③思维的萌芽阶段，哺乳动物的神经系统发展趋于完善，大脑皮质出现沟回，脑的不同部位执行着不同的功能，如狗、猫不仅知觉水平有了长足的发展，而且有一定记忆能力，哺乳动物进化到灵长类，像猩猩、猴子，尤其是类人猿，大脑有了相当高度的发展，心理发展达到最高水平，能够认识事物的外部联系，不仅有多种感觉、知觉，还有各种情绪反应，能解决一些复杂的问题，有了思维的萌芽，但是还不能认识到事物的本质和事物之间的内部联系。如黑猩猩为了获取食物，能把箱子摞在一起，登高取物，事实证明，动物心理的发展是以脑的进化为物质基础的。

从个体发生发育过程来看，心理的发生和发展也是以脑的发育为物质基础的，大脑解剖学有关资料证明，新生儿的大脑皮质已分为六层，神经细胞的数量与成人相近，但他们的皮质比成人薄，沟回比成人浅，重量也比成人轻，新生儿的脑重量为 390 g，9 个月可达 660 g，2～3 岁增加至 900～1000 g，7 岁时脑重达 1280 g，12 岁时与成人的脑重接近，而一个人正是随着其脑的结构不断发育，心理活动才得以不断完善和发展的。

（二）心理是客观现实的反映

健全的大脑给心理现象的产生提供了物质基础，是对客观原材料进行加工的场所。但是，大脑只是从事心理活动的器官，有反映外界事物产生心理的机能，心理并不是它自身所固有的。假如没有一定的客观现实作原材料，刺激或作用于大脑，那么脑是无法加工出任何心理活动的产品，心理现象是客观事物作用于人的感觉器官，通过大脑活动而产生的。所以客观现实是心理的源泉和内容。离开客观现实来考察人的心理，心理就变成了无源之水、无本之木。对人来说，客观现实包括自然界和人类社会，无论是感觉、知觉，还是记忆、思维，无论是性格、气质，还是兴趣、动机，无一不是客观现实在人脑的反映。20 世纪 20 年代印度发现的两个狼孩——让狼叼走养大的孩子，他们有健全的人的大脑，但是，他们脱离了人类社会，是在狼群里长大的，他们只具有狼的本性，而不具备人的心理。所以，心理也是社会的产物，离开了人类社会，即使有人的大脑，也不能自发地产生人的心理。

心理的反映不是镜子似的机械的反映，而是能动的反映。因为通过心理活动不仅能认识事物的外部现象，还能认识到事物的本质和事物之间的内在联系，并用这种认识来指导人的实践活动，改造客观世界。

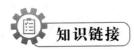 知识链接

艾瑞克森（1902～1994）的心理社会发展理论（人生 8 个阶段）

1. 出生至 12～18 个月　基本信赖对不信赖。婴幼儿发展出世界是否为一善良与安全的地方之感受。

2. 12～18 个月至 3 岁　自主对羞愧与怀疑。儿童在独立与自主胜过于羞愧与怀疑之间发展出平衡。

3. 3～6 岁　积极主动对罪恶感。儿童发展出尝试新鲜活动之主动性，不被罪恶感所淹没。

4. 6 岁至青春期　勤勉对自卑。儿童必须学习她们文化的技能，并面对无力胜任感。

5. 青春期至成人期早期（11～20 岁）　认同对认同混淆。青少年必须决定自己的自我意识或者经历角色的混淆。

6. 成人期早期（20～40 岁）　亲密对孤立。个人会寻求对他人的承诺，如果不成功，则需面对孤立与自我接纳。

7. 成人期中期（40～65 岁）　创造对停滞。成熟的成人关注于确立与指引下一代，或者感觉个人的贫乏。

8. 成人期晚期（约 65 岁以上）　整合对绝望。老年人完成对自己的生命及死亡的接纳或者对无法再活一次感到绝望。

1. 客观现实是心理活动的源泉　客观现实泛指一切自然现象和社会现象，只有当客观现实作用于人脑时，人脑才能形成对外界的映像，产生心理现象。例如人们的颜色视觉是对可见光谱中光波长度的反映，人们的音高听觉是对振动物体的频率的反映。所有心理活动的内容都是由客观现实决定的，而不是无端产生的。因此，从艾瑞克森的心理社会发展理论来看，人生任何一个阶段都不可以离开人类社会，否则，就会像狼孩、鲁滨逊那样，心理得不到正常地发展。在印度加尔各答的森林里发现的两个"狼孩"，尽管有正常的人脑，周围有自然环境但因脱离了人类社会，尽管后来经过教育、改造，但仍只具有狼的本性而没有正常人的心理。奥斯罗杰斯救回鲁滨逊时，在日记里写到，他没有想到鲁滨逊的英语忘得如此厉害，以至于被救时无法用言语表达内心的感受，由此可见，客观现实是心理活动的源泉。

2. 心理是客观现实主观的、能动的反映　人对客观现实的反映并不是机械的、被动的，而是主观的、能动的。个人态度和经验会影响人脑对客观现实的反映从而使反映带有个体主观的特点，不同的人对同一事物的反映都会有所不同，如同样是一轮月亮，在不同的词人的笔下则出现不同的意境。同一个人在不同时间、不同环境对同一事物的反映也会有所

不同,如遭遇失败和获得成功之后对同一工作中出现问题的难易度判断会有差异。心理的能动性表现在心理反映具有选择性,能够根据主体的需要、兴趣而有选择地进行。而且人脑不仅能够认识客观世界,还能够调节自身的行动,改造客观世界。

二、心理活动

人脑对客观现实的反映不是简单、机械的复制,而是一种主观的、能动的反映,人的心理是一种主观映像,这种主观映像可以是事物外部的形象,也可以是内在的体验。

(一)心理是以活动的形式存在的

心理是在人的大脑中产生的客观事物的映像,这种映像本身从外部是看不见也摸不着的。但是,心理支配人的行为活动,又通过行为活动表现出来,因此,可以通过观察和分析人的行为活动客观地研究人的心理。

(二)心理学是介于自然科学和社会科学之间的中间学科或边缘学科

心理现象既是脑的机能,又受社会的制约,是自然和社会相结合的产物。只有从自然和社会两个方面进行研究,才能揭示心理的实质和规律。所以,研究心理现象的心理学应该是一门自然科学和社会科学相结合的中间科学。研究心理现象的生理机制是自然科学的任务,研究社会对心理活动的制约又是社会科学的任务。作为一个心理学家,如果从自然科学的角度去研究心理现象,就是一个自然科学家;如果他从社会科学的角度研究心理现象,就是一个社会科学家。

 任务实施

客观现实是心理活动的源泉。认知过程的实施情境见表2-2。

表2-2 认知过程的实施情境

病例呈现	护理人员收集信息	心理干预实施	效果评价
校医室里,一位患病的学生小王因与同学关系不好、失恋、考试失利等原因,在值班室哭泣。护士坐在小王身边,为她擦眼泪,拍拍她的肩膀,拉着她的手,小王的情绪渐渐平复,向护士倾诉近期发生的事情。护士:"我能理解你的心情,也能体会到你的伤心和失望,可以跟我聊聊心情吗?"。		护士运用共情技术,和患者有效沟通	沟通有效
小王:"没有人值得相信,我要跟辅导员申请搬出去一个人住,过独居生活,以后也不会再谈恋爱和结婚了!"	观察患者的情绪状态,洞察患者心理活动		
护士:"这么做会减少你和外界包括与同学们的沟通,这对你的心理健康是不利的!"。			
小王:"我都已经这么大了,不是狼孩的年纪,应该不会太受影响的。"		通过认知行为理论,结合案例,改变患者的认知,说明客观刺激是心理产生的源泉	
护士:"你现在的年纪,应该比鲁滨逊、刘连仁小吧,脱离了客观现实,心理会无法正常发展的"。	了解患者的心理需求		
小王:"这么严重啊,可是,我实在不想和她们来往了,跟她们沟通太难了。"			
这时,同寝室同学都来看小王,大家都在关心她,慢慢地,小王的表情舒展了。			干预有效

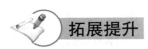**拓展提升**

脑是心理的器官

在古代，由于当时科学发展水平的局限，人们往往把心脏当作精神的器官，把精神活动称为心理活动，汉字中与精神活动有关的字都带"心"部，如"恩""情""思""想""怨"等，以及与思考有关的成语如"胸有成竹""满腹经文""口蜜腹剑""心中有数""心直口快"等都是和这种观点相联系着的。我国古代哲学家孟轲曾说："心之官则思，思则得之，不思则不得也"，把心脏看成思考的器官。古希腊哲学家亚里士多德认为心脏是思想或感觉的器官，而脑的工作，则是使来自心脏的血液冷静而已。直到18世纪前后，由于科学的发展和对脑知识经验的积累，人们才逐渐正确地认识到"脑是心理的器官"。

Broca和Wernicke对于语言中枢的发现大大刺激了生理学家和心理学家，他们希望在脑内找到各种心理活动的中枢。临床观察法、手术切除法、电刺激法、解剖学和组织学法，是当时脑与心理研究的主要方法。1823年，德国生理学家弗罗伦对切除大脑的鸽子进行观察发现，切除大脑后，鸽子失去了适应环境的能力，从而证明动物的复杂行为与大脑的机能有关。我国清代名医王清任通过解剖尸体得到大量的资料，于1830年提出"脑髓说"，明确指出脑髓是心理的器官，脑髓通过经络与全身联系。脑电图的研究发现，人在闭目养神、无忧无虑与努力学习、工作或睡眠状态时出现的脑电波是不同的。所有这些临床与科学的实例都表明：脑是心理的器官，没有人脑这块物质基础，人的心理活动就不能产生。

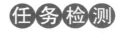

简答题

1. 简述心理的实质。

2. 如果你的宿舍有个同学因为人际关系而想逃避与同学的相处，结合心理的实质相关知识，谈谈你将如何劝慰？

（刘　涛）

扫码"练一练"

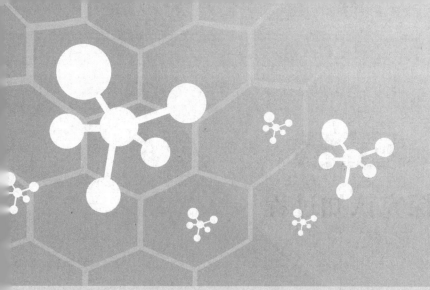

模块二

检索护理心理学基础理论

项目三

探究认知过程

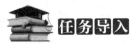

周护士是 205 病房的责任护士。张女士是刚入院的患者，张女士刚入院，就抱怨医院到处是消毒水的气味，而其他患者都没有感受到消毒水的气味强烈。周护士耐心告诉她，过段时间气味就不会那么明显了，嗅觉会逐渐适应气味。旁边的王女士听到了，急忙询问周护士："小周护士，你说嗅觉会适应，慢慢就闻不到消毒水的气味了，为何我的腰痛不会适应，到现在还感觉很疼痛呢？"带着对这个问题的思考，我们来学习认知过程的相关知识。

任务 1　识别感觉和知觉

学习目标

1. 掌握感觉和知觉的概念、特征及两者关系。
2. 熟悉感觉和知觉的分类。
3. 了解感受性变化的规律以及影响因素。
4. 能通过感觉和知觉观察患者的病情。

任务描述

感知觉是个体认识世界的初级阶段，是其他复杂心理现象的基础。机体通过识别环境中的物理能量，将其编码为神经信号的过程为感觉；将感觉信息进行选择、组织和解释，形成知觉。本任务通过对感觉和知觉相关知识介绍、情境角色扮演等，以实现护生对感知觉概念、特性及两者关系的掌握，并能充分体会感知觉在护理患者中的应用。

一、感觉与知觉概述

（一）感觉

1. 概念　感觉（sensation）是人脑对当前直接作用于感觉器官的客观事物的个别属性的反映。感觉能够反映客观事物的颜色、大小、声音、气味、软硬等个别属性，帮助人们了解和认识外界事物，同时也能够反映个体自身的状态，如身体各部分的位置、运动、疼痛、饥渴、冷热等，从而决定是否进行自我调节和调动防御机制。

2. 分类 根据刺激来源的不同可以将感觉分为两大类：外部感觉和内部感觉。外部感觉是指接受外部刺激，反映外界事物的属性，主要包括视觉、听觉、嗅觉、味觉和皮肤觉等。内部感觉是指感受内部刺激，反映身体内部变化的感觉，主要包括运动觉、平衡觉和内脏觉等（表3-1）。

表 3-1 主要感觉的适宜刺激及感受器

类别	感觉名称	适宜刺激	感受器
外部感觉	视觉	可见光波	视网膜的椎体细胞和棒体细胞
	听觉	可听声波	耳蜗内的毛细胞
	味觉	溶于水、唾液或酯类的化学物质	舌面和口腔黏膜上的味蕾细胞
	嗅觉	有气味的挥发性物质	鼻腔黏膜上的嗅细胞
	肤觉	物体机械的、温度的作用或伤害性刺激	皮肤和黏膜上的冷点、温点、痛点、触点
内部感觉	运动觉	骨骼肌运动，身体各部分位置变化	肌肉、肌腱、韧带、关节中的神经末梢
	平衡觉	头部及身体相对运动的速度和方向	内耳前庭器官中的细胞
	内脏觉	内脏器官的活动状态	内脏器官壁上的神经末梢

感觉是最基本的心理现象，是认识世界的开端。一切高级的、复杂的心理活动，都是通过感觉获得，在感觉的基础上产生的。限制或剥夺人的感觉经验，会影响到知觉、记忆、思维等高级心理过程，导致心理活动出现异常。

3. 感受性与感觉阈限 感受性是指感觉器官对适宜刺激的感受能力。然而人的感受器官只对一定范围内的刺激作出反应。

（1）绝对感受性与绝对感觉阈限 刺激物只有达到一定强度才能引起人的感觉，例如人耳只能接受振动频率为 16～20000 Hz 的声音，低于 16 Hz 的次声，人们感觉不到它的存在。这种刚刚能够引起感觉的最小刺激量叫作绝对感觉阈限，而人的感受器官觉察这种微弱刺激的能力称作绝对感受性。绝对感觉阈限越小，即能够引起感觉所需要的刺激量越小，表明感受性越高；绝对感觉阈限越大，即能够引起感觉所需要的刺激量越大，表明感受性越低。因此，绝对感受性与绝对感觉阈限在数值上成反比。

$$E = 1/R$$

式中，E 代表绝对感受性，R 代表绝对感觉阈限。

（2）差别感受性与差别感觉阈限 两个同类的刺激物，只有他们的强度达到一定差异，才能引起差别感觉，即能够将它们区别开来。这种刚刚能引起差别感觉的刺激物间的最小差异量，叫作差别阈限或最小可觉差。对这一最小差异量的感觉能力，称作差别感受性。差别感觉阈限越小，即能够引起差别感觉所需要的刺激量越小，表明差别感受性越高；差别感觉阈限越大，即能够引起差别感觉所需要的刺激量越大，表明差别感受性越低。因此，差别感受性与差别感觉阈限在数值上成反比。

经研究发现，为了引起差别感觉，刺激的增量与原刺激量之间存在着一定的关系。

$$K = \Delta I/I$$

式中，I 代表标准刺激的强度或原刺激量；ΔI 代表引起差别感觉的刺激增量，即最小可觉差（JND）。K 为一个常数，此公式称为韦伯定律。不同的感觉，K 的数值是不同的，即韦伯分数不同。

4. 特性

（1）差异性　人一出生就具备各种感觉器官和初步感觉能力，从而为各种感觉能力的发展奠定了基础。除了器质性病变导致的感觉差异以外，由于实践活动不同，某些感觉能力的发展水平也显示差异，一般人对黑色只能分出深黑、浅黑等几个等级，而有经验的染色工人则可以把黑色按浓度不同区分为 40 多种；有经验的儿科护士可以通过患儿哭声判断患儿的需求，由此可见，感觉的差异性与经验有关。

（2）条件性　感觉的产生与主客观条件关系密切，客观条件产生的感觉变化可以通过科学的理论解释，如放在水杯中的筷子看上去是弯的，可以通过光的折射原理解释此现象；此外，心理因素对感觉的产生也有着较大的影响，如一个原本就怕疼的人看到自己的腿部受伤并有出血，会感觉很痛，而在她发现受伤之前并不一定能意识到有疼痛。

（3）适应性　刺激物持续作用引起感受性发生变化的现象叫适应。它是感觉受刺激时间影响的结果，适应现象是感觉中的普遍现象。如"入芝兰之室，久而不闻其香，入鲍鱼之肆，久而不闻其臭"这是嗅觉适应现象。而听觉的适应却不十分明显，人对噪音的适应很困难。人对痛觉的适应也难，如一个人的手指被刺伤，就立即感觉疼痛，无论持续多久，这种疼痛也不会自行减弱。这样，痛觉就成为人体有伤害性刺激的信号，它警告人们应注意自己的身体，采取保护措施去制止疼痛，具有一定的生物学意义。视觉的适应可以分为明适应和暗适应，如眼部受伤患者换药时拆开眼部敷料和换上无菌敷料的过程分别是明适应和暗适应。适应既可以表现为感受性的提高，也可以表现为感受性的降低。如长期接受强光刺激的明适应可使视觉感觉性降低。

（4）干扰或相互作用　指一种感觉在其他感觉的影响下发生感受性变化的现象，在同一时间内，一个人可以产生许多种感觉，这些感觉之间往往会互相作用，使感受性发生变化（提高或降低）。如微弱的声音刺激，可提高对颜色的视觉感受性；把音乐与噪声以特定方式结合起来施与牙科患者，可减轻痛觉。

（5）感觉的补偿　也是不同感觉相互作用的另一种形式，是指人的某种感觉能力丧失后，为适应生活的需要，使其他感觉的能力获得突出的发展，以补偿不足，满足生活及工作需要，如盲人丧失了视觉，但其听觉和触觉、振动觉却得到了特别的发展等，可以通过振动觉判断行走的周围环境安全与否。盲人丧失视觉后，可以通过听觉和触摸觉的高度发展来加以补偿，可以通过触摸觉阅读盲文。聋哑人丧失听觉后能"以目代耳"学会看话，甚至学会"讲话"等。根据这一原理，人们制造了"声呐眼镜""电子助听器"等产品，开辟了人工感觉补偿的领域。

（6）联觉　也是一种不同感觉间相互作用的现象，它是指一种感觉的感受器受到刺激时在另一感觉道也产生了感觉的现象。生活中联觉的现象相当普遍，如听到优美动听的音乐会使人觉得看到了绚丽多彩的景色，闻到花的芳香；颜色感觉最容易引起联觉，如可以引起冷暖觉、远近觉、轻重觉等，红色、橙色使人产生类似火焰、热血和太阳的温暖的感觉，是暖色；蓝色、青色使人产生类似江湖河海冷水的感觉，是冷色；绘画或布景上的深色使人感到近些，淡色使人感到远些，机器上的深色使人感到重些、浅色使人感到轻些；美术作品的创作、房间的色调配置等都充分利用了色觉的联觉现象。

（二）知觉

1. 概念 知觉（perception）是人脑对当前直接作用于感觉器官的客观事物的整体属性的反映。它在感觉的基础上产生，但不是各种感觉的简单总和，而是通过对感觉信息的组织和解释，形成了一个完整的映像。

2. 分类 根据事物都有空间、时间和运动的特性，可把知觉分为空间知觉、时间知觉和运动知觉。

（1）时间知觉 指对客观事物延续性和顺序性的反映。

（2）空间知觉 指对物体的形状、大小、深度、方位等空间特性的反映。

（3）运动知觉 指对物体的静止和运动速度的反映。

3. 特性

（1）整体性 知觉的整体性是指人的知觉对象有不同的属性并由不同部分组成，但人们并不将其作为孤立、个别的部分，而是把各种属性或各个部分有机组合起来形成完整的映像。图3-1中，从客观的物理现象看，这个图形并不是完整的，是由一些不规则的线和面堆积而成。然而大部分人都能理解其中包含了一个三角形，虽然实际上图形中的三角形没有边缘，没有轮廓，神奇的是，在知觉经验上却是边缘清楚、轮廓明确的图形。

另外，知觉对象的各种属性和各个部分在整体知觉中所起的作用不同，对象中强的部分决定着知觉整体性的特点，而弱的部分常常被掩盖了。

（2）选择性 知觉的选择性是指人总是有选择性地将某一事物作为知觉的对象，将其周围的事物作为知觉的背景，将对象从背景中突显出来。影响知觉选择性的因素有客观因素和主观因素，客观因素有知觉对象的强度、位置、运动、对比、出现的频度等；主观因素有个体的兴趣、需要、动机、情绪状态以及经验等。从图3-2中看到了什么？人脸还是酒杯？

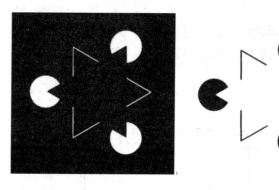

图3-1 知觉的整体性

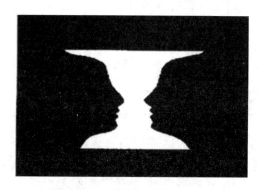

图3-2 知觉的选择性

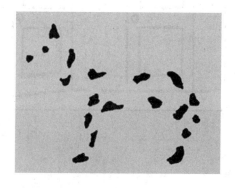

图3-3 知觉的理解性

（3）**理解性** 知觉的理解性是指人总是根据自身的知识、经验去加工处理知觉对象。人的知识经验越丰富，对事物的知觉就越精确、完整和深刻。知觉的理解性主要受到知觉者的知识经验、兴趣爱好、实践活动、任务需要，以及之前的言语指导等多种因素的影响。例如，图3-3中通过言语的引导可知觉到一只狗的形状。

（4）**恒常性** 知觉的恒常性是指当知觉的客观条件在一定范围内改变时，人们的知觉映像在相当程度上保持稳定。在视觉范围内，恒常性有形状恒常性、大小恒常性、颜色恒常性、明度恒常性。

大小恒常性指在一定范围内，由于个体观察物体的距离不同，导致投射在视网膜上的影像大小发生改变时，人们仍按实际大小知觉物体的特征。例如公交车远远地向你驶来，它投射在你视网膜上的影像渐渐由小变大，你并不会觉得它的大小产生了变化，而是一直按实际的大小对其进行知觉。

形状恒常性是指当个体的观察角度发生变化而导致投射在视网膜的影像形状发生改变时，人们知觉到物体的形状相对保持不变的特征。图3-4中当观察者面对一个门口时，如将门扇从全闭到全开，门扇的形状将有多种变化。全闭时是长方形，全开时是一垂直条形，半开时则是变为近边较长远边较短的梯形。此门因角度改变而产生的形状变化，在眼睛的视网膜上，随时反映出来。这是以生理为基础的视觉现象。但由之所得心理性知觉经验而言，门的形状是保持长方形不变的。

颜色恒常性是指当个体知觉有颜色的物体时，颜色知觉不受色光照明的严重影响而趋于保持相对不变的知觉特征。例如室内的家具，在不同颜色的灯光照明下，人们对其颜色知觉仍保持相对不变。

明度恒常性是指个体对物体的相对明度或视亮度的知觉，不随照明条件改变而保持相对不变的知觉特征。明度指眼睛对光源和物体表面明暗程度的感觉，不论在日光还是在月光下，一只白兔总是要比一只灰兔白些，而一只灰兔又总是比一只黑兔白些，这就是明度恒常性的表现。

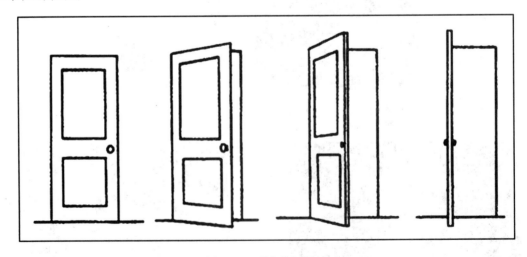

图3-4 形状的恒常性

（三）常见的感知觉现象

1. 感觉现象

（1）对比 感觉对比是指同一感受器接受不同的刺激而使感受性在强度和性质上发生变化的现象。感觉对比可分为同时对比和继时对比：同时对比是指几个刺激物同时作用于同一感受器产生的感受性变化；继时对比是指刺激物先后作用于同一感受器时产生的感受性变化，如先吃糖后吃药，会觉得药特别苦。

（2）后像 感觉后像是指对感受器官的刺激停止作用后，感觉映像不会立即消失，还能保留一段时间的现象。感觉后像分为正后像和负后像：正后像在性质上和原感觉的性质相同；负后像的性质则同原感觉的性质相反。例如持续不断地注视白色荧光灯一段时间后，闭上眼睛，感觉灯还在眼前亮着，这就是正后像；但如果将视线转向一面白墙，就会感到有一个黑色灯的形象，这就是负后像。

此外，常见的感知觉现象还包括适应和联觉等。

2. 知觉现象

（1）似动 似动是人们把客观上静止的物体知觉为是运动的，或者把客观上非连续的变化的物体知觉为连续变化的物体的现象。

（2）错觉 错觉是在特定条件下所产生的对客观事物歪曲的知觉，这种歪曲带有固定的倾向。

二、感觉与知觉的相互关系

感觉与知觉的相互关系见表3-2。

表3-2 感觉与知觉的关系

	项目	感觉	知觉
区别	反映内容	反映的是客观事物的个别属性	反映的是客观事物的整体属性
	反映机制	是单一感受器活动的结果	是多种感受器协同活动的结果
	依赖主体因素的程度	反映内容简单，主要依赖外界事物的刺激特性以及感觉器官的状态，对主体因素的依赖程度不高	反映内容更为复杂，它的产生不仅依赖于外界事物的刺激特性以及感觉器官的状态，而且更多地依赖主体因素。尤其是主体的知识经验，会对知觉的结果产生很大影响
联系		都属于认识过程的初级阶段，是对直接作用于感受器的事物的反映，当客观事物在感官所及的范围之内消失，感觉和知觉也就随之停止；感觉是知觉的基础，知觉是感觉的深入。没有对事物的个别属性的反映，就无法产生对事物整体的反映。对事物的个别属性反映越精确、越丰富，对该事物的知觉也就越正确、越完整。	

三、错觉

1. 概念 错觉是在客观事物刺激作用下产生的对刺激的主观歪曲的知觉。观察物体时，由于物体受到形、光、色的干扰，加上人们的生理、心理原因而误认物像，会产生与实际不符的判断性的视觉误差。错觉是知觉的一种特殊形式，是人在特定的条件下对客观事物的扭曲的知觉，也就是把实际存在的事物扭曲地感知为与实际事物完全不相符的事物。

2. 分类

（1）视觉错觉　在某些视觉因素干扰下而产生的错觉，以几何图形的错觉最为突出，包括关于线条的长度和方向的错觉、图形的大小和形状的错觉等（图3-5）。

（2）形重错觉　由于视觉而对重量感发生错觉，如用手比较一千克铁和一千克棉花，总会觉得一千克棉花轻，这是经验定势的影响，由视觉影响到肌肉的错觉。

（3）时间错觉　在某种情况下，同样长短的时间会发生不同的估计错觉，觉得有快有慢，时间错觉受态度情绪影响很大，如创伤所致疼痛患者的10分钟和其创伤前与亲人享受天伦的10分钟的时间长短感觉是有很大差异的。

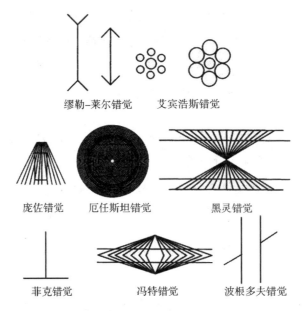

图3-5　视觉错觉

（4）方位错觉　是在周围背景的影响下，知觉到的图形的位置方向与实际的位置方向不一致的知觉现象。邻近列车运动，可产生自身反向运动的错觉；听报告时的声音是从旁边的扩音器里传来的，但我们总觉得是从讲话者那里传来的；飞行员在海面飞行时，由于海天一色，很可能产生倒飞错觉。

错觉是人们知觉事物的特殊情况，不能因此认为是对客观事物的不正确认识，可以通过实践检验来纠正错觉，从而正确地知觉客观事物，研究错觉产生的规律性，不仅对于帮助人们正确认识事物具有重要意义，而且对于军事活动、艺术活动也有重要作用。在日常生活中利用错觉的例子也是很多的，如体型粗胖的人，穿上黑色或直条图案的衣服，可以在视觉上起到收缩粗胖体型的作用；身型瘦高的人，穿上横条图案，也能起到较好的视觉效果。

 任务实施

体会感知觉在护理中应用的情境实施如表3-3所示。

表3-3　体会感知觉在护理中应用的情境实施

病例呈现	护理人员收集信息	心理干预实施	效果评价
患者，女性，22 岁，微恶风、头胀痛、身热有汗、咽喉红肿疼痛、咳嗽、咳声响亮，有力，痰黏黄、涕黄、口渴喜饮、舌尖边红、苔薄白微黄、脉浮数。略显烦躁，情绪不稳定	望诊：咽喉红肿疼痛、痰黏黄、涕黄、舌尖边红、苔薄白微黄 闻诊：咳嗽、咳声响亮，有力 问诊：微恶风、头胀痛、口渴喜饮 切诊：脉浮数、身热有汗	通过言语解释发病的原因、机制，介绍治疗和护理方法，以取得合作	四诊准确，知觉正确
护士对其进行生命体征测量。T 38.8℃，P 88 次/分，R 22 次/分，BP 120/70 mmHg。 医生诊断，并采取治疗护理措施 医疗诊断：风热感冒 治护原则：疏风解表	诊断：风热感冒 向患者解释发病原因，介绍治疗和护理方法，以取得患者配合。通过疏风解表治疗，采用寒凉护法，收效甚好		
数小时后			
患者体温下降，情绪稳定		治疗有效，患者情绪稳定	干预有效

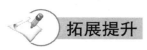

拓展提升

感觉剥夺实验

　　感觉剥夺是指将受试者和外界环境刺激高度隔绝的特殊状态。在这种状态下，各种感觉器官接收不到外界的任何刺激信号，经过一段时间之后，生理、心理功能都会有不同程度的损害。在加拿大蒙特利尔海勃（Hebb）实验室所进行的感觉剥夺实验给被试者戴上半透明的护目镜，使其难以产生视觉；用空气调节器发出的单调声音限制其听觉；手臂戴上纸筒套袖和手套，腿脚用夹板固定，限制其触觉。被试者单独呆在实验室里，几小时后开始感到恐慌，进而产生幻觉……在实验室连续呆了三四天后，被试者产生许多病理心理现象：出现错觉、幻觉；注意力涣散，思维迟钝；紧张、焦虑、恐惧等，实验后需数日方能恢复正常。

　　这个实验表明：大脑的发育，人的成长成熟是建立在与外界环境广泛接触基础之上的。只有通过社会化的接触，更多地感受到和外界的联系，人才可能更多地拥有力量，更好地发展。

　　因此，日常生活中，来自外界的刺激对维持人的正常生存是非常必要的。

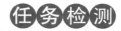任务检测

一、选择题

1. 同一感受器在刺激物的持续作用下感受性发生变化的现象是（　　）

　　A. 感觉适应　　　　　　　　　　B. 感觉对比

　　C. 感觉后像　　　　　　　　　　D. 联觉

2. 看见一朵玫瑰花并能认识它，这种心理活动是（　　）

　　A. 色觉　　　　　　　　　　　　B. 知觉

　　C. 感觉　　　　　　　　　　　　D. 统觉

3. 人脑反映客观现实最简单的心理过程是（　　）

　　A. 认知过程　　　　　　　　　　B. 记忆过程

　　C. 感觉过程　　　　　　　　　　D. 知觉过程

4. 人对黑暗环境的适应，是视觉感受性的（　　）

　　A. 顺应　　　　　　　　　　　　B. 对比

　　C. 提高　　　　　　　　　　　　D. 降低

二、案例分析

请护生认真参观某医院的各部门，寻找医院的环境设置或护理工作中所利用的感知觉规律。

（刘　涛）

任务2　探索记忆

学习目标

1. 掌握记忆、遗忘的概念。

2. 熟悉记忆的基本过程和分类，遗忘的规律。

3. 了解遗忘的分类。

4. 能用科学的记忆方法学习和掌握护理知识和技能。

任务描述

记忆是人脑积累知识经验的一种功能，有"心灵的仓库"之美称。探索记忆的奥秘早已引起不少学者的兴趣，早在古希腊时期，著名学者亚里士多德认为联想有助于回忆，为此提出联想的三大定律：接近律、相似律和对比律。这些虽是凭借日常生活的观察经验而立论，但却为之后记忆的研究起了推动作用。17世纪英国的联想主义者洛克和休谟等对记忆作了较完备的解释。19世纪末，德国的艾宾浩斯真正开创了对记忆的实验研究，发现了保持和遗忘的一些规律，这些研究直至100多年后的今天仍有不可磨灭的价值。本任务通过对记忆的介绍，旨在使护生面对不同的患者时，能利用记忆的相关知识和遗忘的规律有效地指导患者，提高护理服务质量和水平，同时，也便于其培养自身良好的记忆能力和品质。

一、记忆

（一）概念

记忆（memory）是人脑对过去经验的反映。人们感知过的事物，思考过的问题，体验过的情感或从事过的活动都会在头脑中留下不同程度的印象，其中一部分作为经验被永久保存起来，在一定条件下可以提取，这就是记忆。记忆与感知觉不同，感知觉反映的是当前直接作用于感官的客观事物，离开当前的客观事物的刺激，感知觉就不存在。而记忆总是指向过去，是人脑对过去经历过的事物的反映，发生在感知觉之后。

（二）基本过程

完整的记忆过程由三个基本环节构成：识记、保持、再认或回忆。

1. 识记　识记是指识别和记住事物的信息，获得和积累知识经验的过程，是记忆的开端。想要提高记忆的效果，首先必须有良好的识记。识记可进行如下分类。

（1）按记忆材料的性质和理解程度，可分为机械识记和意义识记　①机械识记：是指对没有意义的材料或识记者不能理解材料的意义，只能依据事物的外部联系，采用重复方法而进行的识记，如识记人名、地名、历史年代等，在识记南丁格尔的生辰和出生地时即用此识记方法。②意义识记：是指在对材料理解的基础上，依据材料的内在联系进行的识记，是人们掌握学习材料的有效方法之一，如临床护理的学习中，护士对临床各科患者护理诊断、护理措施的识记，均是建立在理解的基础上识记才能保持较长时间的记忆的。在《中医护理技术》课程的学习中，正护法和反护法的概念，护生如果能结合教师课堂中列举的病例理解记忆，会很容易就记住这两个概念，并能准确地区别，如若一知半解，记忆效果会较差。机械识记和意义识记是人们识记的两种基本方法，从识记的效果来看，意义识记好于机械识记，但是两者在实际应用中都是必要的、互补的，在一定条件下可以互相转化，如我们可以将一些没有意义的材料人为地赋予一定的意义从而识记它，如有位爱喝酒的人将朋友的电话号码"3870789"记成"三伯请您吃白酒"，谐音处理的同时也赋予了一定的意义，从而将机械识记变成了意义识记。

（2）按有无明确目的，可分为无意识记和有意识记　①无意识记：指没有明确目的，无需意志努力而进行的识记，如见到令自己感兴趣的人和事的情景，会在不经意中清晰地回忆起来，这就是一种无意识记，这种识记事先无预定目标，也没有识记的计划、步骤、方法，是一种被动地识记。②有意识记：指事先有预定目的，并经过一定的意志努力，采取一定的计划和方法进行的识记。在现实生活中，有意识记比无意识记显得更为重要，无意识记具有偶然性、片面性的特征，因此，人们掌握系统的科学文化知识，主要是依靠有意识记。这种识记方法使人的记忆内容和信息更全面、更系统、更实用，在条件相同的情况下有意识记的效果远比无意识记的效果好。

2. 保持　保持是识记过程中所获得的知识经验在头脑中的储存和巩固的过程，保持是记忆的中心环节，没有保持也就没有记忆。

保持是一个动态的过程，随着时间的推移以及后来经验的影响，保持的内容会在数量和质量上发生明显的变化。①在质的方面，记忆内容不甚重要的部分趋于消失，而较显著的特征却较好地保持，从而使记忆内容简略、概括、匀称和合理。同时，增添了原来没有的细节，内容更加详细、具体，使其更具特色。②在量的方面，记忆的内容随时间的推移而日趋减少，其中有一部分会回忆不起来或发生回忆错误，此现象即遗忘。保持中发生变化的原因，主要是由于受个体原有的知识经验、兴趣、爱好、情绪、动机和创造性等主观因素的影响。可见，记忆并不是一个被动的保存过程，而是一个积极的、主动的、创造性的过程。巴特莱特采用图画复绘的方法测验记忆质变的情形（图3-6），图中左边的为刺激图形，先给被试中的第1个人看，然后要他默画出来给第2个人看，再让第2个人默画出来给第3个人看，依次下去直至第18个人画出第18幅图为止，结果图形从一只枭鸟变成了一只猫。从这些所绘图形可以看到，从记忆内容的质上看，起了很大变化，变化的方向越来越显示出图形的意义。

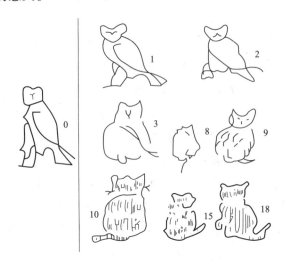

图 3 - 6　记忆过程中图形的变化

3. 再认或回忆　过去经历过的事物再次呈现时，能辨认出来的过程称为再认；经历过的事物不在面前，能重新回想起来的过程称为回忆。根据有无明确目的，回忆可分为有意回忆和无意回忆。有意回忆是有目的、自觉的回忆；无意回忆是没有预定目的回忆，浮想联翩或触景生情。再认与回忆没有本质的区别，是对过去经验两种不同的再现形式，再认过程比回忆简单、容易。一般说来，能再认的不一定能回忆，能回忆的一定可以再认。如年轻护士在巡视病房过程中，发现患者只有坐起来才能呼吸，但她只记得这一临床症状在学校学习时老师让同学角色扮演过，但回忆不出这种症状叫端坐呼吸，也回忆不起这是什么疾病患者的症状。这一过程，只能是再认，不能称作回忆。

（三）分类

1. 根据记忆内容的不同　可分为形象记忆、逻辑记忆、情绪记忆和运动记忆。

（1）形象记忆　形象记忆是以感知过的事物形象为内容的记忆。人在感知事物以后，会在大脑中留下这些事物的形象，这种保留在人脑中的感知过的事物的形象叫表象。形象记忆通常以表象形式存在，所以又称"表象记忆"，是直接对客观事物的形状、大小、体积、颜色、声音、气味、滋味、软硬、温度等具体特点的记忆。直观形象性是其显著的特点，如护生在认识注射器时，和其他一次性或玻璃注射器相比，往往较容易记住蓝色玻璃的 1 ml 注射器（美蓝注射器又称为卡介苗注射器），因为其颜色和形状与其他区别较大。人的形象记忆发展的水平受社会实践活动制约，如音乐家擅长听觉形象记忆，画家擅长视觉形象记忆，大多数人的形象记忆属于混合型。

（2）逻辑记忆　逻辑记忆是以概念、命题或思维等逻辑结果为内容的记忆。如护生对疾病概念、病因病机、诊断、治疗和护理的记忆。

（3）情绪记忆　情绪记忆是以体验过的某种情绪情感为内容的记忆。引起情绪、情感的事件虽然已经过去，但深刻的体验和感受却保留在记忆中，在一定条件下，这种情绪、情感又会重新被体验到。如参加过授帽仪式的护生，偶尔看到护士帽时或每年护士节看到学弟学妹接受护理专家授帽时，那种神圣的情绪体验便油然而生。

（4）运动记忆　以过去经历过的运动状态或动作形象为内容的记忆称为运动记忆。它是形象记忆的一种形式，是以过去的运动或操作动作所形成的动作表象为前提的。运动记忆与其他类型记忆相比，识记时比较困难，但一经记住则容易保持和恢复，不易遗忘，如对各项护理操作流程熟练之后，即便很久不做，也不容易忘记。

2. 根据记忆保持时间的不同　可分为瞬时记忆、短时记忆和长时记忆（图 3 – 7）。

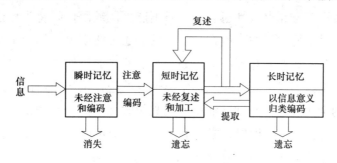

图 3 – 7　记忆加工系统图

（1）瞬时记忆　又称感觉记忆，是人们通过感官获取某些信息后，在神经系统里的相应部位保留下来的一种时间极短的记忆。电影就是利用人的视觉暂留这种瞬时记忆特性，把本来是分离的、静止的画面呈现在脑子里，成为连续的动作。这种记忆往往是自己意识不到的，当客观刺激停止作用后，感觉信息只能保持在 0.25 ~ 2 秒的记忆。

（2）短时记忆　又称工作记忆，是信息保持在一分钟以内的记忆。信息保持时间在无复述的情况下只有 5 ~ 20 秒，最长不超过 1 分钟，信息的容纳量为 7 ± 2 个组块（物体、字母或符号等）。复述是把信息从短时记忆转入长时记忆系统的重要条件。如护士在为患者做入院评估时，记录了患者的生命体征，如果这些生命体征均在正常范围，则不会引起护士的注意和复述，评估结束后，如果被护士长问及患者的生命体征时，护士往往会回答均在正常值范围而不能回忆准确数值。其实边记边忘的短时记忆不但是正常现象，而且也可以视为是好事，很多不甚重要或者不值得记忆的没有被记住，对人的干扰也少很多，正因为这点，有的心理学家认为人脑优越于电脑。

（3）长时记忆　是信息的保持在一分钟以上，有些保持许多年甚至终身保持的记忆。信息贮存的时间是永久性的；容量巨大，但不是无限的。长时记忆是对短时记忆反复加工的结果，也就是说，对短时记忆进行重复，短时记忆就会成为长时记忆。瞬时记忆、短时记忆、长时记忆三者之间相互联系、相互影响，共同构成了一个结构性的信息加工系统。如图 3 – 7 所示。

3. 根据是否受意识的控制　可以分为内隐记忆和外显记忆。

（1）内隐记忆　指个体在无意识的情况下，过去经验对当前活动产生的无意识的影响。如护生实习上岗前，实习医院护理带教老师会组织护生实践考核，了解护生对操作的掌握程度。某护生因特殊原因较长时间没有训练此操作，导致操作过程不熟练，遗漏了很多环节。也就是说，该护生对遗漏的部分不能有意识地回忆，但如果看到其他对此内容掌握很好的护生考核该项操作时，又会觉得很熟悉，说明该护生现在对某些遗漏的环节依然是有记忆的。

（2）外显记忆　指在意识的控制下，过去经验对当前活动产生的有意识的影响。它对行为的影响是个体能够意识到的，也叫受意识控制的记忆。将内隐记忆从外显记忆中分离出来，是当代记忆心理学研究领域的一个重要突破。

二、遗忘

（一）概念

遗忘（forgetting）是指对识记过的材料不能再认或回忆，或者是错误的再认或回忆。遗忘可以分为暂时性遗忘和永久性遗忘。一时不能再认或回忆叫暂时性遗忘，指已经转入长时记忆的内容一时不能被提取，但在适宜条件下还可能恢复，如护生在考核操作时会因紧张而忘记一些环节，而考完立即回忆出刚才没能回忆的操作步骤；永久性遗忘是指永久不能再认或回忆，是指不经重新学习永远不能恢复的记忆。认知障碍症患者的认知功能减退表现为不可逆的全面遗忘，而抑郁症患者则是暂时性、部分性的遗忘。如问认知障碍症患者早餐吃的什么，他一定会说错，或答非所问；而老年抑郁症患者则会说"不知道"或"记不起来"，治疗后会好转。遗忘也是巩固记忆的一个条件，如果一个人不遗忘那些不必要的内容，要想记住和恢复必要的材料是困难的。

（二）规律

遗忘的规律首先由德国心理学家艾宾浩斯发现。他以无意义音节作为记忆材料，采用自然科学实验的方法，得出了保持和遗忘是时间的函数的研究结论，并将实验结果按遗忘和时间的关系绘成了著名的艾宾浩斯遗忘曲线（图3-8）。遗忘曲线揭示了记忆的保存量随时间而变化的规律：遗忘在学习之后立刻开始，识记后最初一段时间遗忘较快，以后遗忘逐渐减慢，并稳定在一定水平上，遗忘的进程是不均衡的，呈现出先快后慢的规律。此实验后来经很多心理学家使用不同的识记材料重复验证，所得结果基本相同。

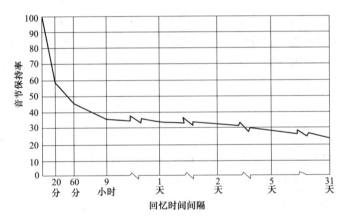

图3-8 艾宾浩斯遗忘曲线

（三）影响因素

遗忘的进程不仅受到时间因素的影响，还受到许多其他因素的影响。能引起被试兴趣，符合被试需要的材料以及对被试有重要意义的材料，遗忘的速度慢；识记材料的数量越大越容易遗忘；熟练的动作不容易遗忘；学习程度越高，则遗忘得越少，学习程度150%将会使记忆保持最佳效果。因此，护生应树立崇高的职业理想，端正学习态度，激发学习动机和兴趣；制定科学的学习计划，切忌贪多求快；加强专业技能的训练；加强学习，提高自身的护理服务水平。

三、记忆的品质

人与人之间的记忆力存在着很大差异，个人记忆力的优劣可以通过记忆的品质来衡量。

1. 记忆的敏捷性 是指个体在识记速度方面的特征。它以在规定时间内能记住或回忆多少事物为指标，是记忆的重要品质之一。识记得快、重现得快是记忆敏捷性良好的反应。

2. 记忆的持久性 是指记忆内容在记忆系统中保持时间长短方面的特征。能长时间地保持对识记材料的记忆，反映出记忆的持久性。

3. 记忆的准确性 是指对记忆内容的识记、保持和提取时是否精确的特征，是记忆的重要品质。若准确性不够，即便记得再快，保持再久，均无意义。

4. 记忆的准备性 是指对保持内容在提取应用时所反映出来的特征。具有准备性的人，在实际需要时，能迅速、灵活地提取信息，回忆所需的内容加以应用。记忆的这一品质，反映了记忆的及时应用的价值，是上述三种品质的综合体现，而上述三种品质，只有与记忆的准备性结合起来，才有价值。

记忆的良好品质应该是敏捷性、持久性、准确性和准备性的协调统一。在临床工作中，护理人员对这四种记忆品质都应当加强培养，缺少了哪一个记忆的品质都会影响工作效率和护理服务质量。

记忆在护理情境实施中的呈现见表3-4。

表3-4 记忆在护理情境实施中的呈现

病例呈现	护理人员工作过程	记忆呈现
患者，男性，刘某，70岁，反复黑便两周，呕血1天。查体：T 37℃，P 120次/分，BP 90/70 mmHg，重病容，皮肤苍白。移动性浊音阳性，肠鸣音3~5次/分……	根据评估对患者姓名、性别等信息进行识记	机械识记
	对症状、体征、诊断、治疗和医嘱内容，结合患者病史描述及护理人员的知识储备进行识记并保持	意义识记
医疗诊断：①上消化道出血；②食管静脉曲张破裂出血 治疗原则：①禁食、输血、输液；②三腔二囊管压迫	对阳性体征等进行加工，巩固记忆	呈现记忆过程
护理人员进行患者信息的收集、向患者解释以减轻患者紧张、焦虑，密切观察病情变化，根据病情变化对症处理、遵医嘱实施护理： 　上消化道出血护理常规 　饮食护理、输血、输液护理 　三腔二囊管护理	对患呕血及插管时的痛苦的记忆	情绪记忆
	对呕吐物的量、性状等记忆	形象记忆
	对医疗诊断及治疗护理知识的记忆	逻辑记忆
	对插管技术及其他护理技术操作的记忆	动作记忆
	护理过程中能根据患者病情变化对症处理；能熟练运用各项操作技术为患者实施护理	记忆的敏捷性、备用性、准确性和持久性
交班	交班过程中对患者重要症状的体征记忆较准确，对其他与患者病情关系不大的信息遗忘较快	遗忘

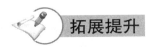拓展提升

怎样训练记忆力

记忆是学习的重要环节，是巩固知识的重要手段。因此，要提高学习效率，加速知识积累，就要学会科学地记忆。

1. 交替记忆法　是把不同性质的识记材料按时间分配、交替进行记忆的方法。长时间单纯识记一门学科知识的效果不好，因为具有相同性质的材料对脑神经的刺激过于单调，时间一长，大脑的相应区域负担过重，容易疲劳，将会由兴奋状态转为保护性抑制状态，表现为头晕脑胀，注意力不集中，不利于记忆。

2. 自测记忆法　是通过自己测验自己来增强记忆的方法。首先，它可以帮助我们确切了解自己的"底数。"通过经常性的自测，就能知道还有哪些知识没有学好，没记住，哪些地方易混淆，有误差，也就能马上核实校正，避免一误再误。其次，它可以培养我们随机应变的能力。在考试中，考题往往变换了角度，与原来学习时大不一样；在工作中，也常常会碰到这样或那样棘手的问题。如果经常运用自测记忆法，对所学知识从多方面理解消化，那就能做到胸有成竹，临阵不慌，即使遇到出乎意料的问题，由于平时训练有素，也会得到很好的处理。

3. 系统记忆法　系统记忆法就是按照科学知识的系统性，把知识顺理成章，编织成网，这样记住的就是一串。零散的珠子，我们一手抓不了几粒，如果用一根线把珠子穿起来，提出线头就可以带起一大串。记忆也是这样，分散的、片断的知识记得不多，也不能长久保持。把知识条理化、系统化，就会在脑子里留下深刻的痕迹。把知识系统化，往往还可以采用列表比较的方法。记忆是智慧的仓库，但这个仓库里不能杂乱无章，应该把各种知识分门别类地放在应放的位置上，这样记得清楚，提取也方便。在列表的过程中，也可以培养比较和归纳的能力。往往是一张表整理出来了，知识在脑子里也就清晰了，不需要专门去背，也能记得很牢。

4. 争论记忆法　争论记忆法是通过与别人对识记材料进行争论探讨以强化记忆的方法。在进行争论的时候，争论双方都处于高度紧张状态，一方面全神贯注地听取对方的意见，同时分析其中的正误；一方面积极思维，评论对方的见解，阐述自己的观点。在这种情况下，信息输入大脑容易留下较深刻的印象。

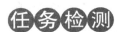任务检测

简答题

1. 记忆的过程有哪些？

2. 遗忘的概念及其规律。

3. 记忆有几种分类，如何分？

（刘　涛　李正姐）

任务3 洞穿思维

1. 掌握思维的概念。
2. 熟悉思维的过程和分类。
3. 了解解决问题的思维过程。
4. 能将科学的思维方法应用于临床工作。

任务描述

生活和工作中，我们听到或看到一些现象，在表达观点之前，一般会"想一想"，即对这些现象的思考、重组、推断，这一过程属于思维过程。通过对思维相关知识的学习，使护生掌握和了解思维的概念、过程和分类等，能掌握思维在护理情境实施中的呈现，以便将科学的思维方法应用于临床工作。

一、思维概述

（一）概念

思维（thinking）是人脑对客观事物的本质与规律间接的、概括的反映。感知觉是人脑对客观事物外在特征或外在联系的直观性、形象性反映，属于直接反映。而思维是建立在感知觉基础上的，是将感知觉获取的大量感性材料进行推论、假设并检验，从而揭示感知觉所不能揭示的事物的本质特征和内部规律。感知觉属于认识的初级阶段即感性认识阶段，而思维属于认识的高级阶段即理性认识阶段。

（二）特性

间接性和概括性是思维的特性。

1. 间接性 是指思维借助于语言、表象、动作这些媒介，在一定的知识经验的基础上对客观事物进行反映。例如，医生可以根据患者呕吐、腹泻、食欲不振的症状，推断有可能患有胃病。同样，护理人员在插胃管时，通过能抽吸出胃液即判断胃管已经插入胃内。这两种情况都不需要通过可视胃镜或手术切开患者胃体来证实的，均属于思维的间接性。

2. 概括性 是指思维反映事物之间的本质特性及规律。例如，护理人员能够根据患者的症状及生命体征报告的结果推断患者的医疗和护理诊断，如凡是患者体温达到39℃，均称之为高热。

（三）过程

思维的过程，即人们运用脑中存储的知识和经验，对外界输入的信息进行分析与综合、比较与分类、抽象与概括、系统化与具体化等过程。其中，分析与综合是思维的基本过程，贯穿于整个思维活动，其他思维过程都是在此基础上派生的。

1. 分析与综合　　分析是指人脑将事物整体分解为各个部分或各种属性。如把人体分为消化系统、神经系统、呼吸系统、循环系统、运动系统、内分泌系统、泌尿系统和生殖系统，属于分析过程。综合是与分析相反的思维过程，是人脑把事物的各个部分、各种属性结合起来形成一个整体的认识。临床工作中，护理人员根据患者的临床表现进行辨证，同一证候的患者实施相似的治疗和护理方案，再根据不同个体进行因人施护，这种护理过程既有分析也有综合。

2. 比较与分类　　比较是人脑把各种事物或现象加以对比，确定它们之间的异同点及相互关系的过程。比较是在分析综合的基础上进行的，是重要的思维过程和思维方法，在认识活动中的作用十分重要。分类是指按照种类、等级或性质分别归类。如护生在记忆注射法时，通常会把皮内注射、皮下注射、肌内注射和静脉注射四种注射法进行列表比较，在记忆不同疾病护理时，会把不同疾病进行分类，再识记。

3. 抽象与概括　　抽象是将事物和现象的共同的、本质特性抽取出来，舍去其个别的、非本质属性的过程。概括是把抽象出来的事物间的共同本质特征综合起来，去认识同一类的所有事物的过程。

任何思维活动都是分析与综合、比较与分类和抽象与概括这些过程协同作用的结果。

（四）分类

1. 根据思维凭借物的不同　　分为直观动作思维、具体形象思维和抽象逻辑思维。

（1）直观动作思维　　即通过实际操作来解决直观而具体问题的思维。护理人员在巡视病房时，发现输液皮条的茂菲滴管中溶液不滴时，检查输液瓶中溶液是否输完、输液皮条有无扭曲或反折、穿刺点是否有肿胀、针头是否堵塞或输液瓶高度是否过低等情况并及时处理以保持输液通畅的思维过程，属于直观动作思维；口腔手术后的患者靠手势、表情和书写与护理人员进行交流也属于直观动作思维。

（2）具体形象思维　　即凭借事物的具体形象和已有表象进行的思维。学前儿童、小学低年级学生的思维以具体形象思维为主；护生对弯盘、刮痧板等用具，对胃、肝脏等的形态，蜘蛛痣等的识记的过程均属于具体形象思维。

（3）抽象逻辑思维　　即依赖抽象概念和理论知识解决问题的思维，是人类思维活动的核心形态。护理人员根据患者的临床表现、实验室检查等推断医疗和护理诊断；医疗科研工作者根据实验材料进行推理、论证，均属于抽象逻辑思维。

2. 根据思维探索答案的方向不同　　分为集中思维和发散思维。

（1）集中思维　　又称求同思维、聚合思维、辐合思维，是指思维沿着单一的方向从所给予的信息中产生逻辑结论的思维，其主要特点是求同。如中医护理辨证思维中，子宫脱垂、肛门脱垂和胃下垂都归属为同一证候中气下陷证，同采用提升中气的方法治护的思维。

（2）发散思维　　又称求异思维，是从所给予的信息中产生众多的信息，或是指从一个目标出发，沿着各自不同的途径去思考，探求多种答案的思维，其主要特点是求异与创新。如中医护理辨证思维中，同为感冒的患者，可根据风寒感冒和风热感冒不同的证候，而采用不同的治护方法的思维。

3. 根据思维的创新程度不同　　分为常规性思维和创造性思维。

（1）常规性思维　　又称再现性思维，是运用已获得的知识经验，按照惯常的方案和程序来解决问题的思维。如护理人员运用同一护理常规护理肺炎、肺结核等同属呼吸内科疾病的患者的思维，就是常规性思维。这种思维对原有的知识不需要进行明显改组，创造性水平较低，缺乏新颖性、独创性，也没有产生新的思维成果。

（2）创造性思维 是用独创的新颖的方法来解决问题的思维。如针灸科护士在艾灸的过程中，发现护理人员过多的时间都耗费在艾灸操作中，于是自制了用于艾灸的温灸盒，这种思维属于创造性思维。这样可在同一患者不同穴位或不同患者的不同穴位上同时放置数个温灸盒，节省了大量的人力，把时间还给了护理人员，便于其进行其他治疗和护理。创造性思维能够创造出新的思维成果，所有的发明创造都是创造思维的例子。

（五）品质

1. 思维的广阔性 又称思维的广度，是指在思维的过程中，能全面认识问题，既看到整体，又看到局部；既看到正面，又看到反面。如不同临床经验的急诊科护士同遇到一位腹痛剧烈，面色苍白，全身湿冷，血压 85/48 mmHg 的患者，处理的方式会有所不同。若该护士是刚毕业、只轮转过外科的护士，她更多想到的是外伤所致的脏器出血，问诊中会侧重问有无外伤史；若只轮转过妇产科，她更多想到的是宫外孕所致的脏器出血，问诊中会侧重问月经史，有无性生活史；若是各科贮备均成熟的临床经验丰富的护士，她会分清轻重缓急，排除各种可能，作出判断，立即通知相关科室医生并作好相应的准备，这充分体现了其思维的广阔性，既看到了整体，又看到了局部；此外，对于腹痛的患者，医生不能用镇痛药，因为镇疼药虽然止痛效果明显，但是会掩盖病情，这就是思维的广阔性的另一种体现，既看到了正面，又看到了反面。

2. 思维的深刻性 又称思维的深度，是指在思维的过程中，能透过现象发现问题的本质，揭示现象产生的根本原因。思维的深刻性与广阔性是紧密联系的，建立在深刻性基础上的广阔性才能全面，建立在广阔性基础上的深刻性，才能深入事物的本质。如护理人员在给患者进行静脉输液时，患者分别在扎止血带、穿刺和拔针时出现了抽搐，应考虑其有无金属等器具受伤史，考虑破伤风可能，抽搐是刺激导致的而非紧张所致。

3. 思维的敏捷性 是指在思维过程中能够迅速发现问题和及时解决问题，在短时间内获得正确的思维结果或发现原有的思维方法不可行，能够立即寻求新的途径。思维的敏捷性在解决时间紧迫的问题时尤为重要，对于医护人员来说，时间就是生命。如急诊患者诉有高血压病史，出现了喷射状呕吐，应考虑颅内压增高，立即采取制动、降颅压等处理，否则，可能出现病情加重，甚至危及生命。

4. 思维的灵活性 是指思维开阔，不拘泥于一种模式，能灵活变换某种因素，从新角度去思考，调整思路。如心衰患者的护理过程中，在疾病的进展期，要求患者卧床休息，限制活动量；待患者病情稳定，则鼓励其做下肢自主活动，或下床行走，避免深静脉血栓形成。因此，护理人员可以根据患者的病情变化而改变护理措施，体现了其思维的灵活性。

二、解决问题的思维过程

（一）提出问题

提出问题就是发现问题，解决问题是从发现问题开始的。在人类的一切活动中都存在着这样或那样的问题，不断地发现并解决这些问题，既是人类社会生活发展的需要，也是个体思维发展的需要。

能否提出问题与人对活动的态度、兴趣以及现有的知识经验密切相关。人对活动的态度越积极，越是有兴趣，与之相联系的知识经验越丰富，就越容易提出问题，反之就不易发现和提出问题。

（二）明确问题

明确问题亦即分析问题。日常生活中发现的问题，开始往往是混乱、不系统、不明确的。有时只知道有问题，而问题发生在什么地方却弄不清楚。明确问题就是抓住问题的核心，找出关键所在，使思维活动具有明确的指向性和方向性，并有选择地再现和运用已有的知识经验来解决面临的问题。

（三）提出假设

解决问题的关键是找出解决问题的方案，而解决问题的方案通常以假设的方式出现。假设就是问题解决者对问题的结论和解决方式的推测、假定以及设想出的解决问题的途径。假设的提出依赖于许多条件，已有的知识经验、直观的感性形象、尝试性的实际操作、言语表达和重述、创造性的构想等，都对假设的提出有重要影响。

（四）检验假设

解决问题过程中提出的假设是否正确，只有通过实践检验才能证明。检验假设的方法有两类：一类是实际操作，即用实验和实践的方法，按假设去具体解决问题；另一类是通过思维去检验。如果假设是错误的，则要重新审查材料，提出新的假设。

 任务实施

思维在护理情境实现中的呈现如表 3-5 所示。

表 3-5 思维在护理情境实施中的呈现

病例呈现	护理人员工作过程	思维呈现
患者，女，30 岁，腹痛，面色苍白，全身湿冷，休克状。护士边询问家属边体检 护士："什么时候开始疼的，请描述是什么样的疼痛？"	综合患者的腹痛和血压情况，初步判断其腹内脏器有损伤或穿孔，有较大量的出血	思维的概括性和间接性
家属："半小时，说肚子疼得像撕裂一样的痛。" 护士："有没有胃溃疡、穿孔等病史？刚才有没有饮酒或吃了坚硬的食物？" 家属："没有。"	根据患者家属描述，对患者的判断，先考虑有腹腔脏器破裂、穿孔、外伤导致的脏器出血和宫外孕的可能	思维的分析 发散性思维
护士解开患者腹部衣服，检查："半小时前肚子有没有受到外伤？" 家属："没有。" 腹部无明显外伤，测血压 85/48 mmHg。 护士："上次月经什么时间，正常吗？" 家属："快 2 个月了，到现在还没来" 护士："结婚了吗？有性生活史吗？" 家属："结婚了，准备要孩子了，护士，你给她打一针止痛针吧，你看她疼的！"	根据问诊、体检等方式一个个排除，最终确定是宫外孕	思维的综合 聚合性思维
护士："现在不能打止痛针，希望您理解，如果打了，虽然可以减轻疼痛，但是会掩盖病情的，不利于判断" 家属："好吧。"	思维的过程全面，既看到整体又看到局部，既看到正面，又看到反面	思维的广阔性
护士嘱另一护士通知妇科医生，向患者家属解释后继续体检，发现患者内裤上有少量出血、点滴状、色暗红		
妇科医生做子宫后穹窿穿刺后，发现血性液体，告诉患者家属，是宫外孕，需要立即手术，并电话联系手术室	子宫后穹窿穿刺后血性液体是宫外孕的重要体征	思维的间接性
此时，护士已经准备好术前用物，开始术前准备	根据病情判断患者的医疗和护理诊断，及时做出处理并为下一步治疗作准备	思维的敏捷性

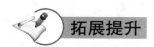

拓展提升

怎样对孩子进行思维训练

儿童思维的成熟过程，其实是人类由蒙昧走向文明的缩影。牙牙学语的婴儿，最初不会有抽象思维能力，然而生活能使孩子们学会抽象，比如小宝宝淘气，用手触摸火炉，结果烫起几个泡；有过几次教训后，他会不再触摸任何火炉包括那些不曾烫过他的火炉了。这种朦胧意识十分可贵，因为他已经自发地从同类事物的个体中抽象出了该类事物的共性。

不过，如果仅靠自然形成，没有足够的刺激，孩子的智力发育就会相对缓慢很多。所以，我们可以运用各种手段，对孩子进行思维训练。孩子的思维训练可以通过游戏、专门的课程来进行，但是也可以通过日常学习和生活来进行思维训练。父母应当关注孩子的每一个细节来引导孩子进行思维训练。

1. 全方位观察　对于任何问题，都要认真考虑它的利和弊。更深一层的思考能使孩子认识到显而易见的答案未必就是最佳答案。

2. 找出规律　教育的基础就是将一点一滴的知识聚沙成塔。把知识分类之后，我们就可以避免反复学习同一内容。

3. 养成质疑好习惯　人类进步的历史就是一部推翻定见成规的历史。孩子在许多方面尚未定型，总喜欢质疑以往的做法，父母应当鼓励他们养成终身质疑、不满现状的良好习惯。

4. 说话准确　准确的用词不仅能避免误解，而且有助于思维敏捷。

5. 倾听他人的意见　孩子们往往只管发表自己的意见，不善于倾听他人的意见，这不利于他们扩展视野。父母们应当培养孩子学会考虑他人的观点，请孩子旁边的人或其他小朋友对同一件事发表意见，是训练孩子倾听的好方法。

6. 写日记　鼓励孩子坚持写日记，因为写作也是一种思维。

7. 提前思考　鼓励孩子对短期、中期、长期的后果进行提前思考，虽然这并不容易。不过，今天对明天可能发生的事情有些准备，还是可能的。

8. 不断学习　学习知识不能代替思维，思维也不能代替知识，学习能使人在更高的层次上思考。

9. 坚持不懈　孩子并不能一夜之间就养成逻辑思维的好习惯，应鼓励他们坚持不懈。

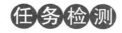

任务检测

案例分析

仔细阅读以下案例，结合所学内容进行分析。

在课堂上，护理教师让护生列举注射器的用途时，护生方云的回答是："打针，抽药液，注水，存液体"；护生明亮的回答是："注射，针灸，还可以取下针头做滚筒或做成各种手工品"，请问方云和明亮的回答如何？你更欣赏哪种回答？为什么？请根据思维的原理进行分析。

（李正姐　刘　涛）

任务4 聚焦想象和注意

学习目标

1. 掌握表象、想象和注意的概念；有效增强注意力的方法。
2. 熟悉想象和注意的分类和品质。
3. 了解表象与想象的关系。

任务描述

想象是思维的一种特殊形式，在人的认识、创造、生活中具有重大意义。注意是人们非常熟悉的一种心理现象，人的任何心理活动都离不开注意。本任务通过对想象和注意的学习，使护生掌握其概念、特征、分类及品质。

一、表象与想象

（一）概念

1. 表象 是客观事物不在面前时，人脑中所保持的过去经历过的客观事物的形象。

2. 想象 是人脑对已有的表象进行加工改造形成新形象的过程。

（二）特征

1. 表象的特征

（1）直观性 表象是在知觉的基础上产生的，构成表象的材料均来自过去知觉的内容，因此表象是直观的感性反映。但表象又与知觉不同，它只是知觉的概略再现。知觉与表象的区别在于：①知觉的形象较具体、鲜明、生动，而表象比较模糊、暗淡；②知觉形象较稳定，表象则不稳定，易变换；③知觉形象较完整，表象不如知觉完整，不能反映客体的详尽特征，仅仅反映某些突出的主要的部分。

（2）概括性 表象一般综合了多次知觉的结果，是对某一类对象的表面感性形象的概括性反映。它不表征事物的个别特征，而是表征事物的大体轮廓和主要特征，因此表象具有概括性。表象可以有视觉、听觉、嗅觉、味觉、触觉和动觉等多种形式。

表象是位于感知和思维之间的中介反映阶段，是一种过渡反映形式。表象作为反映形式，接近而又高于知觉，因为它的产生可以脱离具体对象；表象的概括性低于词的概括水平，但它可以为词的思维提供感性材料。

（3）可操作性 人们可以在头脑中对表象进行操作，如同人们通过外部动作控制和操作客观事物一样。

2. 想象的特征 形象性和新颖性是想象的特征。想象是在已有的表象基础上进行加工改造的，因此具有形象性；想象的结果是形成了新的形象，体现了其新颖性的特征。

（三）想象的分类

1. 无意想象和有意想象 根据想象有无目的分为无意想象和有意想象。

（1）无意想象　又称不随意想象，是指没有预定目的、在某种刺激物的作用下不由自主地产生的想象。例如抬头看到天上的浮云，人们会不自觉地将其想象成海浪、动物或者人物等。无意想象的极端形式是梦，是人们在睡眠状态下出现的一种想象活动。梦虽然是无意想象，但可能是生理变化、外界刺激或大脑皮层神经联想的暂时接通而引起的，也就是我们平常所说的"日有所思，夜有所梦"，做梦是脑的正常功能的表现。

（2）有意想象　又称随意想象，是指有预定目的、自觉努力地进行的想象。这种想象活动具有一定的预见性和方向性，在人的想象中占主导地位。

2. 再造想象、创造想象　根据想象的创造性程度分为再造想象和创造想象。

（1）再造想象　是根据语言文字的描述或图样、模型、符号的示意，在头脑中形成相应的新形象的过程。例如，护士根据护理设备的使用说明书，连接各通电线路和各管道，继而检测其功能，确保其处于正常使用功能状态。对照说明书组装出正常连接的过程即为再造想象。

（2）创造想象　是指根据一定的目的和任务，不依据现成的描述，在头脑中独立地创造新形象的心理过程。创造想象具有独立性、首创性和新颖性的特点。如护理用具的发明、护理操作创新等属于创造想象。创造想象的特殊形式是幻想。幻想是一种指向未来并和主体愿望相结合的想象，具体表现为理想和空想两种形式：①理想是那些符合事物发展的客观规律，有实现可能的幻想。理想往往与远大崇高的生活目标联系在一起。例如，护生憧憬自己将来努力工作，把毕生精力献给护理事业，造福于人类，成为患者心目中的白衣天使。理想是通过努力可以实现的愿望，是积极的、有益的，能激励人奋发上进的。②空想是不符合客观事物发展规律，毫无实现可能的想象。有些护士不努力工作，却成天空想自己能获得全院优秀护士。空想是消极的，能使人脱离现实生活，不能激励人们前进，容易导致挫折、失败，甚至误入歧途。

（四）想象的作用

人一切的创造性活动都是想象的结晶，想象在人们认识和改造客观世界的活动中起着十分重要的作用。它的作用主要有三个方面。

1. 对认识活动的补充作用　由于时空的限制，很多事物人们无法直接接触或感知，只能借助想象的补充去认识和理解该事物。

2. 满足需要的替代作用　人有多种多样的需要，有些需要能够得到满足，有些需要却不能在现实生活中得到满足，人们常常借助想象寻求某种寄托，这对维护人的心理健康，保持人的心理平衡有一定的益处。

3. 对人的心理活动的丰富和深化　想象是促使心理活动丰富和深化的重要因素，人的任何心理活动，不论简单还是复杂，都和想象密切地联系着。

（五）表象与想象的关系

表象与想象的关系如表 3-6 所示。

表 3-6　表象与想象的关系

关系	表象	想象
区别	表象是过去感知过的事物的形象在头脑中的再现，并没有创造出新的形象，是一种形象记忆过程，属于记忆范畴	想象则是对表象的加工和改造，创造出了新的形象，具有创造性，属于思维范畴
联系	想象以表象的内容为素材，来源于表象	

二、注意

（一）概念

注意（attention）是指心理活动对一定事物的指向和集中。注意不是独立的心理过程，而是一种心理状态。它不能离开心理过程而独立存在，总是在感知、记忆、思维、情感、意志等心理过程中产生。注意具有以下三种功能。

1. 选择功能　注意能够对信息进行选择，选择有意义的、符合需要的以及和当前活动任务一致的刺激，避开或抑制其他无意义的、干扰当前活动的各种刺激。例如学生在课堂上，会将老师讲课的内容作为注意的对象，而不去注意电扇的噪音。

2. 保持功能　各种信息单元需要经过注意才能得到保持，如果不加注意就会很快消失。

3. 调节和监督功能　有意注意能控制活动向一定的目标和方向进行，使注意适当分配、适时转移。护理人员如果在工作中出现注意分散或者注意没有及时转移的情况会很容易发生事故。

（二）特征

注意有两个基本特征即指向性和集中性。

1. 指向性　是指心理活动对客观事物的选择。人在觉醒状态时，周围的客观事物是很多的，但人们在某一时刻并不把这些客观事物都作为自己心理活动的对象。而只是选择一定的客观事物作为心理活动的对象。如护理人员在观察患者病情时，主要以与疾病相关的症状和体征作为注意的内容，而不是将患者的穿着、头发染成什么颜色等作为注意的内容。

2. 集中性　指人的心理活动在特定方向上的保持和深入。其表现为心理活动在指向于一定客体的同时，一方面会离开其他无关客体，另一方面会主动地抑制和排除无关事物的干扰，甚至会视而不见，听而不闻，从而保证对指向对象反映的清晰性、鲜明性和准确性。

（三）分类

根据注意的产生和保持时有无目的以及意志努力的程度不同，注意可以分为无意注意（不随意注意）、有意注意（随意注意）和有意后注意（随意后注意）三种。

1. 无意注意　指事先没有预定目的，而且不付出意志努力的注意。例如，病房来了新患者，其他患者会不由自主地将目光投向他，这种注意属于无意注意。

2. 有意注意　是一种有预定目的、需要做出一定意志努力的注意。有意注意服从于预定的目的或任务，受人意识的调节和支配。例如护士在护理操作过程中，遇到有人咨询或环境中出现干扰因素时，也会主动地通过意志努力克服，将注意维持在所做操作上，这种注意属于有意注意。

3. 有意后注意　有意后注意指有预定目的，但无需意志努力的注意。从事某一项活动时，个体开始时对它没有兴趣或者不熟练，需要意志努力才可以维持注意；但随着活动的深入，个体逐渐对它产生了兴趣或达到熟练的程度，即使不需要意志努力也可以保持注意，这时有意注意就转化成了有意后注意。例如铺备用床学习中，刚学时会小心翼翼，时不时出现拉扯大单和被套等小动作，注意保持中线对齐，床面平整，熟练以后这些都变成自动化的过程，不需要付出意志努力也能完成。

现实生活中，无意注意、有意注意和有意后注意三者是紧密联系在一起的，无意注意和有意注意可相互转换，有意注意可以发展成有意后注意。

（四）品质

注意的品质主要包括注意的广度、注意的稳定性、注意的分配和注意的转移，它们反映了注意的发展水平。

1. 稳定性 注意的稳定性是注意保持在同一事物或者活动上的时间，是注意的时间特征。护理工作中，一些工作需要护士具有较强的注意的稳定性，如手术室器械护士在肾脏移植等时间较长的手术中的配合。

（1）**狭义** 是指注意保持在同一对象上的时间。在感受同一事物时，注意很难长时间地保持固定不变。注意的这种周期性变化称为注意的起伏。当我们注视图 3－9 时，可以明显地觉察到注意的起伏现象。小方形时而凸起（位于大方形之前），时而下陷（大方形凸到前面）。

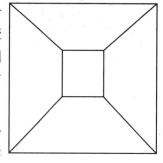

图 3－9 注意的起伏

（2）**广义** 是指注意保持在同一活动上的时间。注意并不总是指向于同一对象，而是虽然注意的对象或行动有所变化，但是对整个活动仍保持着注意。例如，我们在巡视皮牵引患者病情时，通过观察患处局部颜色、触摸局部温度，记录观察情况等，但注意的总方向始终保持在检查该患者局部血运这一活动上。

2. 广度 注意的广度又称注意的范围，是指在单位时间内人能清楚地把握对象的数量。速示器实验结果表明，一般成人在 0.1 秒的时间内，能注意 8～9 个黑色圆点，4～5 个没有联系的汉字，4～6 个没有联系的外文字母或 3～4 个几何图形。注意的广度与知觉对象的特点、任务难度和个体的知识经验有关。知觉的对象越集中，排列得越有规律，作业难度越小；个体的知识经验越丰富，对知觉对象越熟悉，注意的广度就越大。如高年资护士在巡视病房时，注意的广度比低年资护士更大，也更容易发现患者潜在的护理问题。

3. 分配 注意的分配即人在同一时间内能把注意指向于两种或两种以上的对象，即"一心多用"。例如，护士一边为患者做治疗，一边观察患者有无病情变化的情况；汽车司机一边开车一边注意路上行人、车辆、交通信号灯等，这些都是日常生活中随处可见的现象，说明注意分配不仅是可能的，而且对人的实践活动也是必要的。研究表明，注意分配是有条件的，取决于同时进行的不同活动的性质、复杂程度及个体对活动的熟悉程度等。

4. 转移 注意的转移是指根据新任务的需要，主动地把注意从一个对象转移到另一个对象，或者由一种活动转移到另一种活动上，是注意灵活性的表现。如护士完成对某一患者的护理之后，继续进行对另一个患者的护理活动属于注意的转移。学生想要在学校里较好地完成学习任务，必须能根据课表安排有计划地组织注意的转移，及时把注意稳定在新的科目或新任务上，否则就很难顺利地、高质量地完成学习任务。注意的转移和注意的分散是不同的：虽然两者都是注意对象的变换，但是转移是注意的优良品质，分散是注意的不良品质。这是因为注意的转移是根据实际需要有目的地主动转移，注意的分散则是被无关事物干扰使注意离开所要注意的对象。一些人力资源严重不足的医院，护士生病、家里有突发情况发生也不能请假，在工作中则易出现注意的分散。如孩子生病的护士操作时总是牵挂孩子的病情而出现操作失误甚至造成医疗事故的发生。

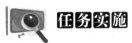 **任务实施**

注意在护理情境实施中的呈现见表3－7。

表3－7　注意在护理情境实施中的呈现

病例呈现	护理人员工作过程	思维呈现
患者，女性，65岁，因"咯血"以支气管扩张收住入院，护理人员根据医嘱予以静脉输入止血药，因患者长期输液，周围浅静脉受损严重，护理人员对静脉进行评估	从患者手背到肘部静脉逐一评估	注意的指向性
护士："王阿姨，您好！根据您的病情，医嘱……您哪只手的血管好一些，请把手伸给我，我找找血管" …… 护士："就选这个血管吧，比较粗也直，成功率高"。 患者："好。"	最终选取了肘正中静脉，并对此处静脉的表面皮肤、血管的弹性、是否滑动等进行评估，确定穿刺点位置	注意的集中性
护士："疼吗，王阿姨？穿刺成功了，我来贴胶布，您输液过程中有什么不适请按床头铃，我们会及时赶到。您现在面色、口唇稍苍白，您不要担心，因为您来的及时，医生已经给您做了及时处理，会慢慢好起来的"。固定好胶布并整理好床单元	边操作边解释，并且观察患者面色及口唇颜色	注意的分配 注意的广度
离开王阿姨病床，消毒双手后为另一患者做护理体检	结束一项任务，根据工作需要继续另一项任务	注意的转移

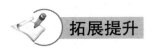 **拓展提升**

注意力缺失症

在美国，大约3%～5%的儿童患注意力缺失（attention deficit disorder，ADD）/过动症。患者难以集中注意力去完成一件事。他们可能太过活跃，主要症状是非常容易分心、冲动、静不下来。ADD患者有以下特质。

有利的特质包括：创造力，不随俗的思考方式，独特的人生观、与众不同的幽默感，惊人的坚持度和毅力，直觉非常强。不利的特质包括：无法把伟大的点子化为行动，无法对别人解释自己的想法，长期无法发挥潜力，因为挫折常常有愤怒或沮丧的情绪，不善于处理金钱或做财务计划，挫折忍耐低，即使很努力表现却时好时坏。总是被不了解的老师或上司视为懒惰、不专心或态度不好。缺乏组织能力，儿童会把书包和衣橱塞得满满的，成人则是把所有的东西堆成一堆。无法管理时间，特立独行，缺乏耐性，容易分心。无法欣赏自己的优点或了解自己的缺点。常常使用酒精或其他药物，或有其他成瘾行为，很难坚持完成一件事情。常常没有任何道理地改变计划、改变方向。无法从错误中学习，解读社交讯息有困难，不容易交朋友。不能集中注意力或缺乏专注能力。

注意力缺失症的病因在哪里？医学界至今尚未了解多数心理疾病的真正病因。一般来说，心理疾病是集遗传、生理、教养及其他环境因素而形成的。很多流行的说法并不可信。研究证明高糖分及食物添加剂并不会令儿童患此症。虽然此症有多种病因，但大多数专家认为最主要的还是生理因素。

任务检测

一、选择题

事先没有目的、也不需要意志努力的注意是（　　）

A. 随意注意

B. 不随意注意

C. 有意注意

D. 随意后注意

二、案例分析

一位负责管理心理测验室的护士为了提供一个较好的心理测验环境，使患者更好地进行心理测验，对心理测验室进行了一番精心的布置：墙上张贴了各种各样、生动有趣的图画，窗台上还摆放了花草、植物，使心理测验室充满了生机。请你判断，这种布置将产生什么样的效果？为什么？

三、角色扮演

请上网查阅资料，模仿表 2-7，完成想象在护理情境实施中呈现的角色扮演。

（刘　涛）

扫码"练一练"

项目四

体验情绪和情感过程

![任务导入]

患者，女性，73岁。患有高血压、冠心病。不愿与他人交往，对护士的日常工作挑剔、不配合。有时脾气暴躁，不服药或把药物藏起来。经常自己坐着发呆，看着窗外，流泪，常出现心境不佳的状态。

认真学习本项目内容，谈谈你是如何指导患者改善情绪的？怎样才能使患者有良好的心境，配合治疗？

任务1 比较情绪和情感

学习目标

1. 掌握情绪和情感的概念。
2. 熟悉情绪和情感的相互关系。
3. 了解情绪的维度与两极性和构成。
4. 运用情绪和情感知识指导工作实际，有效提高工作效率。

![任务描述]

生活中，你是否遇到不高兴的事情就会垂头丧气？工作中，是否有压力就会烦躁不已？护理实践中，是否看到蛮不讲理的患者或家属时就懊恼不休？这都是情绪的不同表现。情绪就像是催化剂，积极的情绪可以加速事物的发展进程，消极的情绪则会阻碍事物的发展。本任务通过介绍情绪和情感的概念、情绪与情感的相互关系和情绪的维度与两极性及情绪的生理唤醒和外部表现等相关知识，以及情境角色扮演等，使护生掌握如何控制和把握自身的情绪和情感，如何针对不同情绪状态的患者实施心理护理，维护患者健康，确保护理质量。

一、情绪和情感的概念

情绪（emotion）和情感（feeling）是人对客观事物的态度体验及相应的行为反应。在认识过程中，人们对客观事物产生何种态度体验，作出何种行为反应，取决于客观事物是否满足自身需要。与人的需要和愿望相符的客观事物，使人产生趋向这些事物的态度，并产生满意、愉快、喜爱等积极的情绪情感体验，而与人的需要不相符的客观事物，则会引起人恐惧、愤怒、悲哀等消极情绪情感体验。

二、情绪和情感的相互关系

情绪和情感在日常生活中往往被当作同义词，但从心理学的意义上看，两者既有区别又有联系（表4-1）。

表4-1　情绪与情感的相互关系

项目		情绪	情感
区别	满足需要	情绪主要是与机体的生理需要（饥渴、冷暖、性等）是否获得满足相联系的、低级的态度体验。是人和动物尤其是高等动物所共有的	情感则是与机体的社会性需要（亲情、友情、道德等）是否获得满足相联系的、高级的态度体验。为人类所特有
	反映特点	情绪具有情境性、冲动性和短暂性，情绪往往由当时的情境引起，一旦情境发生改变，情绪很快就会减弱或消失	情感一般不受情境左右，是对人、对事稳定的态度体验，情感具有稳定性、深刻性、持久性
	发展角度	情绪是在个体发展和人类进化中产生的，发生早	情感是人在社会化过程中产生的，发生晚
联系		一方面，情绪是情感的基础，情感依赖于情绪；另一方面，情绪受情感的制约，是情感外在的表现。双方均可以以对方的形式表达出来，如护生在宣读南丁格尔誓词的激动情绪，可以表现为身为白衣天使的自豪感和骄傲感；护理人员的职业道德感可以表现为其为患者的痛苦而悲伤，为患者的痊愈而舒心的情绪	

三、情绪的维度与两极性

情绪所固有的某些特征即情绪的维度，主要包括情绪的强度、紧张度、动力性和激动性等方面。情绪的特征具有两极性的变化幅度，即每个特征都存在两种对立的状态。

1. 情绪的强度有强和弱两极状态　一般情绪都有从弱到强的等级变化，如从欣喜到狂喜，从微愠到暴怒。客观事物对于个体意义的大小决定了情绪的强度。

2. 情绪的紧张度有紧张和轻松两极　情境的紧迫性、个体心理的准备状态、应变能力等因素都会对人们情绪的紧张程度产生影响。

3. 情绪的动力性有增力和减力两极　积极的情绪和情感，可以提高人的活动能力，起到"增力"的作用，人们常说的"人逢喜事精神爽"就是指愉快的情绪情感使人精力充沛，干劲十足。相反，消极的情绪和情感则会降低人的活动能力，起到"减力"的作用，例如在抑郁的心境下人会表现得萎靡不振，心灰意冷。

4. 情绪的激动性有激动与平静两极　激动是一种强烈的、短暂的、外显的情绪状态，往往是由在人的生活中占重要地位、起重要作用的事件引起的。与激动相对立的平静是一种平稳安静的情绪状态，是人们正常生活、学习和工作时的基本情绪状态。

四、情绪的构成

情绪的构成包括3个层面，即主观体验、生理唤醒和外部行为。情绪研究者们往往从三个方面来考察和定义情绪：在认知层面上的主观体验；在生理层面上的生理唤醒；在表达层面上的外部行为。当情绪产生时，这三个层面共同活动，构成一个完整的情绪体验过程。

1. 主观体验 情绪最主要的特点是它具有主观体验，主观体验是个体对不同情绪和情绪状态的自我感受。人的主观体验与外部表现存在着先天的一致性，即某种主观体验和相应的表情模式是共生的。这种关系是在种族进化过程中形成的固定模式，在任何时候都不会改变：如喜悦时放声大笑；悲哀时痛哭流涕；忧郁时眉头紧锁；恐惧时尖声惊叫。正是这种体验与表情的一致性，保证了表情能正确地反映主观体验的性质，并传递其适应意义。例如婴儿在前言语阶段，通过欢快的面容或啼哭表达他们的舒适或饥饿、困倦、病痛的感受，唤起大人的注意。

随着人的认知能力、言语能力的发展和社会化，主观体验和外部表现的固定关系变得复杂，情绪的外部表现开始带有很大的人为性质，表情可以被修饰、夸大、掩盖或伪装，从而与主观体验不一致，这种不一致是后天习得的，是感情和认知相互作用的结果。

2. 生理唤醒 情绪的生理唤醒是指伴随着情绪活动产生的一系列生理变化，它支持和维持着情绪，且影响着情绪的强度和持续时间。情绪的生理唤醒涉及广泛的神经系统和内分泌系统，例如，人在兴奋时会出现血压升高，心跳加速、呼吸急促、肾上腺分泌增加等变化。有时生理唤醒的差异能显示不同情绪情感之间的差异，所以测量个体的生理变化是了解一个人当时所处的情绪状态的重要客观手段。测谎仪的设计原理就是通过分析生理唤醒，来考察这些改变背后蕴含的意义。

3. 外部表现 表情是与情绪、情感有关的，可以直接观察到的某些行为表现，是情绪、情感活动的外部表现。表情主要包括面部表情、姿态表情和语调表情等。面部表情是指通过面部肌肉的变化来表现各种情绪状态。单单眼部肌肉的运用，就足以表达人的多种不同的情绪和情感。例如快乐时"眉开眼笑"，愤怒时"怒目而视"，恐惧时"目瞪口呆"等。姿态表情指通过人的四肢和躯干的姿势和动作的变化来表现各种情绪状态，如高兴时"手舞足蹈"，懊悔时"捶胸顿足"等。语调表情是指利用语音的高低、语速的快慢、语调的抑扬顿挫等语言方面的变化来表现各种情绪状态的一种手段。例如喜悦时语调较高、语速较快，悲伤时语调低沉、语速缓慢、时断时续等。

 任务实施

情绪和情感在护理情境实施中的呈现如表4-2所示。

表4-2　情绪和情感在护理情境实施中的呈现

病例呈现	护理人员工作过程	情绪情感呈现
医护人员来为因车祸导致失明的患者李明眼部换药。 患者："我怎么还是看不到啊？" 医生："我们会做进一步的检查，不过，您也要做好心理准备，可能需要较长时间的治疗。" 患者（哭泣，捶胸顿足）："我的眼瞎了，梦想破灭了，人生也毁了！"	观察患者情绪的生理唤醒和外部表现	情绪有情境性、冲动性，有明显的外部表现 情感体验较弱，稳定
患者的女友坐在身旁，抓紧他的手，一边默默流泪，一边安慰患者。	观察其女友对患者的深厚感情，可以鼓励其女友积极疏导患者	
护士："李明先生，我想和您谈谈可以吗？我了解您的情况，您现在一定要调整好心态。其实您今天变成这样，已是不幸中的万幸，有多少人在灾难中失去了亲人，有的甚至丧失了生命！而您，还活着，更加幸运的是，您的家人都还很健康！知道吗？您的遭遇是您全家人最大的不幸，所以，您更要努力地活着，为了您的家人和爱您的那些人。我记得但丁有句话：我一直在哭，哭我没有鞋子穿。直到有一天，当我看到一个人，他连脚都没有（加重语气）！要知道，上帝为人关了一扇门，就一定会为他开启一扇窗。沉浸在无谓的痛苦中，不如去追寻自己的快乐。请相信我们的医疗技术！我们会尽最大的努力！我们也会陪伴您一起渡过难关的！" 女友："一切都会好的……" 患者慢慢平静下来，紧紧地握住女友的手……	对患者进行心理疏导，给予心理支持	护士的职业道德感体现，用爱心、责任心、同情心去体验着患者的痛苦，鼓励其积极面对 情感支持 情绪平静

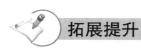 **拓展提升**

人人都有情绪周期

年少的时候，我们常常对此感到莫名其妙：为什么有时候会毫无由来地心情不好，干什么都提不起劲来。其实就像一年有春夏秋冬的四季变化一样，人的情绪也有周期性变化。

所谓"情绪周期"，是指一个人的情绪高潮和低潮的交替过程所经历的时间。它反映出人体内部的周期性张弛规律，亦称"情绪生物节律"。人如果处于情绪周期的高潮，就表现出强烈的生命活力，对人和蔼可亲，感情丰富，做事认真，容易接受别人的规劝，具有心旷神怡之感；若处于情绪周期的低潮，则容易急躁和发脾气，易产生反抗情绪，喜怒无常，常感到孤独与寂寞。

情绪周期就像是人生情感的晴雨表，我们可以据此安排好自己人生的节律。比如，情绪高涨的时候安排一些难度大、繁琐、棘手的任务，因为人在良好的情绪状态下迎接挑战可以淡化畏难情绪；而在情绪低落时就不要勉强自己，先做些简单的工作，也可以放下手头上的事，出去走走，多参加群体活动，放松思想，有了烦恼的事情多向信任的亲人和朋友倾诉，学会化解不良情绪，寻求心理上的支持，安全地度过情绪危险期。如果情绪低迷时还坚持做复杂而艰难的工作，不仅效率不高，还会增加失败意识，并严重打击自信。

女性情绪周期的表现：行经前的一个星期左右以及行经期间，身体通常会感到不舒适，有些人还会显得沮丧、神经质及容易发脾气等。这种与经期有关的症状，医学上称之为"经前证候群"。建议在日历上记下情绪周期，一旦出现忧郁、焦躁不安时，看看是否情绪周期出现了。

男性情绪周期的表现：男人周期性的情绪低潮其实是一种正常的现象，是一种生物节律变化，也是男性机体激素水平变化的结果，是有规律可循的。专家解释说，人的生长、发育、体力、智能、心跳、呼吸、消化、泌尿、睡眠乃至人的情绪无一不受体内生物节律的控制，只不过有的人节律明显，有的人不明显。

科学研究表明，人的情绪周期与生俱来。从出生的那一天开始，一般 28 天为一个周期，周而复始。每个周期的前一半时间为"高潮期"，后一半时间为"低潮期"。在高潮与低潮之间，即由高潮向低潮或由低潮向高潮过渡的时间，称为"临界期"，一般是 2~3 天。临界期的特点是情绪不稳定，机体各方面的协调性能差，易发生事故。

任务检测

一、简答题

1. 简述情绪和情感的相互关系。

2. 简述情绪的构成。

二、案例分析

一个老太太有两个女儿，一个开洗衣店，一个开伞店。老太太左右为难：晴天，担心开伞店的女儿生意不好；阴天，担心开洗衣店的女儿衣服晒不干。有一天，有人劝导："老太太您好福气，下雨天，您开伞店的女儿生意好，该高兴；天气好，您开洗衣店的女儿的衣服干得快，也该高兴。对您来说，哪一天都是好日子呀。"老太太想一想，也真是这样，心情顿觉好多了。请对这位老人的心理状态进行分析。

（刘　涛　陈　燕）

任务 2　识别情绪和情感的分类

学习目标

1. 掌握基本情绪的分类。

2. 熟悉情绪状态的分类。

3. 了解情感的分类、情绪与健康。

4. 学会对自己的情绪情感进行调节，做情绪情感的主人。

任务描述

人的情绪情感是较为复杂的。自古以来，许多学者试图对情绪情感进行分类。根据《礼记》记载，情绪可分为喜、怒、哀、惧、爱、恶、欲，即"七情"；到了近代，西方学者常把情绪分为快乐、愤怒、悲哀、恐惧，它们通常被认为是最基本的情绪形式或原始情绪。除此之外，情绪情感还有哪些分类呢？作为一名护理人员，面对日常复杂繁琐的护理工作，应把握情绪和情感不同的分类方法，能根据不同患者的情绪和情感表现实施针对性的心理护理，维护患者健康。本任务通过相关知识介绍等，以实现护生对情绪和情感的分类、情绪情感与健康的关系等相关知识有所掌握。

一、情绪和情感的分类

（一）基本情绪

快乐（喜）、愤怒（怒）、悲哀（哀）和恐惧（惧）是最基本的、最原始的四种情绪，为动物和人所共有。这些情绪常常与基本需要相联系，新生儿不用学习就能体验到。快乐是需要得到满足，紧张得到解除时产生的情绪体验，如读到一本好书、考试取得好成绩等。愤怒是由于愿望、利益一再受阻，紧张状态逐渐积累所产生的情绪体验，如受到不公平的对待。悲哀是所热爱的事物和所盼望的东西失去时产生的情绪体验，例如失恋、丢失了贵重物品等。恐惧是个体面临或预感到危险，企图摆脱、逃避又无能为力时的情绪体验，如被困在电梯里。

（二）情绪状态分类

根据情绪发生的强度、持续性和对人影响的大小，情绪可以分为心境、激情和应激三种状态。

1. 心境　心境是一种比较微弱而持久，影响人整个精神生活，具有渲染作用的情绪状态。当一个人处于某种心境中时，仿佛一切事物和活动都染上了同样的情绪色彩。"感时花溅泪，恨别鸟惊心"，就是心境的写照。

2. 激情　激情是一种强烈而短暂、爆发性的、暴风骤雨般的情绪状态，例如欣喜若狂、勃然大怒等。激情往往由生活中的重大事件、对立意向的冲突、过度的兴奋或抑制引起。激情有积极和消极之分，积极的激情有利于提高活动的效率，但如果消极的激情频繁发生，会对健康产生严重的影响。

3. 应激　应激是突然的、出乎意料的、高度紧张的情绪状态。应激状态下，人们有可能被突如其来的刺激所笼罩，手足无措，陷入一片混乱之中；也有可能清醒冷静、急中生智，并想出有效的应对方法。

（三）情感的分类

道德感、美感、理智感，是人特有的，与社会性需要相联系的高级情感体验。

1. 道德感　道德感是个体对自己及他人的思想言行是否符合道德需要和道德观而产生的情感体验。如果行为符合道德准则，就会产生肯定的体验，如感到敬佩或自豪等；反之，如果行为违反了道德准则，就会产生否定的体验，如感到愤恨或内疚等。道德感主要包括爱国感、集体荣誉感、责任感和正义感等。

2. 美感　美感是指客观事物是否符合自己的审美需要而产生的情感体验。美感包括自然美感、艺术美感和社会美感。辽阔壮丽的自然景观，巧夺天工的艺术作品，高尚无私的品德行为，凡是符合美的需要的对象都会引起美感。美感具有显著的地域性、社会性和历史性，例如唐朝的女子以体态丰腴为美，而现代社会的女性大多以苗条、匀称的形体为美。

3. 理智感　理智感指人在认识客观事物的过程中产生的情感体验，是与人的求知欲、认识事物的需要、解决问题的需要以及对真理的追求密切联系的情感体验，体现着个体对自身认识过程和结果的态度。例如面对第一次接触的知识时的新奇感，经过认真思考找到解决问题的方法时的喜悦感，这些都属于理智感。它对人的智力活动是一种动力，能够促使人们克服智力活动中的各种困难和障碍。

二、情绪情感与健康

情绪和情感对人的生活、工作、学习和身体健康有很大的影响。积极乐观的情绪情感会促进人发挥主动性和创造性，有利于提高活动效率，并有益于人的生理和心理健康。而消极、不良、悲观的情绪情感则会使人意志消沉，不利于主观能动性的发挥，甚至危害人的生理和心理健康。例如，对愤怒的压抑容易引发心血管疾病，长期压抑悲伤和哭泣会提高呼吸系统疾病的发病率等。适度的嫉妒可以促进社会的进步，但过度的嫉妒则会导致人际关系的紧张，甚至出现伤害行为。因此，学会对自己情绪情感的调节，做自己情绪情感的主人对维护自身健康状态十分重要。

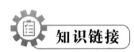 **知识链接**

爱情的力量——英国诗人勃朗宁和伊丽莎白的爱情故事

伊丽莎白·巴雷特 15 岁时，从马上摔下跌坏了椎骨。后来又雪上加霜：得了严重的肺病，卧床不起。伊丽莎白饱含激情的诗作，扣动了她表兄的朋友、年轻诗人勃朗宁的心扉。他给伊丽莎白写了一封热情洋溢的信，从此两人建立了亲密的友谊。爱你的诗，同时也爱你——急切一睹她的芳容——4 个月后他矫健、迅捷的脚步踏进她的房门，英俊的额头，睿智的眼睛，使她的灵魂震惊，而她黑黑的恳切而宁静的明眸及脸颊也深深铭刻在他的心头，她思忖："你来了，就再也走不掉了"，而他则坚定地宣称"我生来就是为了寻找你，等待你，并且永远属于你"。1848 年，伊丽莎白 29 岁，比她小六岁的勃朗宁慎重地向她提出结婚的要求，却遭到她的拒绝。在伊丽莎白看来，这只不过是勃朗宁一时的狂热，至多是出于对她的同情和怜悯。然而，伊丽莎白错怪了他。勃朗宁愿意把自己真实的爱情献给志同道合的人，因此，尽管在以后的日子里多次遭到了伊丽莎白的拒绝，他仍然用行动继续表白自己磊落的心迹。后来，伊丽莎白终于看清了勃朗宁的为人，当他第三次向伊丽莎白求爱时，她欣然打开了自己心灵的大门。这种经过时间考验的爱情，不仅给了伊丽莎白巨大的力量，最终使她通过锻炼，竟然奇迹般地摆脱了二十多年须刻不离的病床，能够徒步下地行走；一年后能坐马车外出，第 91 次约会时，他把她带到圣坛前喜结良缘，此时她已 40 岁。他们的爱也如源源不绝的喷泉，赋予她的诗作新的生命，在以后同勃朗宁朝夕相处的十五年中，伊丽莎白才思横溢，她那献给勃朗宁的《十四行诗集》，既是爱情的献礼，也是幸福的奏鸣，多少年来众口交誉，一直为人们争相传颂。

三、良好情绪的培养

掌握情绪调适的方法，是保持心理健康的重要内容，保持积极愉快的情绪和良好的心境，防止和减弱不良情绪对心身的危害。

1. 培养积极情绪 任何职业，都要树立正确的人生观，对事业抱有希望与期待，以积极、乐观的心态面对，充满信心和希望；其次，要妥善处理好人际关系，在良好的人际关系中获得的理解、尊重、同情和安慰等精神上的支持，可以减轻和消除心理应激带来的紧张、痛苦、焦虑和抑郁等消极情绪；此外，应培养多方面的兴趣，增加愉快的生活体验。

2. 调适消极情绪

（1）理智调适法　正是针对消极情绪出现的思维狭窄现象和发生不合逻辑、失去理智的种种行为反应，用正常的思维消除消极情绪盲目增长的一种自我调适法。一般有三个步骤：承认消极情绪的存在；分析引起这种情绪的原因，弄清楚究竟为什么会有焦虑、忧怨、恐惧和愤怒的反应；寻求适当的途径和方法去克服那些危险的东西或是设法避开。

（2）语词暗示法　是运用内部语言或书面语言的形式调适情绪的方法。如当第一次穿刺不成功时，可以暗示自己刚才是因为那位患者的血管太细，或太滑，或原本受损严重，甚至可以暗示是因为自己没有予以足够重视，接下来的患者会引以为戒。这样就可以促使自己保持心态平衡。

（3）注意转移法　是把注意力从引起消极情绪反应的刺激情景转移到其他事物上去的一种情绪调适法。如给患者进行注射时，采用边聊天边注射的方法，往往会转移其注意力。

（4）活动释放法　就是借其他活动把紧张情绪所积聚起的能量排遣出来，促使紧张情绪得以松弛、缓和的一种调适方法。如有经验的护理管理者会在一段紧张的工作之后组织护理人员参加打羽毛球、徒步行走等活动，以缓解紧张和压力。

（5）音乐调适法　是指借助于情绪色彩鲜明的音乐来调整情绪状态的方法。现代医学证明，音乐能调整神经系统的功能，解除肌肉紧张，改善注意力，增强记忆力，消除抑郁、焦虑、紧张等消极情绪。

（6）幽默调适法　幽默感实际是一种轻松愉快的生活态度，往往表现为开玩笑的方式，具有明显的降低愤怒和不安情绪的作用。如希波克拉底在被其妻子以水泼之时，采用了"雷声过后一定会下雨"幽默的方法化解了当时的尴尬和压力，同时也显示其睿智的心理特征。

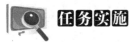 **任务实施**

缓解患者紧张情绪的护理情境如表 4-3 所示。

表 4-3　缓解患者紧张情绪的护理情境

病例呈现	护理人员收集信息	心理干预实施	效果评价
患者，女性，25 岁，实习护士为其输液，因患者紧张手抖，护士无法操作 护士："请不用紧张，您试着放松。" 患者："护士，我从小就怕疼，怕血，能轻点吗?"	情绪紧张	言语安慰	
护士："我会尽量轻柔，您放松点。" 患者：（提高音量）"我还是害怕。"	怕疼	理性调适 词语暗示	
护士："那您先把眼睛闭上，告诉自己通过这次输液，您的病情会好很多，其实进针也没那么可怕，您可以想象被一只小蚂蚁蜇一下的感觉……，说着在患者手背上用指甲轻轻压一下。" 患者："好的。"		转移注意力	
患者闭上了眼睛，做深呼吸。护士很快完成操作，患者没有明显的疼痛反应	能配合		沟通有效 紧张缓解

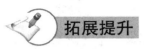 拓展提升

知足常乐

1. 知足常乐　你是否还记得小时候可以拿着一本小说一口气读完的畅快淋漓？你是否记得小时候可以旁若无人的在那里玩着自己的玩具？那个时候我们很单纯，不知道天有多高，地有多厚。

长大了，我们的头脑承载了太多的信息量：求学、找工作、买房子、结婚等。每一件事都包含了无数的信息量要求我们掌握。于是，焦虑来了，烦恼来了，我们的内心变得不再平静。

我们的周围有太多人抱怨这个世界了，几乎每天都能接到来自各色各样的人的抱怨。妈妈抱怨家务活太多，她根本没有时间去做自己喜欢的事；朋友抱怨学校食堂的饭菜太难吃了；甚至昨天打篮球的时候，还有人抱怨篮球没气。如果你做一个统计，一天下来有多少人在抱怨，我想这个数字会让你吃惊的。

能生活在这个世界上多好啊，为什么要抱怨呢？我充满烦恼的今天不正是昨天殒身之人所祈求的明天么？我们应该充满感激地看待这个世界啊。感谢这些苦难，让我们还能体会到人间的痛楚。

当我抱怨自己弹跳能力不好的时候，我在大街上看见到了没有腿的人。

当我抱怨这盘菜里有个苍蝇的时候，我在路边与拾荒者擦身而过。

当我抱怨房子太大家务太多的时候，我在车站看见了露宿街头的旅人。

当我抱怨作业太多、工作太多的时候，我看见了失学儿童和下岗工人。

2. 活在当下　有一个故事：有人在海边看见一个老人在钓鱼，奇怪他把钓到的鱼又放回海里，很不理解地问："你为什么不拿去卖呢？"老人反问："我为什么要去卖呢？"那个人回答："这样你就能赚到钱了。"老人问道："有钱又能怎样呢？"那个人说："有钱好啊，有了钱你就可以赚更多的钱，然后到海边买个房子，天天可以吹海风钓鱼休闲，那样的生活多好啊……"老人笑了笑，说道："那你说，我现在干什么呢？"这个故事寓意很深，原来我们一直在追求的东西，其实我们早已经拥有。当我们不再抱怨这个世界的时候，我们会用感激的眼光看待问题。

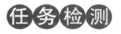 任 务 检 测

简答题

1. 简述情绪状态包含哪些内容？

2. 简述情感的分类。

扫码"练一练"

（刘　涛　甄玉青）

扫码"学一学"

项目五

坚定意志过程

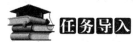

任务导入

　　七十多岁的曾老伯被确诊患了右肺肺癌，专家按当时的病情给他下了最多只能活4年的"判决书"，但20多年过去了，他仍活得有滋有味，还将20多年的抗癌心得写成一部30万字的专著，以激励其他癌症患者。他说："许多癌症患者是被吓死的，我活到今天，实践证明要战胜癌症，必须首先战胜自己！"他新出版的著作《患癌，康复有道》，在洋洋洒洒的30万字中，详尽地记录了与病魔抗争的心路历程、人生感悟以及抗癌心得。他说："对生命抱有百分之一的希望，就要付出百分之百的努力！"他用坚强的意志力挽救了自己的生命。

任务1　认识意志

学习目标

1. 掌握意志的概念。
2. 熟悉意志行动的特征及意志行动的心理结构。
3. 了解意志与认识、情绪及个性的关系。
4. 能运用意志行动中心理冲突的四种类型，分析患者在接受护理工作中的内心冲突。

任务描述

　　意志力是个性中的重要组成因素，对人的一生有着重大影响。人们要获得成功必须要有意志力作保证。孟子曾说过："天将降大任于斯人也，必先苦其心志，劳其筋骨，饿其体肤，空乏其身，行拂乱其所为，所以动心忍性，曾益其所不能。"这段话生动地说明了意志力的重要性。要想实现自己的理想，达到自己的目的，需要具有火热的感情、坚强的意志、勇敢顽强的精神，克服前进道路上的一切困难。本任务通过相关知识介绍，使护生对意志的概念、意志行动的特征等内容有所掌握。

一、概念

意志（will）是一个人自觉地确定目的，并根据目的来支配、调节、控制自己的行为，去克服困难，实现预定目的的心理过程。意志是人类特有的高级心理活动过程，是意识能动性的典型表现，实现着内部意识向外部行为的转化。意志与行动密不可分，意志总是表现在人们的实际行动中。

由意志支配的行动称为意志行动。人的行动受到意志的支配，但人的行动不都是意志行动，只有意志参与的行动才是意志行动。例如，手碰到火就自然会缩回来、咳嗽、眨眼等一些无意动作都不是意志行动。然而，在通常情况下算不上意志行动的跑步，在特殊情况下，比如不管酷暑寒天，克服各种困难，数十年如一日地按时跑步，就是意志行动。意志行动是具备一定要求和特征的行动。

二、意志行动的特征

人的意志需要通过行为表现出来，意志行动就是受意志支配的行为。人的意志行动具有以下四种特征。

1. 明确的行动目的　能够自觉地确立目的，是意志行为的最基本特征。人的活动和动物的活动的本质区别在于动物的活动是盲目的、自发的；而人的活动是有意识、有目的和有计划的。人在从事活动之前，就可以对活动的结果作出准确的预测，并将其作为行动的目的存在头脑中来指引自己的行动。

2. 随意运动　是意志行动的基础。人的活动分为不随意运动和随意运动：不随意运动是指不受意识控制、调节的活动，例如，打喷嚏、分泌唾液、说话时无意的手势等；随意运动是受主观意识控制和调节的活动，具有一定的方向性和目的性。意识调节下的一系列随意运动组成了人的意志行动，随意运动的熟练程度越高，意志行动越容易顺利进行。

3. 意志行动与克服困难相联系　虽然人的意志行动以随意运动为基础，但并不是所有的随意运动都是意志行动，因为只有与克服困难密切联系而产生的行动才是意志行动。如病房新进了一批进口设备，护士长会带领护士克服生活、工作上的压力，并查找资料将英文说明书翻译成中文，按说明熟悉设备，力求最短时间内掌握，投入使用。

困难包括外部困难和内部困难两种。外部困难指在意志行动中遇到的客观条件的障碍，如自然环境条件恶劣；内部困难指来自于主体自身的障碍，如能力的有限，知识经验的不足，性格保守、懒惰等。外部困难一般通过内部困难而起作用，内部困难更难克服。

4. 意志对行为的调节作用　意志对行为的调节表现在两个方面：发动和抑制。发动表现为意志调动积极性，推动个体去从事为达到一定目的而必需的行动；抑制表现为意志约束、控制个体，制止与预定目的相矛盾的行动和干扰。两者是相互联系和统一的，意志通过这两个功能，对人的行为进行调节和控制。意志不仅调节人的外部行为，而且还可以调节人的内心状态，并通过对内心状态的调节间接对人的某些内脏活动产生影响。

三、意志行动的心理结构

意志按预定目的，有意识地调节和支配行动的心理过程，具有很复杂的心理成分和内容。研究意志活动的心理结构，就是要分析它的心理成分，以及这些心理成分在意志活动中的作用。

（一）意志行为的阶段

从意志活动的基本阶段来分析它的心理成分，一般把意志活动分成准备阶段、执行和完成阶段。

1. 准备阶段 这一阶段包括在思想上权衡行动的动机、确定行动的目的、选择行动的方法，并作出行动的决定，是意志行动的开端。

（1）确定动机斗争目的 人的行动总是由一定的动机引起的，并指向一定的目的，但由动机过渡到行动的过程可能是不同的。在简单的意志行动中，动机几乎是直接过渡到行动的。这时，行动的目的是单一的、明确的，通过习惯了的行为方式就能实现。而在较复杂的意志行动初期，人的动机往往十分复杂，同时可能发生引起不同行为的多种动机。这时，如果这些动机彼此是对立的，或希望而事实上又不可能在同一时刻实现，那么就会发生动机斗争。人在动机斗争中需要权衡各种动机的轻重缓急，反复比较各种动机的利弊得失，最终作出选择。个体业已形成的信念、理想、世界观和道德品质对其动机斗争的过程起着制约的作用。

（2）选择行为方式和方法 行为方式和方法的选择和行动计划的拟定是解决意志行动的决策步骤。通常在熟悉的行动过程中，随着目的的确定，行为方式、方法和行动计划就随之确定。但在许多情况下，达到同一目的的方式、方法和方案不只一种，这时就需要进行选择。行为方式和方法的选择以及行动计划的拟定就是了解、比较、分析各种方式、方法和方案的优缺点和可能导致的结果，周密思考、权衡利弊而加以抉择的过程。

2. 执行和完成阶段 经过动机斗争，明确了行动目的，选择好行动的方式和方法并拟定出行动计划方案后，接下来就是要实现所作出的决定。行动的动机再高尚，目的再美好，手段再完善，计划再周密，如果不付诸实际行动，这一切也就失去了意义，不能构成意志行动。因此，意志行动的执行和完成是意志行动的关键和最重要的环节。

人在行动中，必然伴随着种种肯定和否定的情感体验。要想使自己的行动始终朝向预定目标，随时对自己的行动进行自我调节，就要有认识活动的积极参与。因此，意志行动的执行和完成是意志、情感和认识活动协同作用的过程。

最后，人们在现实决定的过程中，必然会遇到各种各样的困难，有内部的、主观的困难，也有外部的、客观的困难，这些困难都需要在意志行动的执行和完成过程中加以克服。

（二）意志行为中的冲突

人们在意志行动中常常具有两个以上的目的，而这两个目的不可能同时实现，因而产生了意志行为中的内心冲突或动机的斗争。

1. 双趋冲突 是指两个目标同时出现，并对个体具有同样的吸引力，但由于实际条件的限制，个体无法同时实现两个愿望时，在心理上出现的难以取舍的斗争，就是双趋冲突，又称接近－接近型冲突。"鱼和熊掌不可兼得"的冲突就属此类型。

2. 双避冲突 是指同时出现两件可能危及个体的事件，但由于条件的限制，个体只能回避其中之一，即个体只有忍受其中一个不利因素，才能避开另一个不利因素。"前有悬崖，后有追兵"的处境就是双避式冲突的写照。双避冲突，又称回避－回避型冲突，如生病的人既不想忍受病痛的折磨，又不想去医院打针。

3. 趋避冲突 是指对于同一事物既有亲近或实现它的愿望，又有避开或不让其发生的愿望，这种对同一目的兼具好恶的矛盾心理状态，称为趋避冲突，或接近－回避型冲突。如术后需要功能锻炼的患者既想按医生要求锻炼以早日康复又害怕疼痛，导致训练强度和幅度不够，达不到康复效果。

4. 多重趋避冲突　是指一个人面对两个或两个以上的目的，而每个目的又分别具有趋避两方面的作用，这种对几个目的兼具好恶的复杂矛盾心理状态，称为多重趋避冲突，或多重接近－回避型冲突。处于中坚力量的护理人员大多都有着不同的社会角色，各角色间某些需求同时出现时，会呈现多重趋避冲突。如日常工作中很多从业务角度可以参加专科护士培训、职称晋升或职务竞聘等机会的护士会因为照顾家人的需要而放弃学习或晋升的机会。

四、意志与认知、情绪和个性的关系

（一）意志与认知的关系

意志与认知过程有着密切的联系。

首先，意志的产生是以认知过程为前提的，意志行动的目标就是人认知活动的结果。一个人只有认识了自身的需要和客观规律间的关系，才能提出切合实际的目标。为了实现目标，必须运用以往的知识经验，分析主客观条件，拟定行动方案，制订行动计划，最终才能实现目标。

其次，意志对认知过程也有很大的影响。例如，持久有序的观察、随意注意的维持、创造性想象的实现、问题的解决等，都离不开意志努力。

（二）意志与情绪的关系

意志与情绪有密切的联系，情绪既可以成为意志行动的动力，也可以成为阻力。当某种情绪、情感对人的活动起推动和支持作用时，这种情绪、情感就会成为意志行为的动力。例如，心理咨询师对工作的热情，激励着他们努力克服困难，为来访者进行积极的咨询。反之，当某种情绪、情感对人的活动起阻碍或消弱作用时，这种情绪、情感就会成为意志行动的阻力。例如，心理咨询师对工作倦怠、抵触的情绪会大大干扰其咨询行为。当然，反过来，意志也可以控制情绪，使情绪服从于理智。一个意志坚强的人，常常是一个善于控制和调节自己的情绪体验的人。

（三）意志与个性的关系

意志与个性的关系紧密相联。首先，意志与理想、信念、世界观有密切联系。一个具有远大理想的人，不会为眼前的挫折所吓倒，必然有坚强的意志品质。远大的理想、科学的世界观和正确信念的培养与确立，又离不开坚强的意志努力。其次，意志与兴趣、爱好的关系也十分密切。一个对某种活动或事业充满浓厚兴趣和爱好的人，会全力以赴克服前进道路上的困难和障碍，表现出坚强的意志。同时，意志坚强的人，也可以在克服困难的过程中品尝到挑战的乐趣，进而对自己所从事的任务产生更加浓厚的兴趣。

意志与动机的关系同样不可忽视。人的意志行动是由一定的动机所推动的。对意志行动来说，动机的意义是多方面的。首先，动机是意志活动的发动者、推动者，表现出对意志活动的激励作用，是人的行为积极性的源泉；其次，动机作用也表明人的意志行动的指向性，人为什么选择这种行动而非其他，动机决定行动方向的选择；最后，在上述推动作用和选择作用的基础上，动机就成为意志行动的调节手段，它不仅在行动的初始阶段指引个体做什么和如何去做，而且在行动的过程中指引个体修正、调整自己的行为。有一项实验研究了不同动机对儿童行为的影响。学前儿童活泼好动，要他们长时间地站着不动是很困难的，但实验者安排了一种游戏的情景，儿童所扮演的角色要求他长时间地保持不动的站立姿势，结果发现和成人单纯地提出要求相比，游戏情境中保持站立的时间要长3～4倍。这里，除了游戏带来的情绪方面的有利因素以外，儿童的活动动机显然起着重要的作用。

在个性特征当中，性格与意志的关系最为密切，它主要表现在意志的各种品质当中，本项目下一任务将详细阐述这个问题。

 任务实施

解决患者内心冲突的护理情境实施如表5－1所示。

表5－1　解决患者内心冲突的护理情境实施

病例呈现	护理人员收集信息	心理干预实施	效果评价
患者，女性，5岁，病房护士喂其服药。 患者："不吃，苦。" 护士："小明乖，阿姨问你，生病难受不？" 患者："难受。" 护士："你知道吗？药虽然味道苦但能治病哦，吃完药你就没那么难受了。" 患者皱着眉头，半信半疑："真的吗？" ……在护士的鼓励下，小明服了药。 护士："嗯，你很勇敢，给你一颗糖作为奖励。"	观察患者行为中的内心冲突或动机斗争	理解患者的内心冲突，用恰当的言语鼓励患者	患者能配合治疗

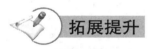 **拓展提升**

身心健康与意志的关系

近年来的研究证明，意志对人类自主神经所支配的内脏活动有一定的调节作用。如通过生物反馈的训练，人可在一定程度上调节心率的快慢、血压的升降、肠胃的蠕动、膀胱的收缩、体温的升降等。坚强的意志可以帮助自己拥有更健康的身体；相反，如果意志薄弱，遇到困难后知难而退、消极防范、萎靡不振，则会导致一系列不良的躯体反应，如易疲劳、腰酸背痛、头昏或头疼，肠胃不好、食欲不振、难以入睡或容易惊醒、常做恶梦等。

良好的意志对心理健康十分重要。实践证明，意志坚强者可以控制自己的情绪，克服消极情绪的干扰，战胜困难和挫折，以积极的心态和坚韧不拔的精神迎接人生的挑战。而意志薄弱者则往往被消极情绪所控制，被困难和挫折所击倒。他们无法适应社会生活对个人提出的种种要求和挑战，从而造成严重的精神压力以及心理健康的损害。如情绪不稳，容易烦躁焦虑；兴趣减退，对外界事物关心减少；冷漠悲观，对学习厌烦；心感不安，幻想逃避；人际过敏，孤独寂寞；严重者可导致认知失常、行为失控，诱发心理疾病。

任务检测

案例分析

春天到了，在学校的新一届运动会上，激烈的竞争热潮一浪高过一浪，平时身体素质好的同学纷纷踊跃表现。王益昕被这种场面深深感动，下决心自己要好好锻炼身体，争取在以后的运动会上也能有所作为。第二天，王益昕早早就起了床，到操场跑了起来。可是没过多久，就开始气喘吁吁，步伐沉重了，他想自己一定要坚持住。经过努力，他最终跑完了五圈，感到非常满足，心想：自己以后要每天都跑五圈，这样坚持一年，一定能实现目标。第三天，王益昕又早早起了床，经过巨大的努力，又跑完了五圈，可是感觉比昨天更累，也没了前一天的新鲜感。第四天，王益昕虽然在床上经过了一些思想斗争，可还是坚持起了床，来到操场，看着长长的跑道，王益昕感到有些害怕。果然，才跑了两圈，双腿就像灌了铅一样抬不起来了，但他的脑海中却有一个强烈的念头——坚持。终于，在付出了极大努力之后，他完成了任务。但是，第五天，他无论如何也无法说服自己从暖和的被窝里爬起来了，一想起那漫长的跑道，自己孤单的身影，疲惫的双腿和喘不上气时肺部的难受情形，就有一种说不出的恐惧与厌烦，原定的目标已经变得遥不可及，好像也没了吸引力，他最终放弃了自己的计划。

问题：1. 分析王同学的晨练计划未能实现的原因。

2. 该案例运用了心理学的哪些原理？

（刘　涛）

任务2　培养意志品质

学习目标

1. 掌握意志品质的概念。

2. 熟悉意志品质的类型。

3. 了解如何培养意志品质。

4. 能运用意志品质知识引导患者，增强其战胜疾病的信心。

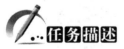

任务描述

高尔基说："哪怕是对自己的一点儿小小的克制，也会使人变得强而有力。"生活一再昭示，人都可以有毅力，都可以通过锻炼增强毅力。毅力较弱的人，虽只能克服小困难，但是，不断积累就能形成克服大困难的毅力。因此，培养、增强意志力至关重要。为了使护生进一步了解意志品质，将来能根据患者面对疾病的不同的意志品质特点，实施针对性的心理护理，维护患者健康，本任务通过相关知识介绍、情境角色扮演等，以实现护生对意志品质的概念、类型和意志品质的培养等有所掌握，旨在培养护生良好的意志品质，使之能够鼓励和引导患者，培养其与疾病作斗争的意志品质。

一、意志品质

意志行动在不同人的身上表现不同。如有人能独立地采取决定，而有人则易受暗示；有人处事果断，有人则优柔寡断等。构成一个人意志行为特点的稳定因素的总和，就是意志品质。意志品质主要包括自觉性、果断性、坚韧性和自制性，其在人的意志行动中贯彻始终，并构成人的意志的性格特征。

（一）自觉性

自觉性是指人在行动中有明确的目的，能充分认识到行动的社会意义，使自己的行动服从于社会和集体利益的一种品质。意志自觉性高的人既不轻易受外界的影响，也不拒绝有益的建议，能独立地、主动地调节自身的行动。与自觉性相反的是受暗示性，如人云亦云、缺乏主见等都是自觉性差的表现。

（二）果断性

果断性是指善于明辨是非，迅速有效地采取决定和执行决定的品质。果断性以正确的认识为前提，以深思熟虑和大胆勇敢为基础的，是一个人聪明、学识和机智的有机结合。与果断性相反的特性是优柔寡断和草率，如顾虑重重、犹豫不决或者不加思考、轻举妄动等都是意志薄弱的表现。

（三）坚韧性

坚韧性是指以充沛的精力和坚韧的毅力，百折不挠地克服困难实现预定目的的品质。坚韧性要求经得起长期的磨砺，抵制各种干扰，坚持对目的的追求。良好的坚韧性品质不仅表现在坚持既定的决定，而且也表现在必要时善于当机立断，灵活地采取新措施。与坚韧性相反的特性是动摇性和顽固性，如见异思迁、虎头蛇尾或者固执己见、一意孤行等都是不能正确对待行动中的困难的表现，属于消极的意志品质。

（四）自制性

自制性指在行动中善于控制情绪、约束自己言行的品质。例如，遇到地震时不惊慌失措，生病时遵医嘱忌食自己喜爱的食物等都是自制力的表现。自制性表现在两个方面：第一，善于控制自己情绪的冲动，表现出应有的忍耐性；第二，善于控制自己，促使自己去执行已经采取的决定，自觉调节自己的言行。与自制性相反的特性是冲动性，表现为易受外界的引诱或干扰而不能克己自律。

自觉性、果断性、坚韧性和自制性四种意志品质之间是相互联系、缺一不可的，因此我们要在实践活动中不断地加强意志的自我锻炼，才能形成优良的意志品质。

二、培养意志品质

（一）科学制定计划

如前所述，认识是意志产生的前提。对现实环境的认识，对环境与自身关系的认识，对活动过程本身与活动结果所具有的意义的认识，对自身能力与素质的认识等，都会影响行动目的的确立与行动计划的制定。在意志行动的执行过程中，个体要及时地认识、评估行动执行的效果如何，以便修改错误的、不恰当的目的与计划。同时，在意志行动的执行过程中，个体还要能敏锐地认识到环境的变化，及时地修改已经不适时的目的与计划。只有充分地认识到上述问题，意志行动才能达到预期的效果。因此，要培养坚强的意志品质，也离不开充分的认识。

在所有影响人的意志品质的行动目的中，莫过于人生目的最能影响人的意志了。人生目的在人一生所有目的中起着最具决定意义的作用，因此，树立这样的人生目的是培养坚强意志品质的首要问题。而要树立这样的人生目的，离不开对人生意义的全面而深刻的认识。一方面是对社会现实的认识，另一方面是对自己所肩负的历史使命与时代责任的认识。只有这样才能树立正确的、符合时代潮流的人生目的，才能使自己的人生目的既符合客观规律又符合自身能力与素质，才能使自己的人生目的有利于社会，有利于人民，有利于自身，并能够被最终实现。人生的目的不仅应是正确的，也应是远大的。只有远大的目的才能使人高瞻远瞩，不为眼前的蝇头小利所折腰；同时，远大的目的也能使人胜不骄、败不馁，再接再厉，以求达到最终的成功。当然，在树立远大目的的同时，也应在人生道路的每一阶段的每一个方面都给自己设置一些具体的、可实现的、具有一定难度的目标，并逐步实现目标。"高目标，小步子"的方式，使人的行动在大小目标的导向中前进。只有大小目标的有机结合，才能使人的行动既不丧失正确的方向，又不流失于空泛的口号；才能使人的生活既充满激情，又不丧失理智，并不断进取，在实现目标的征途中培养出自己坚强的意志品质。

（二）参加实践活动

认识不仅仅局限于书本和课堂，更加深刻与具体的认识来源于实践。书本与课堂知识虽然也来源于人类的实践，但只是一种间接经验，是对前人实践经验的抽象与总结，要使它能够直接指导自己的意志行动，还有一个从抽象到具体、从一般到特殊的过程。我们常说，马克思主义的活的灵魂是"具体问题具体分析"，就是这个意思。大道理人都能讲一大串，但要把它们真正还原、渗透到生活、学习和工作中的每一个环节与细节中是非常困难的。其原因就在于直接经验对人的行动同样具有不可忽视的作用。直接经验必须从亲身实践中获得，只有具备一定的直接经验，人们才能真正地、彻底地理解书本知识，并把这些抽象的、一般的知识灵活地运用于具体问题之中，而经验越丰富，这种理解也就越深刻，解决问题时也就越能灵活运用。

实践经验不仅可以加深认识，还可以培养志趣，陶冶情操，从情绪、情感的角度来增强意志品质。因此，要培养意志，也不能忽视情绪、情感的作用，而情绪、情感不可能从书本中学到，只能在实践中体验到，实践越丰富，体验也就越深刻，这种切身的体验往往会给人留下终身的记忆，长久地对人的行为造成影响。一个经验丰富、老道的人，情感上也会更加沉稳、冷静，而一个初涉尘世的人，则往往更加单纯、富于冲动。

（三）形成集体合力

集体对意志品质的培养有很大的影响。行动中总是单枪匹马，尽管有利于形成独立性，但时间长了，难免使人感觉到寂寞与孤独，同时，在行动中不可避免地产生一些挫折也会使人难以承受。而在集体活动中，人们可以获得必要的归属感，集体成员之间的相互鼓励与帮助可以使每一个成员增强与困难作斗争的信心与决心，遇到挫折之后，还可以相互安慰与关怀，重新鼓起意志的风帆。当然，以上所述的集体作用是有一定条件的，即这个集体必须是团结向上的。许多研究表明，融洽和谐的关系可以使集体更加团结、向上，每个成员更加具有集体责任感与荣誉感，也更乐于遵守集体的纪律，这对增强每个成员的意志品质有积极作用；相反，一个不团结的、消沉的集体会使大家缺乏集体荣誉感与责任感，最终成员都意志消沉。

（四）加强自我培养

在意志品质的形成过程中，自我培养也起着关键的作用。在个体发展中，人会自觉地评价自己的行动和举止，形成自我意识，并且会按照一定的标准，提出自我培养和改造自己个性品质的任务，而这种自我培养过程往往是从意志领域的自我培养开始的。人们会系统地执行不感兴趣但很有意义的行动任务，培养自己的自制力，克服懒散等不良品质。通过完成这种任务，人们增强了意志力，对自己的力量充满信心。当然，自我培养必须在正确的世界观指导下，并且要有一定的制度和连续性，需要分析自己的言行，模仿好的榜样，并且持之以恒。

三、意志与临床护理工作

（一）执行操作的果断性

护士在临床工作中要以科学的态度，利用自己的知识与经验，观察患者的病情变化，果断地作出判断，予以处理。如注射青霉素的患者，出现声音嘶哑、吸气性呼吸困难、面色青紫和呼吸频率浅快，可能是药物过敏反应，出现了喉头水肿，如不及时处理，很可能因窒息而死亡。针对患者的主要护理问题，护士应遵医嘱迅速给予肌内注射地塞米松，缓解喉头水肿；同时给予氧气吸入，缓解缺氧症状。果断的措施在抢救中能为患者赢得时间，甚至挽救生命。

（二）护士角色的自制性

自制性是在意志行为中控制自己的情绪，约束自己的言行，特别是在护理队伍中处于中坚力量的护士，往往承担了很多社会角色，难免会出现角色冲突。即便是这样，一些优秀的护士还是能够处理好自己的情绪，走进更衣室，换上护士服，便立即进入护士角色，以热情饱满的情绪投入到护理工作中，用自己积极健康的心态和情绪感染着患者，鼓励患者与医护人员一起，共同与疾病抗争。

（三）实现目标的坚持性

护士从事护理工作的信心、毅力、坚忍不拔的耐心和以和善、宁静的态度对依从性差的患者的解释和疏导等均表现了护士实现目标的坚持性。护士真诚的微笑、热情的态度、耐心的疏导、细心的照料和科学的宣教和指导，能为患者提供优质的护理服务。

 任务实施

培养患者意志品质的护理情境实施如表 5-2 所示。

表 5 - 2 培养患者意志品质的护理情境实施

病例呈现	护理人员收集信息	心理干预实施	效果评价
胃癌患者王阿姨正在进行药物化疗，表情痛苦、悲观，情绪较烦躁。护士请来了一位有积极健康心态的探视者。相互作了介绍。 护士："王阿姨，这位阿姨 10 年前曾和您得了同一种病，她的治疗效果很好，今天来看她朋友，我请她来给您谈谈她的经验，您愿意吗？" 患者无力地点点头。	患者情绪低落、悲观		
探视者："……您表现的比我坚强，我在化疗时有两次没能按疗程进行，而且我的反应和情绪都打扰了我同病房的姐妹，好在她们不介意，像姐姐您这样的坚持，效果一定比我的好！"	患者情绪好转	同病患者现身说法	
患者："是吗？"患者表情里闪烁着希望，声音也比平时高了一些，"可是这药物让我很痛苦，而且不知能活多久"，说着说着，流下了眼泪。 探视者："您不要这么悲观，刚才护士跟我聊了您的病情，其实您比我当时病情要轻。而且，现在的医疗技术比我那时要高很多，手术的创伤、药物的副反应都不能和您现在的情况比，只要您能坚持，出院后及时复检，您一定能像我这样，甚至比我恢复更好。" 患者："你这么说我感觉好多了，我一直在担心我活不久了。还有这药物反应，我想，我要是能以积极的心态对待这些，会感觉好一些。你能把电话号码给我一下吗？以后还想向你咨询！……"	患者在探视者的疏导中呈现出意志品质	病友的言语鼓励增强了患者与疾病抗争的信心，增强了意志	患者情绪渐稳定，配合度提高

 拓展提升

如何培养良好的意志品质

"要想实现目标，最重要的是在举步维艰的时候决不气馁。成功的关键就在于能抵挡住诱惑，顽强拼搏。"——卡罗兰·亚当斯

研究表明意志力是有限资源，当你下意识地抑制自己的冲动、想法作出决定，抵制诱惑，全力以赴，你就会逐渐疲惫。这种意志会耗尽，你就无法积蓄下一阶段所需要的意志力。因此，我们应积极地从以下方面培养意志力。

1. 睡眠　睡眠、运动和冥想都可以恢复和提高意志力，因此，平时多注意休息放松、适当运动和冥想。

2. 养成习惯　最好的做法就是在挑战和诱惑面前坚定不移，把这些积极的做法形成你的习惯。就像每天早上刷牙，不需要毅力，每天例行。

3. 避免诱惑　用不着总是把自己放在考验毅力的境地里，否则，意志力容易耗尽。

4. 做有意义的事　基于自己价值观念的决定更容易作得出来，因为你可以用自己一贯的自我准则，而不用下意识地控制自己。

5. 计划在先　要对可能遇到的问题做打算，想好对策，这样就算遇到了也不会焦头烂额。

6. 关键字眼　给自己创造一个关键词或者短语，在自己脆弱的时候提醒自己不要忘了自我价值观。这会激励你不断前进，继而使你对关键词作出积极的反应。

7. 不要分散意志力　如果贪图一举多得、一劳永逸，则可能没有足够的意志力完成。

8. 控制自己的思想　"意志力与思想控制有直接的联系。一旦你意识到你能够让积极的思想排挤掉消极的思想，你就朝着自律一生前进了一大步。"——吉姆·兰德尔

9. 学会分解　为自己创造动力以实现较高的目标是需要很大意志的。把一个大的目标分解成一个个小目标，一一实现会简单许多。

10. 给自己一点时间恢复　如果刚完成了消耗巨大意志的任务，那么你就要让自己休息一阵子再去实现下一个目标。

11. 利用早晨时光　人的意志力在早晨最强，所以应该把需要毅力的事放到早上做。假如你想开始锻炼，那么最好养成早上锻炼的习惯。

任务检测

案例分析

海伦·凯勒（1880—1962），美国女学者，生于亚拉巴马州的小镇塔斯康比亚，1岁半时突患急病，致其既盲又聋且哑。在如此难以想象的生命逆境中，她踏上了漫漫的人生旅途……人们说海伦是带着好学和自信的气质来到人间的。尽管命运对幼小的海伦是如此的不公，但在她的启蒙教师安妮·莎利文的帮助下，顽强的海伦学会了写，学会了说。小海伦曾自信地声明："有朝一日，我要上大学读书！我要去哈佛大学！"这一天终于来了。哈佛大学拉德克利夫女子学院以特殊方式安排她入学考试。只见她用手在凸起的盲文上熟练地摸来摸去，然后用打字机回答问题，前后9个小时，各科全部通过，英文和德文得了优等成绩。4年后，海伦手捧羊皮纸证书，以优异的成绩从拉德克利夫学院毕业。海伦热爱生活，她一生致力于盲聋人的福利事业和教育事业，赢得了世界舆论的赞扬。她先后完成了《我生活的故事》等14部著作，产生了世界范围的影响。她那自尊自信的品德和不屈不挠的奋斗精神被誉为人类永恒的骄傲。请分析并进行心理点评。

扫码"练一练"

（刘　涛）

扫码"学一学"

项目六

展现个性

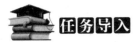 任务导入

《论语》记载：有一次，孔夫子与学生公西华正在座谈，子路来向孔子请教"听到了就马上行动吗?"孔子答："有父兄在，为什么急于行动呢?"一会儿，冉由也来请教同样的问题，孔子说："听到了就马上行动!"公西华不明白教师为什么对同一个问题给予不同的回答。孔子解释说："子路总是好胜，我是有意让他遇事后退一步，冉由畏缩，我是有意鼓励他遇事极力向前。"孔夫子对学生因材施教是因为他了解两位学生有着不同的心理面貌，对他们的个性特征和能力有充分的认识，所以才选择了不同的教育方式。

任务1　认识个性

学习目标

1. 掌握个性的概念。
2. 熟悉个性的结构和一般特征。
3. 了解个性倾向性。

任务描述

海伦·凯勒能成长为受世人赞誉的学者的原因，与其有强烈的和命运挑战的勇气和意志分不开，和其有不怕困难、积极的心态和信心等个性特征也密不可分。在日常的交往中，有的人总是笑口常开，而有的人却悲观失望；有的人沉着冷静，有人焦虑不安，这些都是不同的个性体现。本任务通过相关知识介绍、情境角色扮演等，以实现护生对个性有所掌握，以便更好地为不同个性的患者实施心理护理。

一、个性概述

(一) 概念

个性 (personality)，又称人格，指一个人的整个精神面貌，即具有一定倾向性的、比较稳定的心理特征的总和。个性是多层次、多侧面的，由复杂的心理特征结合构成的整体。

个性心理主要包括个性倾向性和个性心理特征。

（二）个性的结构

1. 个性倾向性 指人对客观现实的态度和积极活动的倾向，是个体进行活动的基本动力，制约着个体所有的心理活动，是在后天的培养和社会化过程中形成的，较少受生理和遗传等先天因素的影响。需要、兴趣、信念和世界观等都是个性倾向性的重要组成部分。

2. 个性心理特征 指个体在心理活动中经常表现出来的稳定的心理特点，主要包括气质、性格和能力，反映个体处理事务的水平、方式和方向。

（三）个性的一般特征

1. 稳定性 只有在社会实践的过程中，经常的、一贯表现出来的心理特征才是一个人的个性；相反那种暂时的、偶然表现出来的心理特征，不能认为是一个人的个性。个性的稳定性使我们能够预料个体在一定情况下会有什么样的行为举止，从而将一个人和另一个人在精神面貌上区别开。但这种稳定性是相对的，当一定的心理活动的外部条件与内部条件发生变化时，人的个性也会有所变化。

2. 独特性 个体在一定的自然环境、社会环境和群体环境的影响下，逐渐形成个性的一致性。如一个民族或者一个阶级的人，对人、对事、对己所持的态度和价值判断，都容易形成相似的或相同的心理特点。但是在不同的神经系统活动作用下，或在不同的外界刺激下，人的个性除了共同性，还表现出极大的个别差异即独特性。生活中，找不到完全相同的两片叶子、完全相同的两个人，千人千面，千面千心。身高相貌的差异是外在的，心理学的个体差异主要表现为人的内在的心理差异。我们在能力、性格、价值观念等方面的稳定的且具有个人特性的这种差别是心理学家关注的问题。

3. 整体性 个性是人的整个精神面貌的表现，是一个人的各种个性倾向性和个性心理特征的有机结合。这些成分或特性不是孤立地存在着，也不是机械地联合在一起，而是相互联系、相互制约，组成一个多层次、多维度、多侧面且有高低、主次之分的完整的、复杂的个性系统。

4. 生物制约性和社会制约性 人的个性既具有生物属性又具有社会属性，即它受到自然和社会的双重制约。人的生物属性（先天或遗传的属性）是个性形成的基础，也必定受复杂的社会关系的制约。脱离人类社会的实践活动，个性不可能形成，所以个性的本质是社会性。

（四）个性的影响因素

生物遗传因素是个性形成和发展的基础，但不能决定个性的发展。家庭、社会、文化等环境因素才是个性形成和发展的决定因素。如满足孩子的皮肤饥饿感是家庭环境中的重要一环，对孩子的个性形成影响很大。在能够满足皮肤饥饿感的关爱的家庭，孩子的智商、情商都较高。恒河猴实验中，研究人员发现，木头妈妈和铁丝妈妈喂养的猴子有明显的不同，前者相对智商较高，较温柔、温顺，与同类相处和谐；而后者挑衅、残暴。此外，人的个性不可能离开实践活动单独存在，个体的自我调控也起到了主观能动的作用。即遗传奠定了个性发展的可能性，环境决定了个性发展的现实性，实践活动尤其是教育起到了关键性作用，自我调控则是重要的内部决定因素。

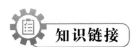 知识链接

恒河猴实验

发展心理学家亨利·哈罗认为幼猴除了基本的饥饿、干渴等生理需求外，一定还有一种要接触柔软物质的需求。为验证这个理论，哈罗和其合作者决定制作用于实验的不同类型的母猴。第一只代理母猴是用光滑的木头做身子，用海绵和毛织物把它裹起来，胸前安装一个奶瓶，身体内还安装一个提供温暖的灯泡。另一只是由铁丝网制成，与木制母猴相比，除了在被哈罗称为"接触安慰"的能力方面有差异外，其他方面完全一样。人造母猴分别放在单独的房间，与幼猴的笼子相通。8 只幼猴被随机分成两组，一组由木制母猴喂养（用奶瓶），另外一组由铁丝母猴喂养，也提供奶。哈罗把猴子放在笼子里，记下在出生后的前 5 个月中，幼猴与两位"母亲"直接接触的时间问题。

最初，所有的幼猴与两只代理母猴都接触，两组母猴各占一半。后来，幼猴偏爱的是由绒布包裹的木制母猴，令人惊奇的是，这种偏爱程度趋向于极端，甚至对那些由铁丝母猴喂养的幼猴而言也是如此。母猴是否满足幼猴的饥饿、干渴等生理需求并不是幼猴依恋母猴的主要因素。接触安慰在幼猴对母猴产生依恋的过程中有重要影响，这一点在实验中得到清楚的证明。经过最初几天的调适后，无论哪只母猴提供奶，所有的幼猴几乎整天与木制母猴待在一起。甚至是那些由铁丝母猴喂养的幼猴，它们为了吃奶才迫不得已离开木制母猴，吃完后便迅速返回到木制母猴这里。

分别由木制母猴和铁丝母猴喂养的两组猴子的行为特征进一步证明接触安慰的重要性。虽然两组猴子食量同样大，体重增长的速度也基本相同，但由铁丝母猴喂养的幼猴对牛奶消化不良，且经常腹泻。这说明，缺少母亲的接触安慰使幼猴产生心理上的紧张。

恐惧物体的实验进一步证明幼猴对木制母猴的依恋。每当幼猴发现自己正面对一些害怕的事物时，它们便很快跑向木制母猴，并抱住它以获得安慰的保护。

哈罗的研究不断为许多研究接触、依赖和依恋对情感健康作用的论文所引用。

二、个性倾向性

（一）需要

1. 需要的概述 是有机体内部的某种缺乏或不平衡的状态，是个体的心理活动与行为的基本动力。当人通过活动使原有的需要得到满足时，人和周围现实的关系就发生了变化，又会产生新的需要。

2. 需要的分类

（1）根据需要的起源 可分为生物性需要和社会性需要。生物性需要指保存和维持有机体生命和延续种族的一些需要，例如饮食的需要、睡眠和休息的需要、排泄的需要、性的需要等。动物也有这类需要，人和动物的需要的本质区别在于人的需要具有社会性即满足需要的方式受具体的社会历史条件的制约，且受到意识的控制和调节。社会性需要是人类特有的需要，指与人的社会生活相联系的需要，例如劳动需要、交往需要、成就需要等。这些需要源于人类的社会生活，对维系个体的社会生活，乃至推动整个社会进步都能起到十分重要的作用。如交往需要的满足不仅可以使个体的身心得到健康地发展，而且还可以使团体成员之间，团体与团体之间加深了解、相互信任，促进观点与态度的一致性，有利

于创造一个和谐、稳定、安全的社会生活环境。

（2）根据指向对象的不同　需要可以分为物质需要和精神需要。物质需要是指向并占有社会生活中的各类物质产品从而获得满足的需要；精神需要是指向并占有社会生活中的各类精神产品从而获得满足的需要，例如看一场电影、听一场演唱会等都属于精神需要。

3. 需要层次理论　需要层次理论由美国心理学家马斯洛提出，他将人的需要从低到高分为五个层次（图6-1）。

（1）生理需要　即保障个体生存的基本需要，如对食物、水和氧气等的需要。

（2）安全需要　包括物质上和心理上的安全保障，如对和平稳定的社会环境、温馨和睦的家庭环境的需要。

（3）归属和爱的需要　如对友谊、爱情、集体归属感的需要。

（4）自尊需要　既包括自己具有的内在的自尊心，又包括受到他人尊重的需要。

（5）自我实现的需要　是指通过自身努力，使自己的潜能得以发挥，实现对生活期望的需要。

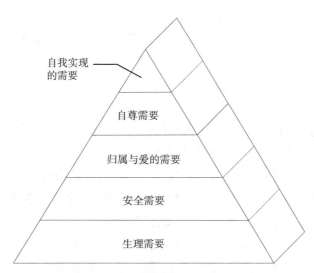

图6-1　马斯诺需要层次理论

马斯洛需要理论的基本要点是：人的需要是天生的、内在的、下意识的，并且只有未满足的需要能够影响行为，满足了的需要就不能再成为激励因素。关于低级需要和高级需要之间的关系，他认为，需要的层次越低，力量越强，潜力越大。低级需要得到最低限度满足后，才会追求高级需要的满足，逐级而上。人类进化的过程中，低级需要出现的较早，高级需要出现的较晚。高级需要比低级需要更为复杂，满足高级需要必须要有更好的外部条件。

马斯诺的需要层次理论系统地探讨了需要的实质、结构、发生发展的过程以及在人类社会生活中的作用，是一套比较完整的需要理论。但也存在着一些问题，例如把基本需要统统看作是先天的、与生俱来的，削弱甚至否定了后天环境和教育对需要的发生发展所起的作用，没有充分地说明各种需要之间的联系，没有意识到高级需要对低级需要的调节作用等。

（二）动机

1. 动机的概述　是激发和维持个体进行活动，并导致活动朝向某一目标的心理倾向或动力。动机具有激发功能、指向功能以及维持和调整功能，这意味着动机能够激发起个体产生某种活动，使行为指向一定的对象或目标，并且维持活动的进行，调节着活动的强度和持续时间。

2. 动机的分类

（1）根据动机的起源　可把动机区分为生物性动机（也称为生理性动机或原发性动机）和社会性动机（也称为心理性动机或习得性动机）。生物性动机与人的生理需要相联系，社会性动机与人的社会需要相联系。

（2）根据引起动机的原因　可分为外在动机和内在动机。外在动机是指活动动机是由外在因素引起的、是追求活动之外的某种目标。内在动机是指活动动机出自于活动者本人并且活动本身就能使活动者的需要得到满足。例如，个别护士为患者服务的目的是获得护士长的表扬，而更多护士则是对患者的同情心及职业道德感使然。在一定条件下，外部动机可以转化为内部动机。

（3）动机的影响范围和持续作用时间　可把动机分为长远的、概括的动机和短暂的、具体的动机。前者持续作用时间久，比较稳定，影响范围广；后者易受情绪影响，不够稳定，只对个别具体行动一时起作用。例如，一位护生想成为一名优秀的护理人员，为祖国的医疗事业多作贡献，这一动机促使其努力学习专业知识，这种动机是长远的动机，相反如果只是为了应付考试而学习，那么这种动机就是短暂的。

3. 动机冲突　指动机结构中同时存在性质和强度相似或相互矛盾的动机，使人难以取舍。

4. 动机与工作效率的关系　耶克斯和多德森通过研究发现了动机与工作效率之间的关系，有趣的是动机与工作效率之间并非大多数人事先所预想的线性关系，而是呈现出倒"U"形，即中等强度的动机，活动效率最高；过高或过低的动机强度，都会导致活动效率的下降。例如，过强的学习动机，使人长期处于焦虑和紧张中，不能激起学习的积极性，降低了学习的效率。进一步研究表明，每一种活动都存在一个最佳的动机水平，其随着任务性质的不同而有所区别。较为容易的任务中，工作效率随着动机的提高而上升；而随着任务难度的逐渐增加，动机的最佳水平逐渐下降，这意味着在难度较大的任务中，较低的动机水平反而有利于任务的完成。

（三）兴趣

1. 兴趣的概述　是个体积极探究客观事物的心理倾向，表现为对某一事物的选择性态度和肯定的情绪。兴趣以人的需要为基础，并和认识紧密联系，能够促使个体主动地去关注和感知与这一事物有关的一切。兴趣能够扩大人们的知识面，丰富人们的精神生活，提高人们活动的能力。

2. 兴趣的分类

（1）根据指向目标的不同，可以把兴趣分为直接兴趣和间接兴趣。前者是对活动本身的兴趣，后者是对活动结果的兴趣。

（2）根据社会伦理评价的不同，可以把兴趣分为高尚的兴趣和低级的兴趣。高尚的兴趣有利于人的身心健康和社会发展，低级的兴趣则相反。

（3）根据内容的不同，还可以把兴趣分为物质兴趣和精神兴趣。

3. 兴趣的品质

（1）兴趣的指向性　即人对于什么事物产生兴趣。例如有的人对绘画感兴趣，有人对音乐感兴趣。

（2）兴趣的广度 即兴趣的范围，有的人广泛；有的人单一，有的人对很多事情都漠不关心。

（3）兴趣的持久性 对事物感兴趣持续时间的长短即稳定程度。

（4）兴趣的效能 即兴趣推动活动的力量。当一种兴趣能够转化成一种力量，成为工作和学习的推动力，并产生实际的效果时，这一兴趣才是有效能的。

（四）理想、信念、世界观

1. 理想 指符合客观规律的，同奋斗目标相联系的，并有可能实现的美好想象和希望。理想是对奋斗目标的向往与追求，人既对这一奋斗目标含有生动的想象内容、明确的思想认识，又怀有喜爱、赞扬等肯定的情感体验，并决心努力实现。

2. 信念 指人坚信某种认识的正确性，并以此来支配自己的行为的个性倾向。信念受社会文化环境的影响，建立在个体知识经验的基础上，在社会实践的过程中逐渐形成。信念指引着人的思想和行为，具有巨大的激励作用。信念是相对稳定的，一旦形成不会轻易改变，有的人为了实现自己的信念，愿意付出努力，甚至可以牺牲生命。

3. 世界观 是信念的体系，是个人对客观世界的总的、根本的看法和态度。世界观是个性倾向性最高的表现形式，是言行的总动力，指引和制约着人的思想倾向和整个心理面貌。

 任务实施

患者的不同个性在护理情境中的呈现如表6-1所示。

表6-1 患者的不同个性在护理情境中的呈现

病例呈现	护理人员收集信息	个性呈现
几个患者正在输液大厅里等待护士过来给他们输液。	观察几位患者的外部行为表现和情绪状态，分析他们的个性特点	
患者甲："哎呦！怎么这么慢。我都难受死了。"		情绪兴奋性较高，自我抑制力弱灵活性较高
患者乙："可能是今天来输液的患者比较多吧，护士也够辛苦的。"		
患者丙一言不发，玩着手机，静静地等待着护士。		表情平淡，情绪不外露、不够灵活
患者丁："我们来治病都是交钱的，我们应该享受上帝般的待遇，还让我们等。"		情绪体验深刻、细腻而又持久

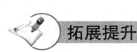 **拓展提升**

智力因素与非智力因素研究

美国心理学家对天才的跟踪研究：心理学家特曼和他的助手从1921年开始进行一项追踪天才儿童发展的研究。他们追踪了1500多名天才儿童（IQ在140以上），从他们上小学的时候一直研究到他们超过60岁的时候（1977年）。

特曼所选择的天才儿童具备身体、智力和社会性三方面的优越性。他们的体重在出生时均在标准体重之上，在小学里他们的身高比其他同龄儿童平均高出约3.3厘米。他们开始说话和走路的时间都比较早。上学之后，绝大多数都显示出高度的领导能力和社会适应能力。

当这些孩子成年之后，从他们生活当中的各种成绩来评估他们的成就。总体来说，他们是非常成功的。但也有例外，如有人在上大学时学业失败，有人在业务上不称职，有人陷入法律纠葛。

特曼把他们分成3组：A组是最成功的；B组是中等成功的；C组是最小成功的。对成功的衡量尺度，首先是他们应用自己智能的程度。最成功者还应包括在以下范围内：被列入《美国名人录》；在文学和学术出版物中被描述过；在管理方面处于负责人的位置。

研究者用成人智力测验测定了他们的IQ分数。结果发现，最大成功组与最小成功组之间的IQ分数平均相差6分，如此小的差距不能够说明成就之间的差距是智力的差异造成的。也就是说，智力水平基本接近的两组人，却在成就水平上表现出显著的差距。

因此，研究者断定，即使是天才儿童，他们成年之后的成就水平也并不取决于智力因素，而是更多地取决于非智力的因素。这些非智力因素被认为涉及创造性思维、成就动机以及坚强的意志等。

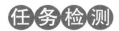

任务检测

问答题

结合生活实际说明，需要是否一定是满足了低层次之后才能满足更高层次的？

（李正姐）

任务2 区分气质

学习目标

1. 掌握气质的概念。
2. 熟悉气质的分类。
3. 能区分不同类型的气质。
4. 能对不同气质类型的患者实施护理。

任务描述

在社会生活中，人们越来越关注气质在个体成长和发展中的影响作用。有研究发现，气质类型已成为人们职业选择的依据之一，并且气质与人的心身健康也有一定的关系。护生要进一步了解气质，能分析自身的气质类型及优缺点，扬长避短，完善自我；能对不同气质类型的患者实施针对性的心理护理，维护患者健康。本任务通过相关知识介绍、情境角色扮演等，以实现护生对气质的概念、气质的类型和不同气质类型的患者的护理方法等有所掌握。

一、气质概述

心理学上的"气质"与日常人们对气质的理解是有区别的。通常所说的气质是指一个人的风格、气度或某种职业所具有的非凡特点，而心理学上所说的气质可以通俗地被理解为一个人的"脾气""秉性"或"性情"。

（一）气质的含义

气质是个体具有的典型的、稳定的心理活动动力方面的特征。它反映了个性的自然属性，影响个体的一切方面。心理活动动力，主要指心理活动的强度（如情绪体验的强度、意志努力的程度），心理活动的速度（如知觉的速度），心理活动的稳定性（如注意力集中时间的长短），心理活动的灵活性和心理活动的指向性（如有人倾向于外部的事物，有人倾向于内心世界）等方面的特点。具有某种气质的人，在内容完全不同的活动中显示出同样性质的动力特征，如一个学生每逢考试就表现出激动，等待朋友时坐立不安，参加比赛前沉不住气，经常抢先回答老师的提问，这个学生具有情绪激动的气质特征。

气质是一种稳定的心理特征，一般不会因活动的情境变化而变化，俗话说"禀性难移"，即指气质具有稳定的、不易改变的特点。气质虽具有稳定性，但却不是固定不变的。在生活、教育及实践活动中形成的各种个性特征，都会对气质产生影响，可以掩盖神经系统的特性，并在长期影响下使气质得到发展和改造，这使得气质具有一定程度的可塑性；气质具有天赋性，婴儿一生下来就存在着明显的气质差异。如有的婴儿生下来就哭声响亮，对外界刺激的反应迅速；有的婴儿则比较安静，对外界刺激的反应缓慢。这种心理活动特点，在今后的游戏、学习、人际交往等过程中都会表现出来。气质的天赋性还表现为气质特性与遗传有密切关系。同卵双生子的气质特点要比异卵双生子更接近，即使将他们一出生就分开抚养，他们仍然会保持原来的气质特点，变化不大。每个人出生时就具有某种气质，其受人的神经系统特性的影响。所以说，人的气质是最稳定、最牢固的心理特征。当然人的气质也不是一成不变的，但是较之其他心理特征，它的变化要缓慢得多。

（二）气质的类型

在日常生活中，有人性情急躁，易发脾气，喜怒形之于色，遇事缺乏三思而后行；有人说话、做事总是慢条斯理，不轻易动肝火，遇事犹豫不决；有人活泼好动、善交朋友、易适应环境；有人则喜欢独处、安静，少言寡欢，虽然内心不快，但不立即暴露出来等。这些心理活动的差别是人们不同气质的表现。

气质类型是指在一类人身上共有的或相似的心理活动动力特征的有规律的结合。气质是个人稳定的心理活动动力特征，是由高级神经系统的活动特征所决定的。但是气质不等于神经系统的活动特性，它是由心理活动和外部行为特点所表现出来的。

较有代表性的气质类型有四种，即胆汁质、多血质、黏液质和抑郁质。每一种气质类型都具有其独特性，不同气质类型的人遇到同一刺激时反应也各不相同。

1. 胆汁质 感受性低而耐受性高；不随意反应性强，易受外界刺激的影响，反应迅速但不灵活；可塑性较低；情绪兴奋性高，抑制能力差；外倾性明显。具有这种气质的人像"夏天里的一把火"，脾气火爆。这种人精力旺盛，争强好斗，做事勇敢果断，为人热情直率，朴实真诚；但思维活动常常粗枝大叶，不求甚解，遇事常欠思量、鲁莽冒失，常常感情用事、刚愎自用，但表里如一。《水浒传》中的黑旋风李逵就是这种气质类型的典型人物。胆汁质的护士在肌内注射操作过程中，遇到露阴癖患者会步履匆匆，三步并作两步就来到患者床边，厉声喝道"脱这么多干嘛？赶紧往上拉一点！"没等患者来得及反应，注射已经结束。

2. 多血质 感受性低而耐受性高；不随意反应性强，易受外界刺激的影响；具有较高的可塑性；情绪兴奋性高，反应迅速而灵活；外倾性明显。具有这种气质类型的人像"春天里的一阵风"，富有朝气。这种人乖巧伶俐，惹人喜爱；情绪丰富而外露，表情多变；活泼、乐观、好动、灵活，喜欢与人交往，有种"自来熟"的本事，但交情粗浅；语言表达力强而且富有感染力，思维灵活，行动敏捷，对各种环境适应力强，但往往缺乏耐心和毅力，稳定性差，见异思迁。《水浒传》中的浪子燕青就是这种气质类型的典型人物。多血质的护士在肌内注射操作过程中，遇到露阴癖过分暴露会阴行为时，会和颜悦色地引导患者"来，把裤子穿上，别着凉了。只要露出少部分就行了，我是护士看了没关系，被其他患者看了多不好。"一边说着一边将裤子给患者提上，操作过程中，注重与患者的有效沟通。

3. 黏液质 感受性低而耐受性高；不随意反应性弱，不易受外界刺激的影响；可塑性较差；情绪兴奋性低；反应速度慢，具有稳定性；内倾性明显，外部表现较少。具有这种气质的人像"冬天里的一场雪"，冰冷耐寒且缺乏生气。这种人安静稳重，沉默寡言，喜欢沉思，表情平淡，情绪不外露；自制力很强，不怕困难，忍耐力高；与人交往适度，朋友少但却知心；思维灵活性略差，但考虑问题细致而周到，这往往弥补了思维的不足。这种人平时总是四平八稳的，所以有时"火烧眉毛也不急"，行为主动性比较差，经常是别人让做某事才会去做。《水浒传》中的豹子头林冲就是这种气质类型的典型人物。黏液质的护士在肌内注射操作过程中，遇到露阴癖患者会面无表情，虽心里忐忑，反感患者行为，但工作还是要完成的，并自我安慰这样的患者毕竟是少数，注射的时候因为受到患者的影响，手略微有些颤抖，不过还好，有惊无险，最终还是完成了任务。

4. 抑郁质 感受性高而耐受性低；不随意反应性弱，不易受外界刺激的影响；可塑性较差，具有刻板性，不灵活；情绪体验深刻，反应速度慢；具有严重的内倾性。具有这种气质类型的人给人以"秋风中的一片落叶"的印象，情绪体验深刻、细腻而又持久，主导心境消极抑郁，多愁善感，给人以温柔怯懦的感觉；聪明而富有想象力，自制力强，注重内心世界，不善交际，孤僻离群，软弱胆小，萎靡不振；行为举止缓慢而单调，虽然踏实稳重，但却优柔寡断。《红楼梦》中的林黛玉就是这种气质类型的典型人物。抑郁质的护士在肌内注射操作过程中，遇到露阴癖患者会羞得扭头就跑，边跑边心里嘀咕："这么倒霉，看见这样的流氓，以后还怎么嫁人啊！"

具有某一种气质类型典型特征者称为"典型型"，近似其中某一类型者称为"一般型"，具有两种或两种以上类型者称为"中间型"或"混合型"。在全部人口分布中，气质的一般型和两种类型的混合型的人占多数，典型型和两种以上类型混合型的人占少数。因此，在测定一个人的气质时不应该硬性地将他划入某种典型。

心理学界对四种气质类型的解释见表6-2。

（1）胆汁质 神经活动强而不均衡的兴奋型，这种气质的人兴奋性很高，脾气暴躁，性情直率，精力旺盛，能以很高的热情埋头事业，兴奋时，决心克服一切困难，精力耗尽时，情绪又一落千丈。

（2）多血质　神经活动强而均衡且灵活的活泼型，这种气质的人热情、有能力，适应性强，喜欢交际，精神愉快，机智灵活，注意力易转移，情绪易改变，冷淡，办事重兴趣，富于幻想，不愿做耐心细致的工作。

（3）黏液质　神经活动强而均衡但不灵活的安静型，这种气质的人平静，善于克制忍让，生活有规律，不为无关事情分心，埋头苦干，有耐力，态度持重，不卑不亢，不爱空谈，严肃认真；但不够灵活，注意力不易转移，因循守旧，对事业缺乏热情。

（4）抑郁质　神经活动弱的抑制型，兴奋和抑郁过程都弱，这种气质的人沉静，深沉，易相处，人缘好，办事稳妥可靠，做事坚定，能克服困难；但比较敏感，易受挫折，孤僻、寡断，疲劳不容易恢复，反应缓慢，不图进取。

表 6 - 2　心理学界对四种气质类型的解释

神经系统的基本特点	高级神经活动类型	气质类型
强、不平衡	兴奋型	胆汁质
强、平衡、灵活	活泼型	多血质
强、平衡、不灵活	安静型	黏液质
弱	抑制型	抑郁质

二、气质特征

气质是个人心理活动稳定的动力特征，影响个体活动的一切方面，在个体的活动中打上一定的烙印。每一种气质类型都既有积极方面，又有消极方面。

（一）正确认识气质类型

1. 气质类型只影响智力活动的特点，而不决定智力的发展水平　不论哪一种气质类型都有积极的一面，也有消极的一面。一个人事业的成败不在于气质本身，而在于驾驭气质的能力。只要善于发挥气质类型中积极的一面，限制克服消极的一面，就能够有所作为。

气质类型及其特点虽然参与到个体的各项活动中，但它并不决定个体智商高低与成就大小。因为气质只影响智力活动的特点和方式，而不决定智力的发展水平。例如著名诗人普希金属于胆汁质；而讽刺小说家果戈理属于抑郁质；评论家赫尔岑属于多血质；寓言大师克雷洛夫属于黏液质。他们的气质类型各不相同，但都在文学领域中获得了卓越成就。同一种气质类型的人，也可在不同领域获得成功。果戈理、达尔文、陈景润都是抑郁质，他们分别在文学、生物学、数学领域里建树非凡。气质无好坏之分，如生活中可见，属于同一类气质类型的人可能成为学识丰富、道德高尚的优秀人才，也可能成为平庸无能、一事无成的凡夫俗子。

2. 气质类型虽无好坏之分，但能影响人的活动性质和工作效率　不同工作的人有不同的气质要求，如纺织女工，要求注意稳定且善于转移及动作敏捷等品质；驾驶员需要具备勇敢、机智、敏捷、身心耐受性高等气质特点；管理干部应具有工作细致、善于交往、耐心不鲁莽等品质。同一工作但不同工作内容的人，对气质的要求也不应相同，如外科护士需要机智、灵活、敏捷等特点，而负责数据分析、给药、精细操作等工作内容的护士需要具备细致、准确、严肃、有耐力等特点。一个人的气质特点符合某项工作要求时，他对工作容易适应，工作起来也得心应手。反之，则难以适应工作，工作起来比较费劲。

（二）利用气质特征的原则

1. 有效限制气质的消极方面　气质受生物组织制约，具有稳定性，但不是绝对不变的。它在生活实践和教育的影响下可以发生变化。我们应发挥自己气质的积极方面，采取有效措施限制与克服自己气质的消极方面，而不能被气质弱点所左右。例如，胆汁质的人要增强自制力，克服暴躁脾气；多血质的人要克服注意力易转移的特点，培养持久性和专注精神；黏液质的人要改变拘谨刻板的行为方式，培养灵活性和应变力；抑郁质的人要从多愁善感中走出来，学会开朗乐观。

2. 合理利用气质特征的优势　气质的各种特征可以互相补偿，那么在不能完全随意选择活动方式、选择专业和工作的情况下，我们就不能简单地认为自己的气质类型决定自己不适合从事某种活动和工作，而应该积极利用自己气质的某些长处去弥补其短处。例如，多血质的人可以利用自己灵活性好、注意力转移快的长处，弥补其注意不稳定的弱点；黏液质的人可以利用自己踏实、工作具有坚持性的长处，弥补其反应较慢、不够灵活的弱点；抑郁质的人可以利用自己耐心、细致、周到的长处，弥补其动作缓慢、优柔寡断的弱点；胆汁质的人可以利用自己积极主动、坦白直率的长处，弥补其易粗心、忽视细节的弱点。

三、针对不同气质类型的患者进行心理护理

不同气质类型的人，在日常生活中的情感、言语、行为各有特点，气质使人的行为具有独特色彩。实践表明，气质不仅可以影响一个人的生活、工作，而且与健康密切相关，会造成不同的疾病罹患性及预后状态，具有重要的临床意义，是心理护理中的重要组成部分。

（一）胆汁质患者的日常表现与心理护理

1. 日常主要表现　胆汁质的患者感情外露，心境变化剧烈，缺乏自制力，遇到困难爱激动等。他们在挂号、缴费、候诊、等候检查时，往往比其他患者显得心急火燎，非常不耐烦。他们心直口快，在言谈中较为自信，讲话不顾场合，有烦恼和痛苦一定要讲出来才痛快。胆汁质的患者行动敏捷，急躁冲动，常常显得粗心大意，经常遗失物品或忘记事情。

2. 护理胆汁质患者时的注意事项

（1）态度和蔼，动作敏捷。交代或解释护理事项时简明扼要；护理操作尤其应做到准确熟练，干脆利落。

（2）在正常的护理程序中，要求患者有必要的忍耐力，努力配合护理。万一出现误会或矛盾时应当耐心冷静地对待或暂时回避，不要计较他们有时不顾后果的冲动言行，做到"以柔克刚"。

（3）针对胆汁质患者马虎粗心的缺点，注意提醒他们作好检查或术前的准备工作，按时按量用药，出院时携带好随身用品等。

（二）多血质患者的日常表现与心理护理

1. 日常主要表现　多血质的人情绪丰富易变，多数情况下显得非常乐观，喜怒哀乐溢于言表。患者病情加重、感到痛苦忧愁时会主动寻求帮助。他们对人热情大方，喜欢与人交往，主动与周围人交谈，能很快与人熟悉。多血质的人活泼好动，好奇心强，注意力不稳定，易转移，反应快，对事物理解能力强，能很快领会检查或治疗时需注意的问题与要求，显得聪明伶俐。

2. 护理多血质患者时的注意事项

（1）多与他们交往，满足他们爱交际、爱讲话的特点。但谈话时避免过多重复，否则他们会不耐烦；对于他们表现出来的不良情绪应表示深切的同情，允许他们适度发泄，并给予及时安慰和鼓励。

（2）对于病情较轻或恢复期的患者，结合医院条件，尽力安排比较丰富的活动，如看报、听音乐、看电视、下棋、散步等，以满足他们喜欢新鲜刺激和不断变化的特点。

（3）多血质的人富有感染力，在其病情允许的情况下，给患同类疾病的病友介绍有关诊疗的亲身体验，既能体现其自身价值，又可帮助病友消除焦虑，树立战胜疾病的信心。

（三）黏液质患者的日常表现与心理护理

1. 日常主要表现　黏液质的患者平时表现安静沉着，喜怒不行于色，不易被感染，使人觉得难以接近。他们自制力很强，很少发脾气，能忍受病痛的折磨。他们与人交往适度，不善言谈，交谈起来也是慢条斯理，不会滔滔不绝。黏液质的患者行动迟缓，反应慢，做事显得深思熟虑。他们注意力稳定，不易转移，生活有固定规律，喜欢清静，对新环境不易适应，一旦适应后又非常留恋，会有"怀旧"的情绪出现。

2. 护理黏液质患者时的注意事项

（1）要有充分的耐心，与他们谈话、体验、实施护理时，允许他们进行长时间的比较、考虑，尊重他们处事谨慎、深思熟虑的特点，不要过多催促。

（2）一般情况下，不要与他们过多交谈，交代事情时语言应简单明了，不要滔滔不绝，语速放慢一些，重要之处适当重复一下，以免他们反应不过来。

（3）对需要住院治疗的患者，安排病房时尽量选比较安静的环境，不要安排靠近电梯或护士站等来往人员多、比较吵闹的病房，满足他们喜欢安静的特点。

（4）对于"老病号"，尽量安排以前为他进行诊疗、护理的医务人员和以前住过的病房或病床，以免新环境给患者带来不适。

（四）抑郁质患者的日常表现与心理护理

1. 日常主要表现　抑郁质的患者很安静，情感很少向外流露，自尊心很强，很敏感，好猜疑，情感体验深刻，常常会病态地体验到各种委屈的情绪，疾病会使他们内心非常痛苦。抑郁质的患者不善交际，沉默寡言，不习惯在公共场合讲话，表现出性情孤僻，心里有事情一般不愿对别人讲，很多时候是郁郁寡欢的。

2. 护理抑郁质患者时的注意事项

（1）充分尊重他们，在说明治疗和护理要求时，应耐心细致地解释，措辞委婉，必要时让患者复述重要内容；听患者讲话时，一定不能露出半点不耐烦的神情，要耐心听完并及时回答，消除疑虑；不要在抑郁质患者附近与人低声交谈，不与他们开玩笑，以免引起猜疑。

（2）抑郁质的人怯懦、羞涩，在护理工作中，要特别注意察言观色，检查或操作时动作要轻柔，随时捕捉患者细微的变化，主动询问病情，及时给予更多的关怀和具体帮助，把服务做到患者开口之前，使之感到温暖。

（3）注意帮助患者完善社会支持系统。抑郁质的患者不易适应新环境，应动员其亲友多来探视，并注意协调好病友之间的关系，给他们提供一个良好的环境。

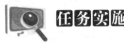 **任务实施**

根据气质类型实施护理情境如表6-3所示。

表6-3 根据气质类型实施护理情境

病例呈现	护理人员收集信息	心理干预实施	效果评价
患者："哎呦，疼！你都打了两针了还打不上，喊你护士长来！" 护士："请您稍等，我这就去叫护士长。"	缺乏自制力，易激动；不顾场合，有烦恼和痛苦一定要讲出来	出现矛盾时耐心冷静地对待或暂时回避，不计较他们有时不顾后果的冲动言行，做到"以柔克刚"	
患者："怎么还不来？我们都是交了昂贵的医药费来的，这么怠慢我们！"	感情外露，心境变化剧烈		
护士长："王先生您好，刚才听小李护士说了，您受苦了，现在手还疼吗？我向您道歉，我来为您注射。"三查七对后，护士长穿刺成功，患者很满意。 患者："其实，也没那么疼，刚才我一时心急，就冲着小李护士发火了，是我性子太急，请护士长代我转达我的歉意。" 护士长："没关系……"	理解问题较快，思维敏捷	态度和蔼，动作敏捷；护理操作准确熟练，干脆利落	
护士长："这是下午两点要作的检查，在检查前请您按照这检查单上的要求作好准备工作，需要我跟您详细解释吗？" 患者："不用，我自己可以看懂，谢谢您，护士长！" 护士："王先生，您的检查时间要到了，您作好准备了吗？" 患者：幸亏您提醒，我都忘了要检查了，这就准备……"	粗心大意，常遗失物品或忘记事情——胆汁质	交代或解释护理事项时根据患者文化背景和知识层次，尽量简明扼要 针对胆汁质患者马虎粗心的缺点，注意提醒他们作好检查或术前的准备工作，按时按量用药，出院时携带好随身用品等	能根据患者的气质类型进行护理，沟通有效

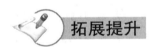 **拓展提升**

困难气质儿童"不再困难"

个案一：5岁的小亮是一个健康快乐的孩子，刚到幼儿园时，每次当爸爸妈妈送他到门口时，他总是要紧紧地拉着爸妈的手。爸妈走了，他也总是要静悄悄地流泪许久。当别的小朋友在幼儿园里蹦蹦跳跳玩的时候，他却总是安静地坐在窗口前，默默地注视着。这种现象持续了半个月才慢慢好转。老师们认为：小亮可能在情感上有某种不安全感。

个案二：7岁的强强回到家就对妈妈说："李老师真坏，他今天罚我在门外站了10分钟。"妈妈一点也不惊讶，她知道强强是一个欢快有趣、多动且脾气很大的孩子，爸爸给他的外号是"小李逵"。3岁时因为别的小朋友把他做的沙子城堡弄倒了，竟把一桶的沙子倒在了对方的头上，因为小朋友插队，把人家推倒在地。

　　这是住在同一个大院里的两个孩子，不难看出，两个孩子的行为有显著的差异。气质就是个体之间表现出的不同行为方式，儿童气质的不同可能代表着儿童有着不同的天赋，这是一个儿童有别于其他儿童最为重要的心理特征。各种不同气质的儿童都是正常的孩子，气质与儿童行为及行为障碍存在密切关系。

　　儿童气质具有两大特征，即稳定性和可变性。稳定性体现在儿童随着年龄的增长，其气质特征总是保持相对稳定。一个儿童在其婴儿期所表现出来的气质特点可以维持整个一生，活动水平低的孩子可能一生都表现出安静的特点，这是由气质的遗传决定性造就的。但气质并非完全由遗传决定（有关研究认为气质的遗传决定性大约为50%），在环境因素的影响下，气质可以发生一定的改变。一个低适应的孩子通过环境的塑造或行为治疗，可以变得能够逐步适应，缺乏生活规律的儿童在有效的训练下可以变得较有规律，这就是气质的可变性。

　　家庭教养可改变"困难气质"。儿童气质与儿童行为有着密切的关系。一般认为，儿童行为受生物因素、环境因素和自身调节因素所影响。一个生理功能缺乏规律、反应强度高的"困难气质"婴儿，如果有一个热情好动、精力旺盛的母亲，尽管孩子睡眠、进食没有规律而且照顾稍微不当就立即大声啼哭（困难型），但妈妈却觉得孩子生命力强，在每天的忙碌之余，让她体会到为人母亲的乐趣，那么这个孩子就能得到很好的身体和精神发展。相反，如果配合不良，则一个拥有"容易"气质的儿童也会成为一个麻烦不断的孩子，出现种种问题行为或行为障碍。可见，在上面的例子中，如果妈妈还是那个妈妈，而孩子却是一个生活有规律、反应强度低、对刺激不敏感且胆小的孩子，则妈妈可能会认为孩子脑子有毛病，并尝试不断刺激孩子导致孩子出现烦躁不安的情况。这样的例子在儿童保健临床实践中是不难见到的。儿童气质与环境的配合的重要性由此可见一斑。

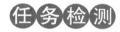

任务检测

角色扮演

　　认真学习本任务，完成1名护士遇到4种气质类型的露阴癖患者和4名不同气质类型的护士遇到一个露阴癖患者的情境的角色扮演。

（刘　涛　李正姐）

任务3　鉴别性格

学习目标

1. 掌握性格的概念；气质和性格的关系。

2. 熟悉性格的特征和类型。

3. 能叙述影响性格形成的因素。

4. 能对不同性格的患者实施护理。

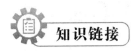

任务描述

性格决定着一个人的人际关系、婚姻选择、生活状态、职业取向以及创业成败等，从而基本上决定着一个人的命运。因此，成功与失败无一不与性格有着密切的关联，性格决定着人的一生是一事无成、碌碌无为，还是建功立业、身世显赫。本任务通过相关知识介绍、情境角色扮演等，以实现护生对性格的相关知识有所掌握，能分析自身的性格类型及优缺点，扬长避短，完善自我；能对不同性格特点的患者进行护理和服务，提高服务质量和水平。

一、性格概述

（一）概念

性格（character）是一个人对现实的稳定的态度和习惯化了的行为方式中表现出来的心理特征。性格是一个人在活动中与特定的社会环境相互作用的产物，具有社会评价意义即有好坏之分，是个性系统中的核心成分。

（二）特征

1. 态度特征 对待和处理社会各方面关系时所表现出来的性格特征。主要包括：①对社会、集体、他人的态度特征，例如热爱集体、乐于助人、团结友爱、对集体漠不关心、损人利己、欺负弱小等；②对自己的态度，如谦虚、自信、傲慢、自卑等；③对学习、工作、劳动的态度，例如勤奋、踏实认真、懒惰、马虎粗心等。

2. 理智特征 人在感知、记忆、思维和想象等认识过程中所表现出来的个别差异。如有些人属于被动感知型，易受环境刺激的影响，易受暗示；另一些人则属于主动观察型，有自己的主见，不易被环境刺激所干扰。

3. 情绪特征 人们在情绪活动的强度、稳定性、持续性和主导心境等方面表现出来的个别差异。有的人情绪体验微弱，能够用意志控制情绪，总显得平静安宁；有的人情绪活动非常强烈，一旦引起很难用意志加以控制，整个自我都被情绪支配着。有的人情绪不易起伏变化，即使处变也能不惊；有的人情绪则容易波动起伏，时而激动、时而平静。有的人情绪活动稍现即逝；有的人情绪活动持续时间比较长。有的人主导的心境总是抑郁、沉闷的；有的人主导的心境总是欢乐、愉快的等。

4. 意志特征 个体在调节自己的意志活动的方式和水平上表现出来的心理特征。如自制力是坚强还是薄弱，对行为目标的确立是自觉的还是被动的，遇到紧急状况时是镇定果敢的还是惊慌犹豫的，执行决定时是严肃认真的还是马虎草率的等。

知识链接

从"拾柴火"看性格模式

"拾柴火"实验的对象是保育院的40个学生。实验是在冬天的晚上进行的，实验者把湿柴放在附近的棚子里，而把干柴放在较远的山沟里，要求学生在晚上去拾柴生火取暖，自己隐蔽在一旁观察孩子们的动静。冬天的黑夜是寒冷而可怕的，结果发现有的孩子是兴高采烈地到山沟里去了；有的则边走边发出怨言；有的不敢走远，只是到附近的棚子里去取湿柴。后来实验者对他们讲了有关勇敢者的故事，于是到山沟里取柴的人渐渐多了。经过几个月的教育和观察，实验者发现有20个孩子发生了较大的变化。由此了解到孩子们的性格差异，有的勇敢主动，有的畏缩图方便，有的动摇，有的则是胆怯。而他们的性格是可以通过教育改变的。

从实验可以看出孩子们对待冬天夜晚取柴以便烤火取暖这相同的客观现实，各人的态度不一样。有人不怕黑、不怕冷，有人乐意，有人不情愿；有的怕黑又怕冷，图方便就近取湿柴等。可见每个孩子对相同的事情会产生不同的态度，因而采取的行为模式也不同。这些态度和行为称为性格特征。性格是一个人对现实的态度和行为方式中稳定的心理特征。所谓对现实的态度，反映了人们追求什么，拒绝什么，表明人们活动的动机和方向。而行为方式即在其态度下与之相适应的行动，即指人们如何去追求他所要得到的事物，如何避免他所要拒绝的事物，并且这种态度是稳定的，行为方式也是习惯化了的行为模式。以上述试验为例，说某个孩子是勇敢的，不仅是他的态度，而且有其在寒冷的黑夜里到山沟去取柴的行动，而这又是经常性的、稳定的。所以恩格斯认为：一个人物的性格不仅表现他在做什么，而且表现他怎样做。人的性格是非常复杂的，其模式也各种各样。如何了解人们的性格特征，可以从其对待现实的态度和行为方式上着手。

（三）类型

性格类型理论众多，大致分为以下几类。

1. 心理技能类型说 英国心理学家培因根据知、情、意三者在性格中何者占优势，把性格划分为理智型、情绪型和意志型。理智型的人，通常以理智来评价、支配和控制自己的行动；情绪型的人，往往不善于思考，其言行举止易受情绪左右；意志型的人一般表现为行动目标明确，主动积极。

2. 向性类型说 在众多的性格类型理论中，以瑞士心理学家荣格提出的内倾型和外倾型性格最为著名。荣格根据里比多（libido）的倾向划分性格类型。个体的里比多的活动倾向于外部环境，就是外倾性的人；里比多的活动倾向于自己，就是内倾性的人。外倾意指力比多的外向转移，内倾意味着力比多的内向发展，表现了一种主体对客体的否定联系。外倾型（外向型）的人，重视外在世界，爱社交、活跃、开朗、自信、勇于进取、对周围一切事物都很感兴趣、容易适应环境的变化。内型倾（内向型）的人，重视主观世界、好沉思、善内省、常常沉浸在自我欣赏和陶醉之中，孤僻、缺乏自信、易害羞、冷漠、寡言、较难适应环境的变化。外倾型和内倾型是性格的两大态度类型，也是性格反应特有情境的两种态度或方式。实际生活中，不存在纯粹的外向型或内向型的人，往往以其中占优势的倾向来确定性格类型，或是介于两者之间的中间型。

3. 独立－顺从说 美国心理学家魏特金根据个体的独立性程度，把人们的性格划分为独立型和顺从型。独立型的人善于独立思考，不易受外来因素的干扰，能够独立地发现问题和解决问题；顺从型的人，易受外来因素的干扰，常不加分析地接受他人的意见，应变能力较差。

4. 社会－文化类型学说 德国心理学家斯普兰根据人的社会生活方式和生活领域以及由此而形成的价值观，把人们的性格类型分为理论型、经济型、审美型、社会型、权力型和宗教型。

5. 特质分析说 包括阿尔伯特的共同特质和个人特质的划分，卡特尔的表面特质和根源特质（16PF）的划分。

阿尔伯特认为人格是一种心理的动力结构；人类的人格，其实分共同特征和个人倾向，共同的特征是一个文化的人所具有的共同的行为的特性，而个人倾向往往反映的是个人的一些行为的特性。可以区分为三个重叠交叉的层次：首要特质、核心特质和次要特质。首要特质即根本、枢纽特质，主导着整个人格渗透于人的一切活动中。核心特质也是具有概括性和弥散性的行为倾向，渗透性逊于根本特质。次要特质是指这些特质常因人的习惯、态度及环境因素而改变或转换。

卡特尔是人格特质理论的主要代表人物，对人格理论的发展作出了很大的贡献。卡特尔认为人类的人格，其实远远不止这些，应该包括人的行为的丰富多彩的方方面面，因而提出表面特质和根源特质的划分，以及伴随着人格特质理论而发展的16PF。

表面特质是指从外部行为能直接观察到的个体行为的外在表现的特质，不是人格的本质；根源特质是指那些相互联系而以相同原因为基础的行为特质。表面特质和根源特质既可能是个别的特质，也可能是共同的特质。它们是人格层次中最重要的一层。

为探究人格的基本特质，卡特尔运用因素分析法对35个表面特质进一步加以分析，获得16个根源特质。表面特质和根源特质是有层次的，前者是表面的，可直接观察的，后者是内蕴的、本质的、隐藏在表面特质后面和人格结构的内层，只能通过表面特质去推知和发现。为此，卡特尔设计了一种16项人格因素问卷（16PF），用以测量16个根源特质。

6. A－E型划分　根据人际关系，把人们的性格划分为A、B、C、D和E 5型。

（1）A型性格　情绪稳定，社会适应性及向性均衡，但智力表现一般，主观能动性一般，交际能力较弱。

（2）B型性格　具有外向性的特点，情绪不稳定，社会适应性较差，遇事急躁，人际关系不融洽。

（3）C型性格　具有内向性特点，情绪稳定，社会适应性良好，但在一般情况下表现被动。

（4）D型性格　具有外向性特点，社会适应性良好或一般，人际关系较好，有组织能力。

（5）E型性格　具有内向性特点，情绪不稳定，社会适应性较差或一般，不善交际，但往往善于独立思考，有钻研性。

7. A－B型行为模式　这是一种根据心身疾病的易罹患性进行的分类。压力研究将人格特征分为A型、B型、C型和D型行为模式。

（1）A型行为性格　又称经理性格，指争强好胜，追求成就，攻击，缺乏耐心，常感时间紧迫，醉心于工作，时时感到有压力以及急于求成。美国学者 Fried man 和 Rosen man（1959）发现有"A型行为性格"特征的男性成年人高发冠心病，因其胆固醇、甘油三酯、去甲肾上腺素、促肾上腺皮质激素等水平均偏高，易引起冠状动脉粥样硬化，导致冠心病的发生。研究发现冠心病患者中A型行为类型者两倍于B型者。因为A型行为者遇到应激性事件时容易紧张、激动、愤怒、攻击和对人敌意，引起儿茶酚胺与促肾上腺皮质激素过量分泌，使血压波动，血液黏稠度增加，血小板黏附力和聚积性增加，血脂增高，加速血栓形成，导致冠脉供血不足。研究结果证实患冠心病的A型行为患者继发心绞痛和心肌梗死的可能性5倍于非A型行为冠心病患者。

（2）B型行为性格 是指平日休闲自得，安于现状，得过且过，缺乏主见，不争强好胜，不计较事业有无成就，少敌意，不易激惹。

（3）C型行为性格 "忍气吞声型"，过分压抑自己的负性情绪；行为退缩，屈从于权威，没主见，不知自己想干什么，要干什么，只知道应该干什么，别人希望他干什么就干什么，不表现愤怒，把愤怒藏在心里并控制住，与别人过分合作，原谅一些不该原谅的行为，对别人过分耐心，尽量避免冲突，不表现负性情绪，特别是愤怒，遇大事不能有效应对，易出现无助无望的心理状态，长期积压痛苦，不能自拔，出现劣性情绪，机体抵抗力下降。此外，老人重要情感丧失（如丧子、丧偶），癌症发生率是正常人的3倍以上，C型是因癌症（cancer）首字母得名。

（4）D型行为性格 "孤僻型"，沉默寡言，消极忧伤，易患心脏病和肿瘤。

此外，也有按人们的体型、血型对性格进行分类的。

（四）针对不同性格类型患者的心理护理

心理护理方法应该因人因时因地而异，特别是因人制宜，以适应其性格特征。

1. 外向型患者的心理护理 主动向患者介绍其所患疾病，讲解其知识，并指出情绪稳定、耐心治疗是恢复健康的关键，使患者能乐观冷静地对待疾病并战胜疾病。

2. 内向型患者的心理护理 应注意听取诉述，谈话语言要谨慎小心，注意暗示性语言，以免患者生疑而导致医源性疾病。必要时可在家属要求的情况下隐瞒部分病情，以减轻其心理负担，护理时注意多启发患者保持乐观情绪，树立战胜疾病的信心。

二、气质与性格的关系

由于性格与气质相互制约、相互影响，因而在实际生活中，人们经常把二者混淆起来，把气质特征说成性格，或把性格特征说成气质。如有说某人的性格活泼好动，性子太急或太慢，其实是指其气质特点。性格与气质是既有区别又有联系的两种不同的个性心理特征（表6-4）。

表6-4 性格与气质的区别和联系

项目		气质	性格
区别	概念	是个体具有的典型的、稳定的心理活动动力方面的特征	是一个人对现实的稳定的态度和习惯化了的行为方式中表现出来的心理特征
	起源	先天的，较多受个体生理条件，特别是高级神经活动类型影响	后天的，更多地受社会生活条件制约
	范围	表现范围狭窄，包括心理活动动力（速度、强度、稳定性、灵活性和指向性）方面特征	表现范围广泛，指心理活动除动力方面的其他特征
	可塑性	可塑性小，变化慢。刚出生就表现一定的气质，即使改变，改变过程也较缓慢	较稳定，但是与气质相比，性格可塑性大，变化较快
	社会评价	表现的是人的情绪和行为活动中的动力特征，无好坏之分	是指行为的内容，表现为个体与社会环境的关系，有好坏之分
	意义	在决定人的行为举止上，具有从属意义	在决定人的行为举止上，具有核心意义

项目	气质	性格
联系		气质与性格都属于个性心理特征。 (1) 气质是性格形成的生理基础　影响性格形成与发展的速度。当某种气质与性格有较大的一致性时，就有助于性格的形成与发展；相反，会有碍于性格的形成与发展。如胆汁质的人容易形成勇敢、果断、主动性的性格特征，而黏液质的人就较困难。如要形成自制力这种性格特点抑郁质者较容易，而胆汁质者需经极大的克制和努力 (2) 气质影响性格的表现方式　可按自己的动力方式渲染性格，使性格具有独特的色彩。如同是勤劳的性格特征，多血质的人表现精神饱满，精力充沛；黏液质的人表现踏实肯干，认真仔细；同是友善的性格特征，胆汁质的人表现热情豪爽，抑郁质的人表现温柔 (3) 性格对气质有重要的调节作用　在一定程度上可掩盖和改造气质，使气质服从于生活实践的要求。如护理工作者必须具有严谨、认真和细致的性格特征，在规范的护理工作中，这些性格的形成则会掩盖或改造其胆汁质易冲动、急躁的气质特征

三、性格的影响因素

遗传、家庭环境、教育和社会实践等因素，都会对人们性格的形成和发展产生影响。人的性格是在与周围环境相互作用的过程中逐渐发展起来的。虽然遗传因素会对性格的形成发生影响，但在性格形成中起主要作用的不是遗传，而是社会实践。

1. 遗传　人的神经系统在性格的形成中有一定的作用，但性格受遗传的作用较小，它主要是由个体成长的社会环境决定的。根据目前的研究结果，只在某些异常性格的形成上，才可以较为明显地看到遗传因素的作用。

2. 家庭环境　在家庭中，父母的责任感和教养态度，是影响儿童性格形成的一个非常重要的因素。家庭气氛对子女性格形成的影响也不容忽视。出生顺序对性格形成也有一定的影响。

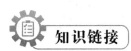 **知识链接**

苹果的两种分法

一个人一生中最早受到的教育来自家庭，来自母亲对孩子的早期教育。美国一位著名心理学家为了研究母亲对孩子一生的影响，在全美选出50位成功人士，他们都在各自的行业中获得了卓越的成就，同时又选出50位有犯罪纪录的人，分别去信给他们，请他们谈谈母亲对他们的影响。有两封回信给他的印象最深，一封来自白宫一位著名人士，一封来自监狱的一位服刑人员。他们谈的都是同一件事：小时候母亲给他们分苹果。

那位来自监狱的服刑人员在信中这样写道：小时候，有一天妈妈拿来几个苹果，红红的，大小各不同。我一眼就看见中间的一个又红又大，十分喜欢，非常想要。这时，妈妈把苹果放在桌上，问我和弟弟："你们想要哪个？"我刚想说想要最大最红的一个，这时弟弟抢先说出我想说的话。妈妈听了，瞪了他一眼，责备他说："好孩子要学会把好东西让给别人，不能总想着自己。"

于是，我灵机一动，改口说："妈妈，我想要那个最小的，把大的留给弟弟吧。"妈妈听了，非常高兴，在我的脸上亲了一下，并把那个又红又大的苹果奖励给我。我得到了我想要的东西，从此，我学会了说谎。以后，我又学会了打架、偷、抢，为了得到想要得到的东西，我不择手段。直到现在，我被送进监狱。

那位来自白宫的著名人士是这样写的：小时候，有一天妈妈拿来几个苹果，红红的，大小各不同。我和弟弟们都争着要大的，妈妈把那个最大最红的苹果举在手中，对我们说："这个苹果最大最红最好吃，谁都想要得到它。很好，现在，让我们来做个比赛，我把门前的草坪分成三块，我们三人一人一块，负责修剪好，谁干得最快最好，谁就有权得到它！"我们三人比赛除草，结果，我赢得了那个最大的苹果。

我非常感谢母亲，她让我明白一个最简单也最重要的道理：想要得到最好的，就必须努力争第一。她一直都是这样教育我们，也是这样做的。在我们家里，你想要什么好东西要通过比赛来赢得，这很公平，你想要什么，想要多少，就必须为此付出多少努力和代价！

母亲是孩子的第一任教师，你可以教他说第一句谎话，也可以教他做一个诚实的永远努力争第一的人。

3. 学校教育　学校教育在儿童性格的形成中有着特殊的地位。这与儿童入学时所处的年龄阶段有关。在学校里，儿童通过对知识的学习和掌握，逐步形成世界观，从而影响到特定性格的形成。儿童所处的学校班集体对性格形成有特殊的意义。同伴关系是影响儿童社会化的一个重要因素。在与同伴的相互交往中，儿童逐渐获得与人相处的经验，形成理解别人、关心别人的良好品质。

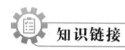 **知识链接**

罗森塔尔效应

"罗森塔尔效应"产生于美国著名心理学家罗森塔尔的一次有名的实验中：他和助手来到一所小学，声称要进行一个"未来发展趋势测验"，并煞有介事地以赞赏的口吻，将一份"最有发展前途者"的名单交给了校长和相关教师，叮嘱他们务必要保密，以免影响实验的正确性。其实他撒了一个"权威性谎言"，因为名单上的学生根本就是随机挑选出来的。8个月后，奇迹出现了，凡是上了名单的学生，个个成绩都有了较大的进步，且各方面都很优秀。

显然，罗森塔尔的"权威性谎言"发生了作用，因为这个谎言对教师产生了暗示，左右了教师对名单上学生能力的评价；而教师又将自已的这一心理活动通过情绪、语言和行为传染给了学生，使他们强烈地感受到来自教师的热爱和期望，变得更加自尊、自信和自强，从而使各方面得到了异乎寻常的进步。在这里，教师对这部分学生的期待是真诚的、发自内心的，因为他们受到了权威者的影响，坚信这部分学生就是最有发展潜力的。也正因如此，教师的一言一行都难以隐藏对这些学生的信任与期待，而这种"真诚的期待"是学生能够感受到的。

4. 社会实践　人是活动的主体，人的性格不是简单地、被动地决定于环境。环境对人的性格的影响，需要通过人在环境中的实践活动去实现。因此，对性格起决定作用的不是环境本身，而是通过个体在社会实践活动的过程中与环境发生相互作用而逐渐形成、发展起来的。

任务实施

根据性格特征实施护理情境如表6-5所示。

表6-5　根据性格特征实施护理情境

病例呈现	护理人员收集信息	心理干预实施	效果评价
儿科病房，7岁的小强因为需要静脉输液，和爸爸妈妈吵闹，六岁的小花却不知去向。护士小李准备给小强输液，小王去到处找小花。 李护士："小强，怎么啦？" 小强："护士阿姨，我不想打针了，您看我的手，昨天都被扎肿了，还青了，到现在还在疼呢。" 李护士："哦，是这样啊？那阿姨要向你道歉了，昨天的拔针时按压针眼的时间可能不够，今天一定注意，好不好？"	根据患者外部行为表现分析患者的性格特征	通过解释、疏导与外向型患者沟通，取得理解和配合	
小强："阿姨，不想打了，我怕疼，而且不能下床到处玩玩，我不愿意。" 李护士："你看这样好不好？阿姨今天帮你固定好，如果你实在想下床活动，可以按床头铃，阿姨来帮你拎着输液瓶，带着你转转。你看你现在，比住院时好多了，再坚持两天，病好了，你就可以随便玩了，如果不能坚持治疗，病好不了，你也没心情玩，而且也很不舒服，你说是吗？ 小强："好的，阿姨，那您打轻点……"	小强外向，愿意沟通，善于将内心想法表现出来		
护士小王找了许久，都没有找到患白血病的小花，过了好一会儿，小花独自默默地回到了病房，一脸的忧郁和恐惧。 王护士："小花，你到哪去啦，怎么到现在才来啊，阿姨很担心你。" 小花："阿姨，我刚才去太平间了！我想看看我死后是什么样子的" 王护士走向前去，蹲下来将小花揽入怀中，抚摸着小花："小花，不害怕。医疗技术发达了，医生叔叔阿姨们水平都很高，现在你的病已经有了好的治疗方案，你要好好吃饭，好好休息，只要好好配合，治疗效果会很好。你告诉阿姨，你有信心吗？" 小花："好的，阿姨，我会好好吃药，好好睡觉……"	小花内向，独自承受对疾病的恐惧，不主动倾诉	通过肢体语言及语言沟通，鼓励内向型患者，用暗示性语言。启发患者保持乐观情绪，树立战胜疾病的信心	患者能配合治疗

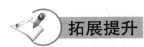 **拓展提升**

性格内向形成的原因

内向是一种用于区分人格类型的简单方法。最早由荣格所提出，他认为这是一种可能导致以自我为中心定向以及围绕个人内在世界的主观知觉与认识占优势的人格类型。现在一般认为，内向人的兴趣与注意指向自身及其主观世界；除了亲密朋友之外，不易与他人随便接触，对一般人显得冷漠；待人含蓄、沉思、严肃、敏感；缺乏自信与行动的勇气；喜好幻想；情绪活动比较稳定；喜欢有秩序的生活。

性格内向者的内心世界是什么样的呢？有一位性格内向的人说："我并不是厌世，但我确实不知道生存世上的意义。我对人对事都没有特殊的爱恋，我希望可以躲起来不必面对这个世界。我每天早上都赖在床上不肯起来，外面的世界对我来说太难应付了，每天由办公室回到家里的时候，我都有如释重负的感觉。放假的日子，我除非迫不得已，否则一定要留在家里，无论如何也不肯出去。我最怕的是人，我觉得自己什么都比不上别人，所以为了逃避与别人比较高低，我在尽可能范围之内都避免与别人接触。我很怕向别人提出问题，我怕被人骂我笨，所以工作上及生活上有许多事我都一知半解，得过且过就算了。可是我又怕别人识穿我的无知，因此我加倍谨慎，避免与人接触。虽然我躲在自己的世界里觉得很安全，但同时我也觉得孤独。我向往能多几个好朋友，我希望自己不要这么怕与人接触，我希望可以仔细地去了解自己工作及生活的环境，我希望可以真正地享受人生。"

内向性格的形成：①由于自我意识敏感而产生对人的"紧张症""恐怖症"，如有的中学生与异性接触时，过分强烈地意识到对方是异性，造成情绪紧张过度，陷入尴尬局面。②家庭背景往往是造成内向性格的主要因素。患者的父母常属于较为冷漠的人，他们深信如果要使孩子有高度的服从性，身为父母必须与子女保持一定的距离。一位患者说："小时候，爸妈从来不鼓励我有好奇心，他们对我的问题不是嗤之以鼻，就是叫我少管闲事，做好份内的事。"家长不鼓励子女去结交朋友，或参加任何课余活动，他们认为这类活动会使儿女"分心"，对正常的学习失去兴趣，所以在踏入社会之前，青少年的生活圈子只限于学校及家里。在缺乏与人沟通的环境里成长的儿童，对于一般社交技巧可以说是一无所知的，他在刚踏入社会做事时，无意之中得罪了一些人，而这些人对其所表现出来的反感，使他从此不敢再尝试与别人沟通，同时完全退缩入自己的个人世界。

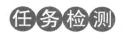

简答题

1. 性格有哪些分类，如何分类？

2. 简述气质和性格的相互关系。

（李正姐）

任务4 运用能力

学习目标

1. 掌握能力的概念。

2. 熟悉能力的分类。

3. 了解能力的个体差异及影响能力形成和发展的因素。

4. 能将能力的相关知识运用到日常护理工作中。

任务描述

"没有金刚钻，别揽瓷器活"，这是父辈不断的教诲。当我们过分地高估自己的时候，往往就可能把事情搞砸，当然，这只是一种假设。没有任何一件事情是完全重复的，就算是流水线的工作，也偶尔会有些小意外发生。很多时候我们都在想办法通过一些磨练来提升自己的能力，但是"能力"究竟是什么？怎样做才有机会提升自己的能力？为什么别人能做的事情，到了自己这里就变得那么难？我们今后从事的护理工作到底需要具备哪些一般能力和特殊能力？本任务通过相关知识介绍、情境角色扮演等，以实现护生对能力的相关知识有所掌握。

一、能力概述

（一）概念

能力（ability）是顺利实现或完成某种活动所必备的心理条件，是个性心理特征的一个重要方面。它包含已经表现出来的实际能力，例如会驾驶汽车、会说外语等；还包含尚未表现出来的潜在能力，这种能力是通过后天的学习训练发展起来的。一方面，人进行活动都需要有相应的能力，例如艺术家进行艺术创作需要有丰富的想象力；另一方面，能力在活动中形成和发展，并在活动中表现出来。能力的高低会直接影响到活动的效果。

（二）分类

（1）根据范围的不同　可以将能力分为一般能力和特殊能力。一般能力又称智力，指在不同实践活动中都表现出来的能力，例如观察力、记忆力、想象力、创造力等。特殊能力是顺利完成某种特殊或专业活动所必须的能力，如音乐、绘画、运动能力等。一般能力与特殊能力紧密联系，一般能力是特殊能力的重要组成部分，特殊能力的发展有助于一般能力的发展。

（2）根据形成方式的不同　可以将能力分为模仿能力和创造能力。模仿能力是通过观察他人的行为和活动，对事物作出相同或相似反应的能力。创造能力是利用已有的信息，产生出新颖、独特的思想或产品的能力，创造性思维是创造力的核心。模仿力和创造力之间存在紧密的联系，一般人们是先模仿再创造，所以模仿力是创造力形成的前提和基础。

（3）根据发展趋势的不同　可以将能力分为流体能力和晶体能力。流体能力较少地依赖于文化和知识的内容，取决于个人的禀赋，是在信息加工和问题解决过程中所表现的能力。例如抽象概括能力、逻辑推理能力等。这种能力的发展与年龄有密切关系，在个体发展的早期流体能力明显发展，20 岁左右达到顶峰，30 岁以后开始衰退。晶体能力与社会文化关系密切，取决于后天的学习，是获得语言、数学等知识的能力。这种能力在人的一生中是持续发展的，只是到 25 岁后，发展的速度渐趋平缓。晶体能力依赖于流体能力，在其他条件都相同的条件下，一个拥有较强的流体能力的人将更容易发展出较强的晶体能力。

（4）根据功能的不同　可以将能力分为认知能力、操作能力和社交能力。认知能力是人脑加工、储存与提取信息的能力。操作能力指操纵肢体完成活动的能力。社交能力是反映在人际交往活动中的能力，对加强人际交往和促进信息沟通起到十分重要的作用。

（三）个体差异

由于遗传和环境的交互影响，不同个体之间在能力上存在显著的差异，主要表现在以下几个方面。

1. 能力发展水平的差异　以智力为例，全人类智力水平呈正态分布，智力超常或天才以及智力落后或低下的个体只占全体的极少部分，大部分人的智力处于中间水平。

2. 能力的年龄差异　即能力表现早晚的差异。有些个体达到能力高峰的时间早；而有些个体达到能力高峰的时间晚，即所谓大器晚成。

3. 能力的类型差异　个体在知觉、记忆、言语和思维能力方面表现出的类型差异。例如在知觉能力方面，有些人属于分析型，对细节的感知清晰；有些人属于综合型，善于概括和综合；有些人则属于两者兼而有之的分析综合型。

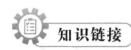 **知识链接**

沟通中的红绿灯——护理工作能力的差异

临床工作中，护患沟通的红绿灯时常出现。不利沟通的言语和行为是沟通中的红灯，遇到红灯可以等候黄灯的过渡，留下再次沟通的机会，而不必使沟通陷于僵局。

护士小王看到一位带气管套管的患者在处方上涂画，没向患者作详细解释便将处方拿走。患者情绪激动："处方不是我自己拿的，是门诊医生交待事项时顺便给了几张，我用它写字又有什么关系？"

护理工作经验丰富的小李见状，连忙将小王拉到一边，耐心而礼貌地安抚患者："我很理解您的心情。"稍微停顿了一会儿，见患者已经安静下来，继续说道："但是，您可能还不知道，医院对处方的使用范围有严格的管理要求，处方是不能随便作其他的用途……"

患者说："我做了手术后暂时不能讲话，只能写字，而原来买的写字板又太大，不方便随身携带。"

小李意识到护士小王在收回处方时解释不够，不了解患者为什么要拿处方私用，连忙道歉："是我们工作做得不细致，没有考虑到您的困难，请您谅解。现在，我就去给您拿一本我们自制的小本子，便于您随时使用。"说完马上到护士办公室拿了一个专供患者进行书写交流的小本子交给患者。

患者（情绪好转）："谢谢你帮我解决了实际问题，刚才我的态度不好，讲了一些不该讲的话，希望你们不要放在心上。"

小李会心一笑："没关系，只要您满意，我们就放心了。以后您如有困难，请随时找我们，我们一定会尽力帮助您的。"

患者："好！再次谢谢你。"

以上的护患沟通过程中，我们得到了启示。患者因气管切开手术，暂时存在语言交流障碍，护士小王虽然从管理的角度，对患者私用医院处方进行制止并收回。但是，小王没有换位思考，关心尊重患者的感受，没有作好解释工作，使沟通陷入红灯窘况。而经验丰富的小李，使沟通赢得了转机。同时，小李站在理解和体谅患者的立场，及时解决了护士小王未能发现的问题，使患者感受到理解和同情，化解了护患之间的矛盾，这便是两位护士能力的差异。

二、影响能力形成和发展的因素

能力的形成与发展受多种因素的影响，既包括先天素质，也包括后天因素，主要指对先天素质产生影响作用的环境、教育和实践活动等。实际上，能力就是这些因素交织在一起相互作用的结果。

（一）先天素质

先天素质是能力形成的自然基础。它包括一个人的感觉器官、运动器官及脑的结构和生理特点。先天素质是能力形成的自然前提，没有这个前提就没有能力的形成。

（二）早期经验及环境

据大量的科学研究结果可知，学龄前期是智力发展的一个高峰阶段。

（三）营养状况

人的神经系统生长的第一阶段（神经细胞数量的增加）约在出生后一年左右的时间内完成，这以后神经细胞的数量就不再增加了。如果在这个阶段中营养不良，势必会影响婴儿脑细胞的数目，从而影响儿童心理和智力的发展。心理学家认为，营养不良儿童的智力较低，他们易失去好奇心和探索心理，记忆力也较差。

（四）教育和实践活动

社会教育和实践活动对能力的发展起着主导作用。爱迪生在小学时被认为是糊涂捣蛋的低能儿，并被赶出校门，在他母亲的教育下，逐渐对科学发生了浓厚的兴趣，从一个"低能儿"成为世界上最伟大的发明家。

（五）个人勤奋

后天环境对能力的形成和发展固然起主导作用，但没有个人的努力和勤奋，要获取事业成功同样是不可能的。能力的差异与性别没有必然联系，无论他是男性还是女性，如果没有良好的遗传素质，没有良好的受教育条件和社会实践机会，没有良好的心理品质，其能力的发展势必会受到影响。同样，只要具备了这些条件，只要去努力奋斗，都会成为一个有作为的人。

 任务实施

能力在实施护理情境中的呈现如表6-6所示。

表6-6　能力在实施护理情境中的呈现

病例呈现	护理人员收集信息	心理干预实施	效果评价
一位肿瘤患者因放疗，每周测血常规一次。 夜班护士小王："王姐，我来帮您抽血。" 患者拒绝："不抽，我太累了，不抽了！" 王护士："啊，那好吧……"涨红了脸离开了病房，请来了高年资护士。 护士："王姐，我来帮您抽血，检查一下您的骨髓的造血功能，如果血象低，就不能继续做放疗，治疗也会中断" 患者担心地问："如果降低了，就停止治疗了吗？" 护士说："医生会根据您的情况采取措施，可以使用药物，等恢复正常后就可以继续放疗了。抽的血不多，对您不会有什么影响的，放心吧。" 患者："好吧！"	低年资护士没有足够的经验面对患者对检查、治疗、护理、饮食、休息等问题不理解、不合作或难以接受时的抗拒 从患者的需要出发，用科学的理论和专业知识为患者提供服务	丰富的知识和经验是有效的沟通的必备条件。护理人员对日常护理知识的掌握是护理岗位的能力，也是护理人员的特殊能力	从对方的需要和利益出发，达到说服目的

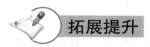 **拓展提升**

心态影响能力

9个志愿者参加了一项实验，在一个黑屋子里，听到指导语：请走过这个弯弯曲曲的小桥，千万别掉下去，不过掉下去也没关系，桥底下有少量的水。然后9个人听明白了，就从桥上走过去了。过去以后实验人员打开一盏黄色的灯，透过黄色的灯，几个人往下看，原来不只是有一点水，还有几条蠕动的鳄鱼。几个人吓坏了，刚才幸好没掉下去，掉下去就喂鳄鱼了。实验人员又说："你们现在谁还敢回去？你们就想想自己走在坚固的铁板桥上就行，用暗示诱导自己。"诱导了半天，最后三个人站了出来说我们来试试吧。第一个人哆哆嗦嗦走了过去，用了刚才两倍的时间，第二个人走到了中间吓趴下了，第三个人走了三步就吓趴下了。实验人员安顿好那三个人，打开了所有的灯，透过所有的灯光，这回看清楚了，原来鳄鱼和桥之间还有一层网，所有的人都说早说呀，早说不就敢过去了吗？然后都从桥上走过去了。最后有个人还是不敢过，问他怎么回事，他说担心那网不结实，最后还是会被鳄鱼吃掉的。

从这个案例可以看出心态可以影响能力的发挥。

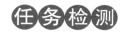 任务检测

简答题

1. 简述能力的分类。

2. 简述影响能力形成和发展的因素。

扫码"练一练"

（李正姐）

扫码"学一学"

项目七

保持心理健康

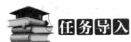任务导入

　　小李，女，28岁，从事护理工作5年。从小就梦想成为"白衣天使"的她，对工作认真负责，对待患者热情、耐心，多次受到表扬。去年，休完产假后，每天都明显感觉到自己很累，心理压力大，家庭和工作两者都不能耽误，让她开始觉得力不从心。

　　一次，静脉输液穿刺失败，被患者投诉，说她技术差。小李觉得非常委屈，失声痛哭。事后，小李很郁闷，怎么会因为这点挫折就倍感难过呢？到底是怎么了？

　　思考：1. 小李最可能出现的问题是什么？

　　　　　2. 小李应该如何调整自己？

任务1　认识健康

学习目标

1. 掌握健康的概念。
2. 熟悉心理健康的概念。
3. 了解正常心理与异常心理的区分。

任务描述

　　随着医学模式的转变，人们对健康的观念发生了根本改变，不再是"没有疾病就是健康"，而是"不仅没有身体疾病或异常，而且在生理、心理、社会功能和道德方面均能保持良好状态"，才是健康。本任务重点介绍健康和心理健康的概念，正常心理与异常心理的区分，心理健康状态等级，心理健康的影响因素等知识点，旨在让护生掌握健康、心理健康和正常心理与异常心理等相关知识，为维护自身及护理对象的身心健康做好知识储备。

一、健康的概念

（一）定义

1947年世界卫生组织（WHO）将健康定义为："健康不仅仅是没有疾病，而且是身体

上、心理上和社会上的完好状态或完全安宁（complete well‑being）。"这一概念主张除了从生物医学角度，还从心理学、社会学的角度综合考虑健康的定义。

1989年世界卫生组织（WHO）对健康做了新的定义，即"健康不仅是没有疾病，而且包括躯体健康、心理健康、社会适应良好和道德健康"。

因此，健康不仅仅是指躯体健康，还包括心理状态、社会适应能力、道德品质相互依存、相互促进、有机结合。当个体在这几个方面同时健全，才能算得上真正的健康。

（二）正常心理与异常心理

1. 正常心理与异常心理的概述　世界上任何事物都有正反两方面，人的心理活动也是如此。

正常的心理活动，即心理的正面，具有三大功能：①保障人作为生物体能顺利地适应环境，健康地生存发展；②保障人作为社会实体能正常地进行人际交往，在家庭、社会团体机构中正常地肩负责任，使人类赖以生存的社会组织正常运行；③使人类正常地、正确地反映和认识客观世界的本质及其规律，以便改造世界，创造出更适合人类生存和发展的环境条件。

异常的心理活动是丧失了正常功能的心理活动，所以无法保证人的正常生活。

2. 心理正常与心理异常的区分　在临床实践或实际生活中，人们从不同的角度、不同的学科领域，按照不同的标准和经验去看待心理的正常与异常，所以区分方式也多种多样。

（1）常识性的区分　非专业人员依据日常生活经验来区分正常心理与异常心理，虽然不太科学，但也不失为一种简单的方法。

1）离奇怪诞的言谈、思想和行为　如某人说"我是国际巡回大使，主管世界所有国家的军政大事""我的内脏烂掉了"，即使我们不是专业的心理学家或精神科医生，也可以判断出他们的言行是异常的。

2）过度的情绪体验和表现　如一个人彻夜不眠，唱歌跳舞，语言兴奋，半夜拉着同伴外出。我们可以依据自己的生活经验断定，他的行为已经偏离了正常。

3）自身社会功能不完整　如害怕与他人的眼光相对，为此不敢见人；某人耳朵长的比别人大一些，因此认为别人摸他耳朵就是讽刺他。依据生活经验，也可以认定他的行为偏离了正常轨道。

（2）非标准化的区分　依据看问题的角度不同，将非标准化的区分归纳为以下几种。

1）统计学角度　将心理异常现象理解为某种心理现象偏离了统计常模。如智商在70以下的是智力缺陷，属异常范围。

2）文化人类学角度　将心理异常理解为对某一文化习俗的偏离。

3）社会学角度　将心理异常理解为对社会准则的破坏。

4）精神医学角度　将心理异常理解为古怪无稽的观念或行为，幻觉、病理性错觉、妄想、强迫观念等都属于心理异常。

5）认知心理学角度　将心理异常看作是个体主观上的不适体验。根据个体的言语信息或非言语信息，只要个体表现和以前不一样，或者给别人的感受不同，就确认为心理异常。人的心理活动非常复杂，很难找到正常心理与异常心理之间的绝对分界线。

（3）标准化的区分

1）医学标准　这种标准将心理障碍当作躯体疾病看待。如果一个人的某种心理或行为被疑为有病，就必须找到它的病理解剖或病理生理变化的依据，在此基础上认定此人有精神疾病或心理障碍，其心理或行为表现，则被视为疾病的症状，其产生原因则归结为脑功能失调。这一标准被临床医师们广泛采用，他们深信有心理障碍的人的脑部存在病理过程。

2）统计学标准　普通人的心理特征在统计学上呈常态分布，居中的大多数人属于心理正常范围，远离中间的两端则被视为"异常"。因此，一个人的心理正常或异常，就以其偏离平均值的程度来决定。显然这里的"心理异常"是相对的，是一个连续的变量，偏离平均值的程度越大，越不正常。

3）内省经验标准　患者的内省经验，如患者自己觉得有焦虑、抑郁或说不出明显原因的不舒适感，觉得不能控制自己的行为；观察者的内省经验，如观察者把被观察者的行为与自己的以往经验比较，从而对被观察者作出心理正常与否的判断。但这种判断具有主观性，不同的观察者有各自的经验，所以评定行为的标准也各不相同。

4）社会适应标准　正常情况下人能够维持生理和心理活动的稳定状态，依照社会生活的需要，适应环境和改造环境。因此，正常人的行为符合社会的准则，能根据社会要求和道德规范行事。

（4）心理学的区分　为了区分心理的正常与异常，应从心理学角度入手，以心理学对人类心理活动的一般性定义为依据。心理学对心理活动的定义为"心理是客观现实的反映，心理是脑的机能"，因此提出以下三条原则，作为判断心理正常与异常的依据。

1）主观世界与客观世界的统一性原则　心理是客观现实的反映，所以任何正常的心理活动或行为，必须在形式和内容上与客观环境保持一致。不管是谁，也不管是在怎样的社会历史条件和文化背景中，如果一个人说他看到或听到了什么，而客观世界中并不存在引起这种感知觉的刺激物，这个人的精神活动就是不正常的，即产生了幻觉。此外，一个人的思维内容脱离现实，或思维逻辑背离客观事物的规定，则产生了妄想。这些都是我们观察和评价人的精神与行为的关键，我们称它为统一性标准。人的精神或行为只要与外界环境失去统一性，则不能被他人理解。在临床上，常把有无"自知力"作为判断精神疾病的指标，"无自知力"或"自知力不完整"都是"自我认知"与"自我现实"统一性的丧失，违背了主观世界与客观世界的统一性原则。

2）心理活动的内在协调性原则　各种心理过程之间有协调一致的关系，保证其在反映客观世界过程中的高度准确和有效。如果用悲伤的表情和低沉的语调，向他人诉说愉快的事情，则是心理过程失去了协调一致性的表现。典型的强迫性神经症就会表现出认知与意志行为的不协调。

3）人格的相对稳定性原则　每个人在长期的生活道路上，都会形成自己独特的人格心理特征。这种人格特征一旦形成，便有相对的稳定性，在没有重大变革的情况下，一般是不容易改变的。如果没有明显的外部原因，一个人个性的稳定性出现问题，则应怀疑这个人的心理活动是否出现了异常。

（三）心理健康状态等级

健康与疾病是彼此相互依存、相互转化的统一体，并非两个对立的概念。从疾病的最严重状态到健康的最完好状态是生命的连续过程，它处于经常变化而非绝对静止的状态，呈现不同层次的适应水平。若个体与环境保持正常的适应，就意味着健康，适应良好则健康状态良好，适应不良或处于疾病状态则是健康不良状态、心理障碍或心理疾病。从健康状态到心理疾病状态一般可分为4个等级：健康状态、不良状态、心理障碍、心理疾病。

1. 健康状态　心理健康状态与非健康状态的区分标准一直是心理学界讨论的话题，不少国内外心理学学者根据自己调查研究的结果提出了多种心理健康标准。简捷的评价方法即从本人评价、他人评价和社会功能状况三方面分析。

（1）本人不觉得痛苦　即在一个时间段中（如一周、一月、一季或一年）快乐的感觉大于痛苦的感觉。

（2）他人不感觉到异常　即心理活动与周围环境相协调，没有出现与周围环境格格不入的现象。

（3）社会功能良好　即能胜任家庭和社会角色，能在一般社会环境下充分发挥自身能力，利用现有条件（或创造条件）实现自我价值。

2. 不良状态　是介于健康与疾病之间的状态，又称第三状态。是正常人群组中常见的一种亚健康状态，由个人身体状况不良、心理素质、生活事件等因素所引起。

（1）时间短暂　这种状态持续时间较短，一般在一周以内能得到缓解。

（2）损害轻微　这种状态对其社会功能影响较小。处于此类状态的人一般都能完成日常工作、学习和生活，只是个体主观感觉到的愉快感小于痛苦感。

（3）自我调整　这种状态者大部分能通过自我调整如休息、聊天等放松方式使自己的心理状态得到改善。小部分人若长时间得不到缓解则可能形成一种相对固定的状态。应鼓励其去寻求心理咨询师的帮助，以尽快得到调整。

3. 心理障碍　是因为个人及外界因素造成心理状态的某一或某几方面发展的超前、停滞、延迟、退缩或偏离等。

（1）不协调性　其心理活动的外在表现与其生理年龄不相称或反应方式与常人不同。如成人表现出幼稚状态，儿童出现成人行为；对外界刺激的反应方式异常或偏离等。

（2）针对性　处于此类状态的人往往对障碍对象如敏感的事物及环境等有强烈的心理反应，而对非障碍对象可能表现很正常。

（3）损害较大　此状态者对其社会功能影响较大。它可能使当事人不能按常人的标准完成其社会功能。如社交焦虑者不能完成社交活动，锐器恐怖者不敢使用刀、剪，性心理障碍者难以与异性正常交往。

（4）需求助于心理咨询师　此状态者大部分不能通过自我调整和非专业人员的帮助而解决根本问题，需求助心理咨询师。

4. 心理疾病　是由于个人及外界因素引起个体强烈的心理反应并伴有明显的躯体不适感，是大脑功能失调的外在表现。

（1）强烈的心理反应　可出现思维判断上的失误，思维敏捷性的下降，记忆力下降，头脑黏滞感、空白感、强烈自卑感及痛苦感，缺乏精力，情绪低落，紧张焦虑，行为失常（如重复动作、动作减少、退缩行为），意志减退等。

（2）明显的躯体不适感　由于中枢控制系统功能失调可导致由其控制的人体各系统功能失调，如影响消化系统则可出现食欲不振、腹部胀满、便秘、腹泻或便秘－腹泻交替等症状；影响心血管系统则可出现心慌、胸闷、头晕等症状；影响到内分泌系统可出现女性月经周期改变、男性性功能障碍等。

（3）损害大　此状态患者不能或勉强完成其社会功能，缺乏轻松、愉快的体验，痛苦感极为强烈，"活着不如死了好"是他们真实的内心体验。

（4）需要心理治疗　此状态患者一般不能通过自身调整和非专业心理医生的治疗而康复。心理治疗师对此类患者的治疗一般采用心理治疗和药物治疗相结合的综合治疗手段。在治疗早期通过情绪调节药物快速调整情绪，中后期结合心理治疗解除心理障碍，通过心理训练达到社会功能的恢复并提高其心理健康水平。

二、心理健康概述

（一）心理健康的定义

和健康一样，对心理健康的界定，历来有不同的看法。众多学者认为，心理健康是指个体心理在本身及环境条件许可范围内所能达到的最佳功能状态，不是指绝对的十全十美状态。心理健康是一个相对概念，正常与异常心理活动之间的差别是相对的，两者之间没有明显的界限。

（二）心理健康的影响因素

影响个体心理健康的因素很多，一般认为，遗传为心理发展提供了可能性，环境和教育决定了心理发展的现实性。

1. 个体因素

（1）生理因素　正常的心理活动和行为表现取决于健全的脑功能，而异常的心理和行为表现则是脑功能障碍的结果。

1）遗传因素　"种瓜得瓜，种豆得豆"指的就是遗传，是指生物性状的逐代传递。它在个体身上表现为遗传素质，如机体的构造、形态和神经系统的特征等。美国的霍尔曾经说过："一两的遗传胜过一吨的教育。"这是遗传决定论的观点，这一观点有失偏颇，但也说明了遗传非常重要。人的某些心理问题的产生，与其父母的某些遗传因素有直接联系。德国精神病学家卡尔曼的研究表明：父母均是精神分裂症患者，子女发病率为68.1%。遗传对心理健康的影响还受个体神经系统类型特点的影响。如高级神经活动强而不平衡的典型胆汁质的人，容易形成冲动、暴躁、易怒等心理障碍。

2）宫内环境　孕妇的情绪状态、怀孕时的营养等都有可能直接或间接地影响胎儿的发育，进而影响其心理健康。母亲孕期保持平稳的情绪和愉快的心境，对胎儿正常发育是极为有利的。

3）分娩因素　母亲分娩出现异常情况会影响到母子（女）双方的安全和健康，也是影响子（女）心理健康的因素。调查表明，有心理问题的个体，其母亲在分娩过程中出现早产、难产、窒息等异常情况的百分数均明显高于正常。

4）内分泌系统　内分泌系统主要由若干内分泌腺构成，包括脑垂体、甲状腺、肾上腺和性腺等。内分泌腺分泌的化学物质叫激素，能直接渗入血管，不仅可对机体代谢、生长发育有调节作用，对不同的器官也能选择性地发挥作用，特别是人的情绪活动受刺激的影响最大。另外体格过胖、过矮、过瘦都会造成心理压力，并进一步影响到心理健康。研究还发现，神经组织受损越大，心理活动所受到的破坏性就越严重。酒精、麻醉药品及一些有害的物品进入人体后，会损害人的神经系统，从而引起异常的心理活动。可见，内分泌系统对人的心理和行为有着巨大的影响。

（2）心理因素 人的心理是一个有机整体，主要包括心理过程和个性心理两部分。心理系统内部各个成分之间相互作用、相互影响，当各种因素对心理过程的影响不一致时，心理过程就会产生不协调；如性格自卑会左右其能力的发展。

一般来说，影响心理健康的心理因素有认知、情绪和人格特征等。个体认知能力不足，歪曲或认知障碍均可使个体不能对外界刺激作出正确的评价，也不能作出合理的决定，使挫折机会增加，导致其健康状况恶化；良好的情绪有益健康，不良的情绪有损健康。实践证明，一个人如果不了解情感发生、发展的规律知识，就容易不自觉地为情感冲动所支配，成为情感的奴隶；反之就可以有意识地运用这些知识，理智地控制自己的情绪。意志过程是人类特有的心理现象，是人类意识能动性的集中表现。人的意志力主要表现在意志的品质上，而意志的品质在人的行动中具有主导方向、调控行动的作用，能把困难与挫折当成锻炼自己的机会，学会应付困难和挫折的知识和经验，做好征服困难、接受挫折的心理准备；否则就会导致心理和行为的异常，甚至导致某些心理疾病。人格心理特征不仅与心理健康有关，而且与生理健康和躯体疾病密切相关。研究结果表明：某些躯体疾病在发病前具有一些独特的人格心理特征，如 A 型行为与高血压、冠心病等疾病密切相关。

需要是个体活动积极性的源泉，也是产生情绪的基础。需要得到满足时，会产生积极的态度和体验，如喜悦、满意、振奋等情绪。由此可见，新的需要不断产生和满足，会使人的心理活动得到丰富和发展，这有利于心理健康发展。由于社会生活及人的心理需求具有多样性，导致人的心理经常处于矛盾状态，并由此产生心理冲突。性格是指人对现实稳定的态度以及与之相适应的习惯化了的行为方式。它是人通过不断的社会生活实践，在外界生活条件和心理活动的相互作用下，逐渐形成的。每个人都有自己的性格特点，能影响个体为人处事的精神面貌。有些性格是健康的、积极向上的；有些是病态的、消极落后的。具有积极向上性格特征的人，表现出诚实、谦虚、热情、乐于助人的特点，体会到人生的价值、生活的乐趣。

2. 环境因素

美国行为主义心理学家华生在《行为主义》一书中写道："给我一打健康的婴儿，一个由我支配的特殊的环境，让我在这个环境里养育他们，我可担保，任意选择一个，不论其父母的才干、倾向、爱好、职业及种族如何，我都可以按照我的意愿把他们训练成为任何一种人物——医生、律师、艺术家、大商人甚至乞丐或强盗。"这是环境决定论的观点，其不足之处是过分地夸大环境对人的发展的决定作用。影响心理健康的因素是复杂的和多方面的，个体在诸多的考验中长大，面对考验，他们并不一定都能够跨过去，出现心理问题是正常的，这些导致他们出现心理问题的外在因素就成为影响其心理健康的重要因素。

（1）家庭因素 家庭是人生的初始站，父母则是孩子心理健康教育的第一任老师。首先，皮肤饥饿感是婴幼儿的本能需要，这种需要通过被搂抱、抚摸和亲吻得以满足。动物学家哈罗的恒河猴实验证明，皮肤接触和安慰对幼猴与母猴间依恋关系的发展具有极其重要的作用，幼猴对皮肤接触的需要比对乳汁的需求更强烈。

在家庭环境中，家长的素质、人际关系、父母期望、父母榜样的作用、教养的方式以及家庭中重要的生活事件，会对孩子产生不同程度的影响。当外界出现不良刺激时，就会构成对孩子心理的压力，并进一步导致心理失调，引起一系列的情绪问题，如烦恼、失望、忧虑、悲伤、恐惧及绝望等。

（2）学校因素　学校的教学内容、班级气氛、师生关系、教师的教育管理方式对学生的影响都很大，特别是教师的知识魅力和人格魅力在学生的人格形成中有着重大影响，学生们会把自己喜欢的老师当成偶像来模仿、学习甚至超越。此外，教师对学生的期望值也会影响学生的成绩发展，"罗森塔尔效应"正说明了这个问题。因为罗森塔尔是著名的心理学家，在人们心中代表很高的权威，老师们对他的话都深信不疑，因此对他选出的那几个学生产生了积极的期望，像对待聪明孩子那样对待他们，而这几个学生也感受到了这种期望，认为自己是聪明的，从而增强了自信心，提高了对自己的要求，最终他们真的成了优秀的学生。

（3）社会环境因素　社会环境是与人类健康有关的社会坏境中的各种事件，包括社会政治、经济、工作生活状况、医疗条件等。具体如下：①社会本身的动荡和变迁。②生活事件，如个人生活中可对个体健康产生很大影响的事件、情境和变故等，包括正性事件（事业上成功、晋升、获奖、结婚等）和负性事件（意外事故、患病、死亡、失业等）。③社会支持，如家人和朋友的支持等。④社会文化背景、社会风气、学习生活环境以及网络传媒等都会对心理产生一定的影响。环境对心理发展的影响，最直接、最根本的是文化因素的影响，其他各种客观因素往往是通过文化这一中间环节起作用的。健康的社会风气可激励奋发向上，有助于情感得到陶冶，而不健康的社会风气则会腐蚀人的灵魂。学习生活的环境直接影响到学生的心理健康。研究者将乡村环境和城市环境作了对比，结果表明，城市的自然环境和人工生态环境明显差于乡村，其中主要以噪音污染、视觉污染、"三废"和拥挤对人心理健康的影响为甚。信息网络、电视媒体对人们生活造成的冲击，也是影响心理健康的重要因素。

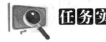 **任务实施**

根据患者的心理特点实施心理护理情境如表 7-1 所示。

表 7-1　根据患者的心理特点实施心理护理情境

病例呈现	护理人员收集信息	心理干预实施	效果评价
患者（唉声叹气）："哎，我的病治不好了，治了也是浪费钱，我不想治了。" 护士："为什么这样想?"	患者情绪低落	鼓励患者表达感受，倾听其诉说，帮助患者纠正不良认知	
患者："我就是害怕得了绝症，所以我就不敢来医院看病。"	患者预想自己患了不治之症，产生恐惧心理		
护士："我们不舒服的时候，是会有这么多顾虑的。不过，您别太担心，从您目前的检查情况看，没有您想象的那么糟糕，医生会根据您的诊断，为您选择好的治疗方案，待会医生来查房，会跟您详细说明的。"		介绍疾病的相关知识，帮助患者从科学的角度认识自己的疾病	
患者："哦，那我就放心了。" 护士："现在您可以听听音乐放松放松。" 患者："好的。"	患者的情绪有所缓解		能根据患者的心理特点进行护理，干预措施有效

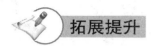**拓展提升**

心态的重要作用

曾经有这么一个故事：有两个囚犯，从狱中望窗外，一个看到的是满目泥土，一个看到万点星光。面对同样的际遇，前者保持一种悲观失望的灰色心态，看到的是自然是满目苍凉、了无生气；而后者持一种积极乐观的红色心态，看到的自然是星光万点、一片光明。心态决定了我们的所想的事，说的话，产生的行为，对别人的态度，做的决定。人的一生，就像一趟旅行，沿途中有数不尽的坎坷泥泞，但也有看不完的春花秋月。如果我们的一颗心总是被灰暗的风尘所覆盖，干涸了心泉，黯淡了目光，失去了生机，丧失了斗志，我们的人生轨迹岂能美好？如果我们面对着太阳，眼中充满的将是无限的阳光；如果背对着太阳，看到的将永远是自己的影子。一件同样的事情，从不同的角度看，会有不同的效果。面对同一扇打开的窗子，有的人会欣喜地呼吸新鲜的空气，有的人则皱着眉头捶胸顿足。每个人的人生际遇不尽相同，但命运对每一个人都是公平的。窗外有土地也有星星，就看我们能不能磨砺一颗坚强的心，一双智慧的眼，透过岁月的风尘寻觅到辉煌灿烂的星星。悲观失望者一时的呻吟与哀号，虽然能得到短暂的同情怜悯，但最终的结果是别人的鄙夷和厌烦；而乐观上进的人，经过长久的忍耐与奋争，努力与开拓，最终赢得的将不仅仅是鲜花与掌声，还有那些饱含敬意的目光。如果我们能够保持一种健康向上的心态，即使我们身处逆境，也一定会有"山重水复疑无路，柳暗花明又一村"的那一天！

英国首相撒切尔夫人的父亲从小就教育她："永远要坐前排。"这使得她在以后的人生中屡败屡起，从而成就了英国历史上著名的铁娘子。爱默生说："一个朝着自己目标永远前进的人，整个世界都给他让路。"

或许我们无法改变人生，但我们至少可以改变人生观；或许我们可能无法改变风向，但我们至少可以调整风帆；或许我们可能无法左右事情，但我们至少可以调整自己的心态。

美国成功学学者拿破仑希尔关于心态的意义说过这样的一段话："人与人之间只有很小的差异，但是这种很小的差异却造成了巨大的差异！很小的差异就是所具备的心态是积极的还是消极的，巨大的差异就是成功和失败。"

一个人的态度决定一个人的"高度"。激情而投入地工作与麻木而呆滞地工作，是完全不同的两个天地。

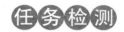

一、简答题
影响心理健康的因素有哪些？

二、案例分析
某重点中学初三年级学生小梅，在老师、父母及同学的眼里是一名品学兼优的好学生，平时学习刻苦，认真踏实，成绩优异，同时她还是学校合唱队和篮球队的主力成员。她是个好强、上进，性格外向、开朗，乐于助人的好学生。可是最近1个多月，她变得沉默寡言，上课注意力也不集中，学习成绩明显下降，课外活动也无故不参加，晚上睡觉总不踏实，食欲也不如从前。班主任找她谈话两次，也没有明显转变，建议寻求心理咨询师的帮助。心理咨询师热情接待并进行详细了解，经过几次咨询，小梅基本上能自我调节情绪，逐步恢复到原来的学习和生活状态。

问题：小梅的问题是属于正常心理还是异常心理？

（李正姐）

任务2　判断心理健康的标准

学习目标

1. 掌握心理健康的概念。

2. 熟悉心理健康的标准。

3. 了解对心理健康标准的不同阐释。

任务描述

随着医学模式的转变和疾病谱的变化，人们对健康的需求不断提高。无论是我们的护理服务对象还是护理人员，不仅要保持生理健康，还应重视心理健康。此外，社会对护理人员的心理健康水平提出了更高的要求，护理人员应具备能够运用心理学的知识和技术促进和维护护理对象的心理健康的能力。本任务通过知识平台、任务实施等对心理健康的概念、标准等进行阐释，旨在让护生掌握并运用心理健康知识维护患者的心理健康水平。

一、心理健康的概念

心理健康是指个体心理在本身及环境条件许可范围内所能达到的最佳功能状态，不是指绝对的十全十美的状态。从广义上讲，心理健康是指一种高效而满意的、持续的心理状态。从狭义上讲，心理健康是指人的基本心理活动的过程内容完整、协调一致，即认识、情感、意志、行为、人格完整和协调，能适应社会，与社会保持同步。

二、心理健康的标准

第三届国际心理卫生大会认为心理健康的标准如下。

（1）身体、情绪十分协调。

（2）适应环境，在人际关系中彼此能谦让。

（3）有幸福感。

（4）在职业工作中，能充分发挥自己的能力，过着有效率的生活。

美国心理学家马斯洛和米特尔曼提出的心理健康的十条标准被认为是"最经典的标准"。

（1）充分的安全感。

（2）充分了解自己，并对自己的能力作适当的估价。

（3）生活的目标切合实际。

（4）与现实的环境保持接触。

（5）能保持人格的完整与和谐。

（6）具有从经验中学习的能力。

（7）能保持良好的人际关系。

（8）适度的情绪表达与控制。

（9）在不违背社会规范的条件下，对个人的基本需要做恰当的满足。

（10）在不违背社会规范的条件下，能做有限的个性发挥。

我国知名心理学家郭念锋先生提出了心理健康的 10 条标准。

1. 周期节律性　人的心理活动在形式和效率上都有着自己内在的节律性，比如白天思维清晰，注意力集中，适于工作；晚上能进入睡眠，以便养精蓄锐，第二天工作。如果一个人每到了晚上就睡不着觉，那表明他的心理活动的固有节律处在紊乱状态。

2. 意识水平　意识水平的高低，往往以注意力水平为客观指标。如果一个人不能专注于某种工作，不能专注于思考问题，思想经常开小差或者因注意力分散而出现工作上的差错，就有可能存在心理健康方面的问题了。

3. 暗示性　易受暗示性的人，往往容易被周围环境引起情绪波动和思维动摇，有时表现为意志力薄弱。他们的情绪和思维很容易随环境变化，给精神活动带来不太稳定的特点。

4. 心理活动强度　这是指对于精神刺激的抵抗能力。一种强烈的精神打击出现在面前，抵抗力低的人往往容易遗留下后患，可能因为一次精神刺激而导致反应性精神病或癔症，而抵抗力强的人虽有反应但不一定会致病。

5. 心理活动耐受力　这是指人的心理对于现实生活中长期反复地出现的精神刺激的抵抗能力。这种慢性刺激虽不是一次性的强大剧烈，但却久久不消失，几乎每日每时都要缠绕着人的心灵。

6. 心理康复能力　由于人们各自的认识能力不同，人们各自的经验不同，从一次打击中恢复过来所需要的时间也会有所不同，恢复的程度也有差别。这种从创伤刺激中恢复到往常水平的能力，称为心理康复能力。

7. 心理自控力　情绪的强度、情感的表达、思维的方向和过程都是在人的自觉控制下实现的。当一个人身心十分健康时，他的心理活动会十分自如，情感的表达恰如其分，词令通畅、仪态大方，既不拘谨也不放肆。

8. 自信心　一个人是否有恰当的自信心是精神健康的一种标准。自信心实质上是一种自我认知和思维的分析综合能力，这种能力可以在生活实践中逐步提高。

9. 社会交往　一个人与社会中其他人的交往，也往往标志着一个人的精神健康水平。当一个人严重地、毫无理由地与亲友断绝来往，或者变得十分冷漠时，这就构成了精神病症状，叫作接触不良。如果过分地进行社会交往，也可能处于一种躁狂状态。

10. 环境适应能力　环境就是人的生存环境，包括工作环境、生活环境、工作性质、人际关系等。人不仅能适应环境，而且可以通过实践和认识去改造环境。

将这 10 条标准综合起来考察，就可以看出一个人的心理健康的水平如何。

我国知名心理学家许又新先生提出衡量心理健康可以用三个标准：体验标准、操作标准和发展标准。这三个标准，也要联系起来综合地加以考察和衡量。

（1）体验标准　是指以个人的主观体验和内心世界为准，主要包括良好的心情和恰当的自我评价。

（2）操作标准　是指通过观察、实验和测验等方法考察心理活动的过程和效应，其核心是效率，主要包括个人心理活动的效率和个人的社会效率或社会功能（如工作及学习效率高、人际关系和谐等）。

（3）发展标准　着重对人的心理状况进行时间纵向（过去、现在与未来）考察分析（而前两种标准主要着眼于横向，考虑一个人的精神现状）。发展标准指有向较高水平发展的可能性，并且有使可能性变成现实的行动措施。

心理学者马建青提出了心理健康的七标准如下。

（1）智力正常。

（2）情绪协调，心境良好。

（3）具备一定的意志品质。

（4）人际关系和谐。

（5）能动地适应环境。

（6）保持人格完整。

（7）符合年龄特征。

以上关于对心理健康标准的不同阐释，尽管表述不同，但总的原则基本是一致的。

 任务实施

判断心理健康的工作情境如表 7-2 所示。

表 7-2　判断心理健康的工作情境

案例呈现	收集信息	判断	评价
求助者："我的腿曾受过伤，局部有些变形，近一周心里总想这事，总觉得自己是个残疾人，我是不是心理有病啊？" 咨询师："医生说可以康复吗？"	能了解自己，并对自己的情况做适当的评价和适度的情绪表达	求助者各行为和心理符合心理健康标准，判断：心理健康	信息收集正确，能根据求助者的心理特点有针对性地提供心理支持，达到助人自助的效果
求助者："医生说功能可以康复，但局部的变形需要较长时间的恢复，所以这几天我一直很担心" 咨询师："您的担心是正常的。我们遇到这样的情况，也会感到焦虑。不过，您可以用积极的心态去看待您的腿受伤的情况。" 求助者："能告诉我怎么样才能有积极的心态？" 咨询师："听说过吉米·杜兰特的故事吗？" 求助者："没有，请您给我说说" 咨询师："……杜兰特曾在一次表演的喝彩声中，发现了正在鼓掌的'一双手'，那是二战中分别失去左手和右手的退伍老兵的手，他们能为一次小小的精彩以这种形式喝彩，心理是何等的健康！"	有安全感		
求助者："我懂了，其实，我的状况不会因我在意或不在意而改变，我的情绪低落，也会传染给周围的人，害家人和朋友为我担心。" 咨询师："听说您是在地震中受的伤，好在医生检查并告诉您可以康复，事情可能不会总是这样的，它会好起来的，而您也会好起来的！"	能从别人的故事中吸取经验，自我评价切合实际		
求助者："是啊，我知道，我应该要好好珍惜，为了那些在地震中逝去的人，我要更坚强地活着，我会加强锻炼……"	能适应环境，有一定的意志品质，有心理康复能力		

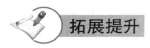

心理亚健康

根据世界卫生组织对健康四位一体（即躯体健康、心理健康、社会适应性健康、道德健康四位一体）的全新定义，心理亚健康是指在环境影响下由遗传和先天条件所决定的心理特征（如性格、喜好、情感、智力、承受力等）造成的健康问题，是介于心理健康和心理疾病之间的中间状态。主要表现为不明原因的脑力疲劳、情感障碍、思维紊乱、恐慌、焦虑、自卑以及神经质、冷漠、孤独、轻率，甚至产生自杀念头等。心理亚健康的外在表现如下。

（1）心神不定，焦虑万分，对任何以前很容易处理的问题现在都没有把握，眉头紧皱，若有所思，担心马上会大难临头。

（2）烦躁不安，坐卧不宁，站着累，坐着也累，听见任何响动都会烦躁，总有吵架的冲动。

（3）强烈的妒忌心理，对谁都不服，即使当面迫于环境勉强欢笑，背后会用最恶毒的语言发泄不满。

（4）恐惧心理，害怕和同事、朋友、亲人交流，有的人自己在家里都感到害怕，更不用说和陌生人交流，见到上司心跳加速，满脸通红，有些人用猛吃东西安慰自己，也有人用逃避的方式麻痹自己。

（5）记忆力下降非常明显，在关键场合脑子会一瞬间空白，词不达意还抱怨别人不理解，对自己以前非常熟悉的朋友的名字也会忘记，经常下达前后矛盾的指示。

（6）反应迟钝，对新鲜的事物不接受或拒绝接受，身体的灵活性下降，判断能力也受到影响，做任何事情会比以前慢一拍。

（7）强迫症状，比如有洁癖倾向，常常反复洗手；做一件事情之后会反复地确认好几遍，经常会返回只是为了确认门是否锁上；做事情必须要按一定的程序来做，否则心理就会很不舒服等。

（8）抑郁，比较常见，如不加以调节或治疗，发展到严重程度会对自己的存在价值产生怀疑，大多数人会选择自杀作为摆脱困境的唯一办法。

（9）缺乏安全感，现在社会的常见现象，走到哪里都感觉没有安全感。

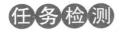

任务检测

一、简答题

结合实际谈谈怎样使自己的心理更加健康。

二、案例分析

小王性格内向、孤僻，不善言谈，成绩很好，但因高考临场"失败"进入高职院校。大一时曾与寝室同学发生过几次冲突，为了回避室友，总是早出晚归。他觉得自己没有一个能相互理解、信任、谈得来的知心朋友，时常感到孤独自卑，内心烦躁痛苦，经常失眠和头痛。由于他学习精力很难集中，成绩急剧下降，后来出现了考试"挂科"现象。小王深感陷入病困交加的境地而无法自拔，渐渐对学习失去了信心，并厌倦学习，厌恶身边同学，最终不顾老师和家长的多次劝阻坚持退学。

问题：1. 小王退学的原因是什么？他的心理健康吗？
　　　2. 从哪些方面去评价一个人的心理健康？

（李正姐）

任务3　维护心理健康

学习目标

1. 掌握维护心理健康的方法。
2. 熟悉如何维护护理人员的心理健康。

任务描述

　　健康心理的维护是现代人必须注重的一种心理教育内容，也是预防心理异常的最好方法。每人所处的环境不同，遇到的问题各异，因此没有一套用于众人而皆准的方法。护理人员是人类身心健康的维护者。这一崇高的事业和光荣的使命要求护理人员具备良好的心理素质和娴熟的护理技术，护理人员健康稳定的心理对患者的心理健康具有潜移默化的作用和强烈的感染力。本任务通过知识平台、任务实施等介绍一些有助于护理人员在工作和生活中保持身心平衡、达到自我调适的观念和做法。

一、维护心理健康

　　心理健康不仅关系到个人的生活、学习、成长、幸福，也关系到社会的发展、民族的兴衰。家庭、学校、社会都应通过具体可操作的方法，增进人们的心理健康，减少心理疾患。在平常的学习、生活中，每个人都要注意培养自己健康的心理素质，可以通过以下途径维护心理健康。

（一）认识自己，悦纳自己

　　心理学家指出，自我悦纳与否的自我评价意识有很大作用，悦纳自己的人会把自己看作是有价值的、令人喜欢的、优越的、能干的人；如果一个人看不到自己的价值，只看到自己的不足，什么都不如别人，处处低人一等，就会丧失信心，产生厌恶自己的自卑感，就会缺乏朝气和积极性。自我悦纳是心理健康的前提，要勇敢地接受自己的缺点、不足或缺陷；为自己的优点和长处喝彩并尽力发挥自己的长处；不必为自己在某些方面比别人强而骄傲，也不必为自己的某些方面不足而丧气，做个自强自信的人。对自己的动机、目的有明确的了解，对自己的能力有适当的估价。对自己充满自信，对他人也深怀尊重；充分认识自我，发挥最大潜力。

（二）面对现实，适应环境

　　能否面对现实是心理正常与否的客观标准。心理健康者总是能与现实保持良好的接触。

他们能发挥自己最大的能力去改造环境，以求外界现实符合自己的主观愿望；即便在力不能及的情况下，他们也能另择目标或重选方法以适应现实环境。心理异常者最大的特点就是脱离现实或逃避现实，他们可能有美好的理想，却不能正确评估自己的能力，又置客观规律而不顾，因而理想成了空中楼阁。于是怨天尤人或自怨自艾，逃避现实。

在现实生活中，我们应有"走自己的路，任他人去说"的精神，若常是人云亦云，随波逐流，便会失去自我，焦虑也由此产生，所以做人必须有自己的原则。另一方面，我们也应该注重朋友的忠告。自以为是，我行我素，只会落得形影相吊、无人理睬的境地。孔子云："知耻者近乎勇也"，"耻"字的构成是个会意字，有两种书写情况：一是"耻"，即是您听到别人说您的坏话之时，应该止住您的行为；另一是"助"，即当您听到别人说您时，应该用心反省一下自己的行为。能如此，便是"知耻"，否则便是"无耻"。心理咨询师认为，心理健康的人应与别人有一定程度的相似，生理上如此，心理上也是这样。比如由"月亮"想到"太阳"或"星星"或"黑夜"等；由"花儿"想到"小草"或"幸福"或"姑娘"等，都是正常的联想。但那些"对月伤心"者，由"月亮"想到"死亡"；"见花坠泪"者，由"花儿"想到"痛苦"，就显然与众不同，使人难以理解。若经常都如此"与众不同"，则可能属于不健康的范畴。

（三）结交知己，与人为善

乐于与人交往，和他人建立良好的关系，是心理健康的必备条件。人是群居动物，与人群在一起不只是可得到帮助和获得信息，还可使我们的苦、乐和能力得到渲泄、分享和体现，从而促使自己不断进步，保持心理平衡、健康。

与人相处之时，正面态度或情绪如尊敬、信任、喜悦等，应多于反面态度或情绪如仇恨、嫉妒、怀疑、畏惧、憎恶等。人生是美好的，与人相处是有利于心理健康的。人际关系是复杂的，我们交友肯定有深浅或厚薄。对于事实已证明不可深交的人，我们也不妨浅交，不必嫉恶如仇，注意适当的距离即可。所谓遇事退一步，海阔天空；凡事论曲直，路窄林深。应学会郑板桥"吃亏是福""难得糊涂"的宽大胸怀。

（四）努力工作，学会休闲

工作的最大意义不限于由此获得物质生活的报酬，从心理学的观点看，它对个体还具有两方面意义：一是工作能体现出个人的价值，使其获得心理上的满足。无论是在日常生活中做一件平常琐事（如写篇小文章、修理家用电器等），还是从事长期性的职业工作（如培养一届学生、训练一支球队等），都能获得一种成就感；二是工作能使人在团体中表现自己，以提高个人的社会地位。

刚从工作岗位上退休的老年人，常常有严重的失落感。为适应这种新的环境，最佳的方法就是重新工作。于是许多退休老人又去寻找临时工作，或做点小生意，或整日栽花锄草、修理家用小玩意。就是在心理治疗的方法上，也有所谓工作治疗法与职业治疗法，其目的就是经由工作或职业活动，使心理异常者获得成就的满足、发现自我价值，从而达到正常适应。

另一方面，现代社会生活节奏紧张、工作忙碌而机械，不少人情绪长期紧张而又不善于休闲调剂，于是也成了心理异常的一个原因。不少人遇到休闲日却又不知如何打发，经常睡个懒觉或看看电视消遣。也有人一逢休闲便拼命娱乐，或打通宵牌，或跳通宵舞，或看通宵电影，于是休闲之日反比工作之时更累更忙。我们应该合理地安排休闲时间，经常改换方式，或郊游、或聚会、或访友、或参观展览等，也可参加一些职业性的活动或社会性的活动。要使休闲日更为丰富多彩，真正成为恢复体力、调剂脑力、增长知识，获得健康的时机。

心理健康的维护主要依靠自己，心理疾患的治疗除需有心理咨询师的指导外，也需要依靠自己的信心与毅力。如果掌握了有关心理健康和心理治疗的知识，我们不仅能随时关心和维护自己的心理健康，还可随时修正自己的行为。从此意义上讲，人人都是自己的心理咨询师。

二、维护护理人员心理健康

心理健康对于每个人都非常重要，对于从事临床工作的护士来说尤为重要。只有拥有健康心理的护理人员才能积极地面对复杂多变的工作，热情地为患者提供优质的护理服务。护理人员可以从以下四个方面维护自身的心理健康。

（一）正确认识自我

接受现实的自我，选择适当的目标。不做自不量力之事，不随意退却；培养开朗、进取的性格和良好的适应能力。

（二）热爱护理工作

努力学习专业及相关学科知识，充实自己，用心理学的知识和技能指导并调节自我，愉快地工作，提高患者满意度。

（三）乐于与人交往

应善于处理各种人际关系，从患者的角度理解他们的感受，以尊敬、信任、友爱、宽容、谅解等积极的态度对待患者和同事，创造团结、友爱、和谐的工作氛围。与亲友密切接触、和睦相处，宣泄不良情绪，共同分享快乐，保持心理健康。

（四）合理安排时间

护士要培养多种兴趣，让自己的业余生活过得丰富多彩、轻松愉快。如果条件允许，尽量外出旅游，观赏美丽的自然风光，以此陶冶性情；也可参加一些职业性的活动或社会性的活动，以恢复体力、调剂脑力、增长知识、保持健康。

 任务实施

根据心理特点维护护理人员心理健康如表 7 - 3 所示。

表 7 - 3　根据心理特点维护护理人员心理健康

病例呈现	护理人员收集信息	心理干预实施	效果评价
护士甲："护士长真是不体谅人，又要考核我们了。整天工作就已经很忙了，还要应付考试，不想让人好过。" 护士乙："我没这么认为，那是护士长有计划地帮助你们学习呢，你看你们考的都是今后的职称考试考点，等你们晋升职称了，不是就非常容易了吗？" 护士甲："说的也是，看来是我错怪护士长了，不该发牢骚的……"	护理人员在工作中遇到挫折时引发的不良情绪	心情不佳时找机会向亲友、同事、领导等比较亲的人倾诉，缓解心理压力，消除不良情绪，下意识地转移注意力，忘掉不愉快的事情	合理宣泄消极情绪，经疏导后很快调适，重新投入到工作中

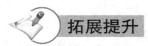**拓展提升**

保持心理健康的基本原则

我国心理学家孙昌龄先生提出了保持心理健康的以下原则。

1. 了解自己和承认自己　对自己要做出恰如其分的和适宜的估价，向适合自己的方向去奋斗，这样才能扬长避短。

2. 认识现实和面对现实　每个人的理想、愿望、动机、目的都要和社会的理想、愿望、动机、目的同步，不能"我行我素"，脱离现实。

3. 昂扬的斗志、奋发的志向　要积极主动地去改造环境，进行创造性适应，不能消极被动地去顺应环境。

4. 增进心理耐力　对挫折要有一定的抵抗力，要适当地经风雨、见世面。

5. 加强心理攻击力　锻炼能够在各式各样的困难情境中变被动为主动，变不利为有利的抵抗进攻的能力。

6. 消除心理压力　要有积极的自我暗示和自信心，成功和信心的关系是很大的。

7. 勤用脑　越用脑，越会长寿；人脑"用进废退"，勤用脑，脑的反应会更灵敏，精力也会更加旺盛。

保持心理健康的基本原则与方法也许对不同人的作用大小不一样，每个人都应该保持心理健康，除了以上这些原则外，还可根据自己的实际情况，采取切合实际的方法，以良好的心态投入社会生活。

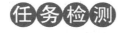

任务检测

一、简答题

1. 结合实际，谈一谈自己的心理是否健康，为什么？

2. 如何维护自身的心理健康？

二、案例分析

吴护士因工作能力强，积极肯干，认真踏实，很快被提拔为副护士长。她为了更好地适应新的角色，每天早上一起床，就到病区，每天晚上很迟回家，很少准时进餐。繁忙的工作任务和她自己制定的很满的日程，令她不敢停歇，常感叹"不知道周末是什么滋味"。长期的生活不规律和过度的精神压力，使她患了胃溃疡，主诉胃痛，反复发作两年，常嗳气，吐清水，偶有反酸，食欲不振，精神欠佳。

问题：请结合以上案例列出心理健康教育的要点。

扫码"练一练"

（李正姐）

扫码"学一学"

项目八

应对心理应激

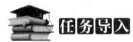
任务导入

一次，法国的拿破仑将军在行军途中忽然听到一阵呼救声，他扬鞭策马，来到传出声音的湖边，看见一个士兵在湖里拼命挣扎，并慢慢向水深处漂去，岸边的几个士兵却乱成了一团，因为他们水性不佳，不知该怎么办。

拿破仑问岸边的那几个士兵："他会游泳吗？""只能扑腾几下！"拿破仑立刻从侍卫手中拿过一支枪，朝落水的士兵大喊："赶紧给我游回来，不然我毙了你！"说完，朝那人的前方开了两枪。

落水士兵听出是拿破仑的声音，又听说拿破仑要枪毙他，一下子使出浑身的力气，猛地转身，很快游了回来。

不会游泳的落水士兵为什么能够自救成功？从这个故事里我们能得到怎样的启发？

任务1　认识应激

学习目标

1. 掌握心理应激的概念。
2. 熟悉心理危机的概念和类型。
3. 了解心理应激与健康的关系。
4. 能深刻领会应激对健康的积极影响，并引导护生运用于实际。

任务描述

现今社会，竞争激烈，每天我们都身处各种压力与应激之中，为了使护生进一步认识应激，将来在工作中能引导患者正确对待应激，积极应对压力，本任务通过介绍应激和心理危机相关知识，以及解释应激与健康的关系，让护生对心理应激及心理应激对健康的积极影响有更深的认识，并将之运用到实际护理工作中。

一、应激

应激（stress）原本是一个物理学的概念，指一个系统在外力作用下，竭尽全力对抗时的超负荷过程。现代应激的概念主要包括三个方面：①应激是一种刺激；②应激是一种反应；③应激是一种状态。

医学中的"应激"概念由加拿大生理学家塞里（Selye）于1936年提出。他认为应激是个体对各种伤害性刺激所作出的非特异性生理防御反应，也可称作紧张反应、压力等。1968年，美国心理学家拉扎鲁斯（Lazarus）提出，心理应激（psychology stress）是个体对各种生活事件（生活变故），经察觉和评估为一种威胁后，所产生的整体反应。应激分医学应激与心理学应激（表8-1）。

心理应激是一个非常复杂的过程，也是一个不断变化、失衡又平衡的整体。个体在一定的社会环境中生活，总会面临各种各样的情境变化或刺激，通过信息的加工，就会对刺激作出相应的反应，同时产生一系列相应的心理生理变化。如果这种刺激需要个体作出较大的努力才能适应，或者这种反应超出了个体所能承受的适应极限，就会引起机体心理、生理平衡的失调即紧张反应状态的出现。更重要的是，生物、心理和社会等诸多因素都可能成为应激源，但必须要在认知评价的基础上才能变成现实的应激源。

近20年来，心理应激作为心理社会病因学研究的重要内容，已经引起学界广泛的关注。实际上，心理应激在心理干预、心理卫生和心理护理等领域已经显示出其越来越重要的理论和实际意义。

表8-1 医学应激与心理学应激的主要区别

项目名称	医学应激	心理学应激
起因	伤害性刺激	生活事件
过程	刺激-反应	刺激-评估-反应
反应	生理反应	心理、生理和行为反应

二、心理危机

（一）概念

心理危机（psychological crisis）是指当突然遭受严重灾难、重大生活事件或精神压力时，个体意识到这类事件和情景超过了自己的应付能力，感到难以解决、难以把握，内心的紧张不断积蓄，继而出现无所适从甚至思维和行为的紊乱，严重干扰个体及家庭的生活，甚至有可能引发自杀或者危害社会的严重后果，必须及时给予危机干预。

（二）类型

1. 情境性危机 指当出现以突发、随机、强烈、震撼、灾难、多样为特点的罕见或者超常事件，且个人无法预测和控制时出现的危机。如地震、战争、受到攻击、突然失业等。

2. 发展性危机 一般发生在正常成长和发展过程中的心理发展关键期，是由于急剧的变化或者转变导致的异常反应。如搬家、升学、离婚、退休等。

3. 存在性危机 指伴随着重要人生问题如人生的目的、责任、独立性、自由和承诺等出现的内部冲突和焦虑。如"人生没有意思""没有自我价值"等都是此类危机的表现。

4. 病理性危机 某些心理障碍或心理疾病也可导致的心理危机，如抑郁、焦虑、紧张等，这是由神经症导致的心理危机，也有些是由行为异常引发的危机，如品行障碍或违纪犯罪等。

扫码"看一看"

（三）目的、原则和流程

1. 目的

（1）防止过激行为，如自杀、自伤或攻击行为等。

（2）促进交流与沟通，鼓励当事者充分表达自己的思想和情感，激发其自信心和正确的自我评价，提供适当建议，促使问题解决。

（3）提供适当医疗帮助，处理晕厥、情感休克或激惹状态。

2. 原则

（1）迅速确认问题，评估危险程度。

（2）立即采取措施，解决紧急问题。

（3）先稳定情绪，再改变认知。

（4）鼓励安慰患者，提供心理支持。

（5）积极帮助患者采取有效的应对方式。

（6）动员家人、亲友、同事等参与危机干预。

3. 流程

（1）保持与危机者密切接触　护理人员或家属尽可能地陪伴在危机者身旁，耐心地引导和倾听危机者叙述，了解危机发生的原因，同时防止意外事件的发生。

（2）及时地给予危机者心理支持　运用鼓励、安慰、暗示等支持性心理治疗技术，尽快地消除极度的焦虑、紧张、抑郁等负性情绪，给危机者提供疏泄的机会，鼓励其将自己的内心情感表达出来。

（3）利用放松技术为危机者提供安全感，恢复安心感　放松疗法具有良好的抗应激效果，危机者由于负性情绪强烈，通过放松疗法可以稳定情绪，并且可以调整交感神经系统的功能，使身心机能达到最佳状态。

（4）帮助危机者调动和利用社会支持系统　帮助危机者多与家人、亲友、同事接触和联系，以减少孤独和心理隔离，鼓励危机者积极参加活动，扩大社会交往，在现实生活中体验被尊重、被理解、被支持的情感，并且可以获得新的信息或知识。

（5）帮助危机者了解和建立积极的应对方式　有些危机者采用消极的应对措施而导致危机的加重，因此，要对危机者使用的应对策略进行分析，引导他们用积极的应对方式取代消极的应对方式，以帮助他们积极面对情景。

（6）提供医疗帮助，解决实际问题　及时处理危机时出现的紧急情况，如晕厥、休克等。及时对干预结果进行评价。

（四）干预技术

1. ABC 法　A：心理急救，稳定情绪；B：行为调整，放松训练，晤谈技术；C：认知调整，情绪减压和哀伤辅导。具体步骤：取得信任，建立良好的沟通关系；鼓励宣泄，把内心情感表达出来；提供心理危机及危机干预知识的宣教、解释心理危机的发展过程，建立自信，提高对生理和心理应激的应付能力；根据不同个体对事件的反应，采取不同的心理干预方法，如积极处理急性应激反应，开展心理疏导、支持性心理治疗、认知矫正、放松训练、晤谈技术等，以改善焦虑、抑郁和恐惧情绪，减少过激行为的发生，必要时适当应用镇静药物；调动和发挥社会支持系统（如家庭、社区等）的作用，鼓励多与家人、亲友、同事接触和联系，减少孤独和隔离。

2. 技术要点

（1）心理急救

1）接触和参与　目标：倾听与理解。应答幸存者，或者以非强迫性的、富于同情心的、助人的方式开始与幸存者接触。

2）安全确认　目标：增进当前的和今后的安全感。

3）稳定情绪　目标：使在情绪上被压垮或定向力失调的幸存者得到心理平静、恢复定向。

4）释疑解惑　目标：识别出立即需要给予关切和解释的问题，立即给予可能的解释和确认。

5）实际协助　目标：提供实际的帮助给幸存者，以处理现实的需要和关切。

6）联系支持　目标：帮助幸存者与主要的支持者或其他的支持来源，包括家庭成员、朋友、社区的帮助资源等建立短暂的或长期的联系。

7）提供信息　目标：提供关于应激反应的信息、关于正确应付来减少苦恼和促进适应性功能的信息。

（2）心理晤谈　此方法多适用于公共事件的集体行为，对处于危机中的个体也可借鉴。晤谈目的是公开讨论内心感受；支持和安慰；资源动员；帮助当事人在心理上（认知上和感情上）消化创伤体验。晤谈时限：在广泛了解的基础上，灾难发生后 24～48 小时之间是理想的帮助时间，6 周后效果甚微。晤谈中指导者应进行自我介绍，解释保密问题；请其描述危机状态的各种体验和行为；描述自己的应激反应综合征症状，如失眠，食欲不振，脑子不停地闪出事件的影子，注意力不集中，记忆力下降，决策和解决问题的能力减退，易发脾气，易受惊吓、有何不寻常的体验及其体验对家庭、工作和生活造成什么影响和改变等；介绍正常的反应；提供准确的信息，讲解事件、应激反应模式；应激反应的常态化；强调适应能力；讨论积极的适应与应付方式；提供有关进一步服务的信息；提醒可能的并存问题（如饮酒）；给出减轻应激的策略；自我识别症状；总结晤谈过程；回答问题，讨论行动计划，严重事件后应嘱其数周或数月内进行随访。

（3）松弛技术　除了那些分离反应明显者，教会所有被干预者一种放松技术：呼吸放松、肌肉放松、想象放松。

（五）常见危机原因、心理反应及干预

引起心理危机的原因有：急性严重疾病；突发事件导致残废；突然失去亲人（如父母、配偶或子女）或朋友；恋爱关系破裂；失去爱物；破产或重大财产或住房损失；重要考试失败；晋升失败；严重自然灾害，如地震、火灾、洪水等。

个体面对刺激均会有所反应，但不同个体对同一性质事件的反应强度及持续时间不同。一般的应对过程可分为三个阶段：第一阶段，表现麻木、恐慌，否认或不相信；第二阶段，感到激动、焦虑、痛苦和愤怒，也可有罪恶感、退缩或抑郁；第三阶段，接受事实并为将来做好计划。危机过程持续不会太久，如亲人突然死亡的居丧反应一般在 6 个月内消失，否则应视为病态。具体可以根据产生的原因不同，心理反应表现为以下几种。

1. 急慢性疾病　①急性疾病时的心理反应：焦虑，患者感到紧张、忧虑、不安。严重者感到大祸临头，伴发自主神经症状，如眩晕、心悸、多汗、震颤、恶心和大小便频繁等，并可有交感神经系统亢进的体征，如血压升高、心率加快、面色潮红或发白、多汗、皮肤发冷、面部及其他部位肌肉紧张等。恐惧，患者对自身疾病，轻者感到担心和疑虑，重者惊恐不安。抑郁，因心理压力可导致情绪低落、悲观绝望，对外界事物不感兴趣，言语减少，不愿与人交往，不思饮食，严重者出现自杀观念或行为。②慢性疾病时的心理反应：抑郁，多数心情抑郁、沮丧，尤其是性格内向的患者容易产生这类心理反应；可产生悲观厌世的想法，甚至出现自杀观念或行为。性格改变，如总是责怪别人、责怪医生未精心治疗，埋怨家庭未尽心照料等，故意挑剔和常因小事勃然大怒。他们对躯体方面的微小变化颇为敏感，常提出过高的治疗或照顾要求，因此导致医患关系及家庭内人际关系紧张或恶化。干预原则为积极的支持性心理治疗结合药物治疗，以最大程度减轻其痛苦，选用药物时应考虑疾病的性质、所引起的问题，以及患者的抑郁、焦虑症状。以癌症为例，如疼痛可用吗啡，抑郁用抗抑郁药，焦虑用抗焦虑药处理。干预原则是主要运用科学的理论向患者解释，解除由于患者对医学知识的不理解产生的焦虑、恐惧和抑郁心理；从医学技术及临床新技术的应用及其效果等方面对患者进行宣教，增强其与疾病抗争的信心，缓解其因病情严重产生的悲观情绪；运用临床优质医疗和护理服务的知识和技能照顾、指导患者，充分发挥健康咨询者、教育者、协调者，患者代言人等角色功能，取得患者的积极配合和支持，减少护患沟通方面的误解或纠纷。

2. 恋爱或婚姻关系破裂　失恋可引起严重的痛苦和愤懑情绪，有的可能采取自杀行动，或者把爱变成恨，采取攻击行为，攻击恋爱对象或所谓的第三者。干预原则是与危机者充分交谈，指出恋爱和感情不能勉强，也不值得殉情，而且肯定还有机会找到自己心爱的人。同样，对拟采取攻击行为的危机者，应防止其攻击行为，指出这种行为的犯罪性质并可能带来的严重后果，因此既要防止危机者自杀，也要阻止其鲁莽的攻击行为。一般持续时间不长，给予适当的帮助和劝告可使危机者顺利度过危机期，危机期过后相当长一段时间内，危机者可能认为世界上的女人（或男人）都不可信，产生很坏的信念，但这不会严重影响其生活，而且随着时间的迁延会逐渐淡化。夫妻的感情破裂，结局多是离婚，如果双方都能接受，不会引起危机，否则可能引起危机。①夫妻间暂时纠纷，如受当时情绪的影响使矛盾激化时，可能引发冲动行为，甚至凶杀。干预原则是进行心理疏导，引导双方冷静处理，协助解决问题，缓解过激情绪，防止过激行为发生。②夫妻间长期纠纷，其原因包括彼此不信任、一方有外遇、受虐待、财产或经济纠纷等。这可以使双方（尤其是女方）产生头痛、失眠、食欲和体重下降、疲乏、心烦、情绪低落等，严重者出现自杀企图或行为。干预原则是尽量调解双方矛盾，对有自杀企图者应做好监护，预防自杀，可给予适当药物改善睡眠、焦虑和抑郁情绪。

3. 痛失亲人　对于亲人或朋友突然死亡引起的悲伤反应，与死者关系越密切的人，产生的悲伤反应也就越严重。亲人如果是猝死或是意外死亡，如突然死于交通事故或自然灾害，引起的悲伤反应最重。①急性反应：在听噩耗后陷于极度痛苦。严重者情感麻木或昏厥，也可出现呼吸困难或窒息感，或痛不欲生呼天抢地地哭叫，或者处于极度的激动状态。干预原则是采取紧急措施，确保处于危机中的个体的安全。昏厥者立即置于平卧位，对症处理。处于情感麻木或严重激动不安者，应通过给药等途径使其进入睡眠。醒后，应表示同情，营造支持性气氛，指导并鼓励居丧者采取符合逻辑的措施，逐步减轻悲伤。②悲伤反应：在居丧期出现焦虑、抑郁，或自己认为对待死者生前关心不够而感到自责或有罪，脑子里常浮现死者的形象或出现幻觉，难以坚持日常活动，甚至不能料理日常生活，常伴有疲乏、失眠、食欲降低和其他胃肠道症状。严重抑郁者可产生自杀企图或行为。干预原则是让居丧者充分表达自己的情感,给予支持性心理治疗。用帮助睡眠的药物改善睡眠,减轻焦虑和抑郁情绪。对自杀企图者应有专人监护。③病理性居丧反应:如悲伤或抑郁情绪持续 6 个月以上,明显的激动或迟钝性抑郁,自杀企图持续存在,存在幻觉、妄想、情感淡漠、惊恐发作,或活动过多而无悲伤情感,行为草率或不负责任等。干预原则为适当的心理治疗和抗精神病药、抗抑郁药、抗焦虑药等治疗。

4. 严重经济损失 对个体能否产生严重刺激的经济损失可因个人承受能力不同,金额大小不等。危机者极度悲伤和痛苦,感到万念俱灰而萌生自杀的想法,并进一步采取自杀行动。干预原则是与危机者进行充分交流,分析其自杀并不能挽救已经发生的经济损失,只有通过再次努力才能重建生活。如果通过语言交流不能使患者放弃自杀企图,应派专人监护,防止危机者采取自杀行动。度过危机期后,危机者可能逐渐恢复信心,可能在一段较长的时间情绪低落、失眠、食欲降低或存在其他消化道症状,可给予支持性心理治疗和抗抑郁药。

5. 考试或晋升失败 对个人具有重要意义的考试或晋升失败可引起痛苦的情感体验,通常表现为退缩、不愿与人接触,严重者也可能采取自杀行动或攻击行为。干预原则是对自杀企图者或有攻击行为者采取措施予以防止。与危机者进行充分交谈,让其发泄自己的愤怒情绪,并给予适当的劝告。考试失败的大多是年轻人,可塑性大,危机过后大多能重新振作起来。

一般来说,危机所致反应为自限性,多数于 1~4 周内消失,持续时间过长或反应程度较大,需采取干预措施。在危机状态,个体会发出求助信号,愿意接受外部的帮助或干预。此时发现并及时干预,可以起到关键作用。预后取决于个人的素质、适应能力和主动作用,以及他人的帮助或干预等。此外,危机干预必须和社会支持系统结合起来。尤其是在遭遇重大灾害的时候,心理危机干预和社会工作服务是紧密结合在一起的。

三、心理应激与健康

心理应激在健康和疾病中扮演着重要的角色。适度的应激有积极的作用,可以提高个体应对环境变化的能力,但长时、过度的应激则影响人们的心身健康。所以,应激既有积极的作用,也有消极的作用。

(一) 心理应激对健康的积极影响

1. 适度的心理应激是个体成长和发展的必要条件 心理应激可以被看作是一种环境因素。研究表明,个体早期尤其是青少年时期,适度的心理应激经历可以提高个体未来生活中的应对与适应能力。如早年艰苦的家庭条件与生存环境,往往能够锤炼出他们坚强的意志与毅力,使他们在以后出现的各种艰难困苦面前应对自如,大大提高了社会适应能力。有位哲人说过,痛苦和逆境是最好的老师。很多心理治疗的临床实例也从反面证实了这种情况:缺乏心理应激的青少年,适应环境的能力较差,在离开家庭走向社会的过程中,往往容易发生环境适应障碍,以及出现人际关系问题。

2. 适度的心理应激是维持正常功能活动的必要条件 人的生理、心理和社会功能都需要刺激的存在。心理学中的感觉剥夺实验证明,人在被剥夺感情或处于缺乏刺激的单调状态超过一定时间限度后,会出现幻觉、错觉和智力功能障碍等身心功能损害。沙漠远征的人、飘落孤岛的海上遇难者,往往发生感觉剥夺现象,在获救后出现身心损伤。相反,经常参加紧张的球赛,运动员的骨骼肌,心、肺功能,神经反射功能,大脑分析、判断、决策功能均得到增强；紧张的学习和工作使人变得聪明、机灵、熟练，大大增强了个体的生存、适应能力。

（二）心理应激对健康的消极影响

目前已有明确的数据表明，当心理应激超过人的适应能力就会损害人的健康，因此，心理应激与疾病的发生发展都有密切的关系。20世纪70年代就有人提出："现代人类疾病一半以上与应激有关"。目前人类的疾病谱及死亡顺位的变化也证实了这一结论。

1. 直接引起生理和心理反应　强烈的心理刺激作用于体弱或（和）应激能力差的人，便可发生以下两种情况。第一，急性心理应激状态，临床常见的有急性焦虑反应、血管迷走反应和过度换气综合征等；第二，慢性心理应激状态往往是由强度虽小但长时间的心理应激导致，常使个体出现头晕、疲惫、乏力、心悸、胸闷伴心率加快、血压升高等症状和体征，还可以出现各种神经症表现、情感性精神障碍和精神分裂样表现，并常常被医生忽略而久治不愈。

2. 加重已有的精神和躯体疾病，或使旧病复发　已患有各种疾病的个体，由于疾病的影响，各器官功能状态较差，抵抗应激的心理、生理功能较低，心理应激很容易加重原有疾病或导致旧病复发。躯体疾病的例子较为常见，如高血压患者在工作压力增大时病情加重；冠心患者在争执或激烈辩论时发生心肌梗死；病情已得到控制的哮喘患儿，在母亲离开后哮喘继续发作等。

3. 导致机体免疫能力下降　严重的心理应激引起个体过度的心理和生理反应，造成内环境的紊乱，各器官、系统的稳态破坏，从而使机体的免疫能力下降，机体处于对疾病的易感状态。临床上的应激性胃溃疡就是典型的例子；生活中，那些因亲人突然亡故而痛不欲生者，常常一病不起。

 任务实施

根据应激与健康的关系实施护理情境如表8－2所示。

表8－2　根据应激与健康的关系实施护理情境

病例呈现	护理人员收集信息	心理干预实施	效果评价
患者："我的乳房里长了一个小疙瘩，本来只有那儿黄豆大；这两个月居然长大了，我该怎么办啊？" 护士："您不用太担心，我这就去帮您联系医生。" 患者："可我还是害怕。" 护士："这需要其他的辅助检查才能最后确定，您不必太紧张。"	担心、害怕；往往联想到最坏的结果	及时安抚患者情绪，明确告知工作流程，使患者感受到专业和安全	
患者："医生让我去做检查，里面有一项癌胚抗原，是不是说我这个就是癌症？" 护士："辅助检查是帮助我们明确疾病，并不能说医生怀疑您得了癌症。您还这么年轻，患病的时候更重要的是如何面对和对待它，要保持良好的心态，别给自己太大的压力，好好配合检查。来，我先来给您采血。"	感情外露，易产生消极心态	态度和蔼，动作敏捷；护理操作准确熟练，干脆利落	
患者："今天检查结果出来了，只是小叶增生，太好了，不是最坏的结果。" 护士："您是第一次遇到这种情况吧，我看您做的很好啊，经过这样的事，对每个人来说，都是很大的成长，您看，您现在不就成熟很多了吗？"	注重诊断结果，情绪外露，理解问题较快，思维敏捷	提醒患者自我鼓励，自我提高，引导患者积极思维	沟通有效，能引导患者发挥应激对健康的积极作用

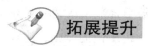

拓展提升

诊室故事——创伤后应激障碍

看着坐在诊室角落椅子上日益消瘦的老伴，老李伤心地抹去眼角的泪水。事情的起因是，老李的孙女在"7·23"温州动车追尾事故中丧生。得知这个消息的当时，老李的老伴王姨就晕倒了。之后的几天里，王姨一看到孙女的衣物、玩具就开始哭，每当电视一有事故的相关新闻，王姨就会跑回卧室，避而不闻。现在发展到在家中只要看到电视机王姨就觉得心慌、胸闷、喘不上气。听到别人提起孙女的名字，她不是惊跳起来，就是大声吼叫。有时家里做的饭菜中没有孙女最爱吃的糖醋排骨，她会气愤地质问："为什么没有做？"甚至把碗筷摔到地上。有时听到邻居家孩子玩耍时的喊叫声，她会一边喊着孙女的名字，一边快速跑到门口去开门。以前王姨的睡眠还可以，每天早晨会去晨练，现在则常常两眼发呆，整晚盯着天花板。早晨起来，老李经常发现老伴的枕头湿了一大片……老李很担心，可是他不知道怎么做才能帮助老伴走出悲伤。

心理咨询师给出的诊断是王姨患上了一种心理疾病——创伤后应激障碍。创伤后应激障碍（Post traumatic stress disorder, PTSD）又称延迟性心因性反应（delayed psychogenic reaction），是由应激性事件或处境而引起的延迟性反应。上文提到的王姨就是一个典型例子。孙女的不幸离世，无疑是一个巨大的刺激。而在这种强烈的刺激下，王姨持续出现焦虑、易激惹、失眠等表现，属于创伤后应激障碍。

创伤后应激障碍这一疾病，首次引起公众注意是因为战争后的退伍军人，不过后来的研究发现，它能够由任何可怕的意外创伤导致，包括绑架、严重的事故、自然灾害、暴力袭击等。能够触发该病的可能原因是某些威胁到患者或其亲人生活的事件，也可能是患者目睹的某些情境——比如说飞机失事后的大片废墟。

大部分创伤后应激障碍患者可能表现出睡眠障碍、抑郁、感情冷漠或麻木、易受惊等症状，对于曾经喜爱的活动也逐渐兴趣减退，并逐渐变得难以与人亲近。他们可能变得易怒，比之前更富有攻击性，甚至更暴力。日常生活中的一些小事就能让患者联想起那次痛苦的经历，触发闪回，或是在脑海中不断有记忆片段闯入。闪回会使人脱离现实，内心重现那次创伤，持续时间可从数秒到数小时不等，也有极少数人会达到几天。正在经历闪回的患者（以视觉、听觉、嗅觉、感觉的形式）通常会相信那件可怕的事情又完完全全发生了一遍。

创伤后应激障碍是可以治疗的，应该带患者去医院的心理科就诊。明确诊断后，患者需要进行药物治疗，如抗焦虑和辅助睡眠治疗。至于心理干预和认知行为治疗，也可以作为辅助治疗的手段。

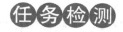

一、选择题

良好的生物调节系统功能，可以防止或降低应激引起的（ ）

  A. 认知功能失调　　　　　　　　B. 躯体化的症状

  C. 人格结构变化　　　　　　　　D. 心理冲突强度

二、角色扮演

护生上网查找常见的危机状态的资料或根据自己的遭遇（旨在让护生通过对遭遇过的

事件的回忆，按理性的分析和自己的期望结果进行角色扮演，在活动中宣泄情绪并完成对心理创伤的平复）设计故事情节，制作成故事部分脚本。小组根据危机干预的原则、流程和技术，讨论干预的具体步骤和流程，编写成干预部分脚本。再根据护生的生活经历和性格特征等，确定角色扮演者，进行小组内预演。师生共同制定评分标准，对扮演者打分，作为一次平时成绩，原则上每位护生都要参与。最后推选几个优秀的案例在课堂上表演。（此任务的准备应在该内容授课前两周进行布置，由教师及班级学习委员和心理委员等人督促落实。）

（陈　树）

任务 2　透析应激过程

学习目标

1. 掌握应激中介的构成因素。

2. 熟悉应激源的分类方法。

3. 了解应激反应的不同表现。

4. 能区分不同阶段的应激过程，并对应激障碍的护理做理论铺垫。

任务描述

在遭遇重大生活事件时，有的人能镇定自若，冷静应对，有的人则惊慌失措，乱了阵脚，为什么会有这样的区别呢？有哪些原因能够成为应激源？个体在面对应激源的时候会有怎样的应激反应？有研究发现，压力和应激已成为现代人生活的常态。为了使护生进一步了解应激，在前一任务介绍应激及危机概念的基础上，本任务通过相关知识介绍、案例分析等，以实现护生对应激中介的构成因素，应激源及应激表现的进一步了解，并对不同应激状态患者的护理方法有所掌握。

应激过程可以分为四个部分：应激源、应激中介、应激反应和应激结果（图 8 - 1）。

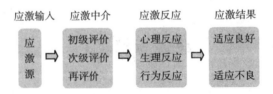

图 8 - 1　应激过程

一、应激源

应激源（stressor）泛指能够引起应激反应的各种刺激物，也称生活事件（life events）。

（一）根据应激源的属性分类

1. 躯体性应激源　指直接作用于人的机体，产生刺激作用的刺激物，包括各种理化、生物刺激物和疾病等。

2. 心理性应激源　包括人际关系的冲突，身体的强烈需求或过高期望，能力不足或认知障碍等。

3. 社会性应激源　包括客观的社会学指标。经济、职业、婚姻、年龄、受教育水平等差异和社会变动性与社会地位的不合适，客观的社会学指标的变迁，个人的社会交往、生活、工作的变化，重大的社会政治、经济的变动等。

4. 文化性应激源　指因语言、风俗、习惯、生活方式、宗教信仰等改变造成的刺激或情境。文化性应激源对个体的影响是持久而深刻的。

（二）根据事件对个体的影响分类

1. 正性生活事件（positive events）　指对个体身心健康具有积极作用的事件。

2. 负性生活事件（negative events）　指对个体产生消极作用的不愉快事件。

（三）根据事件的主客观属性分类

1. 客观事件（objective events）　即不以人们的主观意志为转移，他人也能明显体验到的现实事件。如生老病死和天灾人祸等，这些事件能引起强烈的急性精神创伤或是延缓应激反应，即创伤后应激障碍（post traumatic stress disorder，PTSD）。

2. 主观事件（subjective events）　以个体主观因素为主的事件，是个体的主观产物或者主观因素和客观因素相互作用后的产物，如人际关系等。

二、应激中介

刺激转变为反应需要应激中介（stress medium），可以说应激中介是刺激与反应的中间过程。

1. 认知评价　个体对应激源的性质、程度和可能的危害情况作出的评估，包括初级评价、次级评价和再评价。初级评价是个体在某一事件发生时立即通过认知活动判断其是否与自己有利害关系。一旦得到有关系的判断，个体立即会对事件是否可以改变即对个人的能力作出估计。伴随着次级评价，个体会同时进行相应的应对活动：如果次级评价事件是可以改变的，常常应用针对问题的应对；如果次级评价为应激源不可改变，则往往采用针对情绪的应对。许多研究证明，对事件的认知评价在生活事件与应激反应之间确实起到决定性的作用。初级评价是决定应激反应发生与否的关键，而次级评价是决定应激反应发生程度、关注方式的关键（图8-2）。

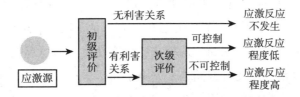

图8-2　认知评价在应激过程中的作用

2. 个性特征　个性特征影响个体对应激源的认知评价，决定了个体对应激源的反应方式和反应程度。

3. 应对策略　个体解决应激源或减轻应激源对自身影响的各种方法和途径，反映了个体能否摆脱应激源的能力。

4. 应激源的强度、可预期性和可控制性　一般情况下，应激源的刺激越强，时间越长，反应越强烈，对个体健康的影响越明显。另外，可预料和可控制的应激源相对比意外出现的、不可控的应激源引起的反应要轻。

5. 社会支持系统　指在应激状态下，来自社会各方面的支持和援助。拥有良好社会支持系统的个体，能够减轻应激，可以应用更多的外部资源，应激效果也更好。缺乏社会支持的人在应激强烈的作用下，往往倾向于对负性生活事件潜在后果的过分强调，或者夸大后果，产生灾难化的认知评价，应对也比较消极。

三、应激反应

当个体经认知评价而察觉到应激源对自身带来的威胁后，就会引起心理与生理的一系列反应和变化。这种反应是应激的表现形式，也是其客观测量的指标。

（一）应激引起的心理反应

由应激引起的心理反应可分两类：一种是积极的心理反应；另一种是消极的心理反应。

1. 积极的心理反应是指适度的皮层唤醒水平和情绪唤起，开始集中注意力，展开积极的思维和调整动机。这种反应有利于机体正确地评价传入信息、选择应对策略和最大程度地发挥应对能力。

2. 消极的心理反应是指过度唤醒（焦虑）、紧张，过分的情绪唤起（激动）或低落（抑郁），认知能力降低，自我概念不清等。这类反应妨碍个体正确地评价现实情境、选择应对策略和发挥正常应对能力。

3. 应激的心理反应可以分期。一般的顺序是惊叫、否认、侵入、不断修正、结束。临床上最常见的是否认与侵入两个分期，其余分期可以不出现或不明显，顺序也可以变换。这种应激分期的划分在急性应激下较为明显，在慢性应激时则不太明显。惊叫常发生于未曾预料的事件信息突然冲击时，可表现为哭泣、尖叫或昏倒。否认则是情绪麻木、概念回避及行为束缚相结合的一种分期。侵入包括有关应激事件的梦魇、反复的自发印象，或由其他事件而派生的吃惊反应。不断修正是机体动员应对机制适应的过程，若应对成功就进入结束，如受阻或未获成功则可能转入病态。

（二）应激引起的生理反应

美国心理学家坎农（Cannon）在动物实验中发现了在紧急事件面前表现出的"战斗或逃跑"（fight or flight）反应，这种机制涉及同化（副交感，胆碱能）功能的抑制和异化（交感，肾上腺能）功能的激活。这两个过程的结合保证了动物在遭遇紧急情况时生理能量的需要，从而提出了交感-肾上腺髓质系统在应付剧变时"移缓济急"的生理原则，与此有关的各种内脏及躯体活动变化都遵循这一原则。而塞里（Selye）的一般适应综合征学说则偏重于垂体-肾上腺皮质轴的作用。

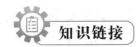 **知识链接**

应激生理反应的中介机制

1. 心理－神经中介机制　当机体处于应激状态时，中枢神经系统对应激信息接收、加工、整合，传递至下丘脑，使交感神经－肾上腺髓质系统的功能明显增强，释放大量儿茶酚胺，引起肾上腺素和去甲肾上腺素分泌增加，致使中枢兴奋性增高，导致心理、躯体和内脏的功能改变，如心率加快、血压增高、呼吸加快、瞳孔扩大，外周血管收缩、皮肤和内脏血流量减少。

2. 心理－神经－内分泌中介机制　当应激源作用持久或强烈时，冲动传递到下丘脑分泌促肾上腺皮质激素释放因子（CRH），进入血液作用于腺垂体，促进腺垂体释放促肾上腺皮质激素（ACTH），进而促进肾上腺皮质释放糖皮质激素（皮质醇）和盐皮质激素（醛固酮），调节糖代谢、蛋白质分解和保钠排钾。

3. 心理－神经－免疫机制　长期较强烈的应激会损害下丘脑，造成皮质激素分泌过多，所产生的 ACTH 会抑制免疫系统的功能。皮质激素分泌过多，大脑释放内啡肽，导致胸腺和淋巴组织退化或萎缩，造成免疫系统功能的抑制，降低机体对抗感染、变态反应和自身免疫的能力。

（三）应激引起的行为反应

伴随着应激的生理和心理反应，个体在行为上也会发生某些改变，这是个体顺应环境的需要。一个人在处于应激状态时，种种行为方式都会发生变化。争吵是生活中最常见的应激行为反应之一。而在医疗环境中，患者常见的应激行为反应有依赖、躁动、攻击、敌对、回避和转换性行为。

四、应激结果

生活之中，应激无处不在，每个个体都会遭遇。但是从应激导致的结果来看，个体的差异很大。有人在遭遇应激后可以发展出建设性的应对策略，有人可以培养出坚强的意志品格，但也有人会出现严重的心身功能障碍。总的来说，心理应激的结果可以简单地分为适应良好与适应不良。

 任务实施

透析应激过程，实施人文护理如表8－3所示。

表8－3　透析应激过程，实施人文护理

病例呈现	护理人员收集信息	心理干预实施	效果评价
患者（神情憔悴）："我就是个没用的人！今年高考没考好，离二本分数线还差好多分呢。只要想到这个事，就愁的天天晚上睡不着觉。听说吃安眠药能睡好觉，请问开安眠药要找哪个医生？" 护士："按照您说的情况，建议您挂神经内科或者心理科的号。" 患者："心理科？我又不是精神病！"	悲观、失望，羞于向他人倾诉烦恼	针对患者困扰，给予正确引导	
护士："心理科和精神科是有区别的，您看您，一次高考没考好就觉得自己是没用的人，对吗？ 患者："是啊，本来就很没用。"		态度和蔼，语言简练；护理操作准确熟练，干脆利落	

续表

病例呈现	护理人员收集信息	心理干预实施	效果评价
护士: "您这么想是因为碰到高考这件事, 就全盘否定自己, 生活中除了高考, 还有很多的事您都是可以做好的。" 患者: "是吗? 我要想一想, 就为这, 我去看心理咨询师, 人家不会笑话我吗?" 护士: "心理咨询师帮助的就是像您一样遇到困扰的人的, 您不用担心。"	对心理咨询师存在误解, 以偏概全		
患者: "好吧, 帮我挂一个心理咨询师的号, 我想去咨询一下, 谢谢您!" 护士: "您客气了, 请这边排队……"	理解问题较快, 思维敏捷	交代或解释护理事项时根据患者文化背景和知识层次, 尽量简明扼要	能应用认知评价调整患者误区, 沟通有效

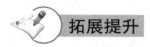

拓展提升

社会再适应评定量表

美国心理学家霍尔姆斯 (Holmes) 根据对 5000 人的社会调查及病历资料, 将现代社会生活中个体可能遭受到且需要付出努力来应付的各类事件归纳为 43 项, 并按每个事件对人的影响程度, 以生活事件单位 (life event unit, LEU) 为指标予以定量, 编制了"社会再适应评定量表"(表 8-4), 用以评定人们的社会适应情况。霍尔姆斯发现若一年内生活变化单位累计不超过 150 单位, 次年可能健康平安; 若一年累计为 150~300 单位, 来年有 50% 可能患病; 若一年累计超过 300 单位, 则来年有 70% 的可能患病。这表明应激对健康的影响。

表 8-4 社会再适应评定量表

变化事件	LEU	变化事件	LEU
1. 配偶死亡	100	20. 中等负债	31
2. 离婚	73	21. 取消赎回抵押品	30
3. 夫妇分居	65	22. 所担负工作责任方面的变化	29
4. 坐牢	63	23. 子女离家	29
5. 亲密家庭成员丧亡	63	24. 姻亲纠纷	29
6. 个人受伤或患病	53	25. 个人取得显著成就	28
7. 结婚	50	26. 配偶参加或停止工作	26
8. 被解雇	47	27. 入学或毕业	26
9. 复婚	45	28. 生活条件变化	25
10. 退休	45	29. 个人习惯的改变 (如衣着、习俗交际等)	24
11. 家庭成员健康变化	44	30. 与上级矛盾	23
12. 妊娠	40	31. 工作时间或条件的变化	20
13. 性功能障碍	39	32. 迁居	20
14. 增加新的家庭成员	39	33. 转学	20
15. 业务上的再调整	39	34. 消遣娱乐的变化	19
16. 经济状态的变化	38	35. 宗教活动的变化 (远多于或少于正常)	19
17. 好友丧亡	37	36. 社会活动的变化	18
18. 改行	36	37. 少量负债	17
19. 夫妻多次吵架	35	38. 睡眠习惯变异	16

变化事件	LEU	变化事件	LEU
39. 生活在一起的家庭人数变化	15	42. 圣诞节	12
40. 饮食习惯变异	15	43. 微小的违法行为（如违章穿马路）	11
41. 休假	13		

续表

任务检测

简答题

1. 哪些因素会导致应激？

2. 应激会导致个体哪些反应？

3. 存在于刺激和反应间的中介机制是什么？

（陈　树）

任务3　剖析挫折、学会应对

学习目标

1. 掌握挫折的概念。

2. 了解挫折产生的原因。

3. 熟悉心理应对的方法。

4. 能建设和完善自我健康的心灵家园，并将积极的心理应对方法运用到临床护理工作中。

任务描述

　　挫折对每一个人来说都是不可避免的，无论是正处于情感动荡期的护生，还是将来临床工作中所要护理的对象。同时，面对挫折、学会应对也是一个人了解自己，有效面对生活，提高心理素质，塑造完美人格的基础。本任务通过相关知识介绍、多媒体视频演示、情境角色扮演等，引导护生认识挫折及其产生的原因，学会积极应对，并能指导患者走出挫折情境的困扰。

一、挫折

（一）挫折的概念

　　社会心理学和行为科学认为，挫折指一种情绪状态，是指人们在某种动机的推动下，为实现目标而采取的行动遭遇到无法逾越的困难障碍时，所产生的一种紧张、消极的情绪

127

反应、情绪体验。

挫折包括三个方面的含义：一是挫折情境，即指对人们的有动机、目的的活动造成的内外障碍或干扰的情境状态或条件，构成刺激情境的可能是人或物，也可能是各种自然、社会环境；二是挫折认知，即指对挫折情境的知觉、认识和评价；三是挫折反应，即指个体在挫折情境下所产生的烦恼、困惑、焦虑、愤怒等负面情绪交织而成的心理感受，即挫折感。其中，挫折认知是核心因素，挫折反应的性质及程度，主要取决于挫折认知。

（二）挫折的作用

正如巴尔扎克（Balzac）所说："世上的事情，永远不是绝对的，结果完全因人而异。苦难对于天才来说是一块垫脚石，对于能干的人是一笔财富，而对于弱者是一个万丈深渊。"在人生的旅途中，挫折是无法避免的，挫折的作用有利有弊。挫折有时候可以促进个体的成长，提高能力。常言道"人生未遇苦难者，只能算是半个人""没有挫折就没有成长"。挫折是一把双刃剑，既可以刺伤自己，也可以保护自己。但当个体不能正确对待挫折或挫折过程过强、频率过大，超过了个体的应对能力时，就可能导致个体心理失衡、情绪紊乱、行为失常，继而出现心理问题，严重者甚至发生精神障碍或躯体疾病。

（三）挫折产生的原因

1. 客观原因

主要是包括自然环境因素、社会环境因素、学校环境因素和家庭因素。

（1）自然环境因素　是指由于自然环境的限制，使个体需要不能满足，动机受阻，目标无法实现。如环境污染、不可战胜的自然灾害。

（2）社会环境因素　是指个体在社会环境中，由于社会环境的限制，使个体需要不能满足，动机受阻，目标无法实现。如经济危机、社会政治变迁、战争、失业、离婚等。

（3）学校环境因素　校园环境设施的陈旧，学校教学内容与管理方式的滞后，校园文化的偏差和学校教育体制的改革等对个体心理带来的冲击。

（4）家庭影响　家庭的教育方式会影响个体的人格特征，不同的人面对挫折会产生不同的应对方式。

2. 个人因素

（1）个体生理因素　生理因素是指个体与生俱来的身体、容貌、健康状况、生理缺陷等先天素质所带来的限制。如身体素质较差的个体难以成为优秀运动员；人际交往等社会活动中可能由于其貌不扬而处于劣势，往往无法在社交场合中潇洒自如、谈笑风生、展示自己的才能，甚至正常交友也受影响，使自己陷入孤寂境界等，都可能给个体带来挫折感。

（2）生活环境的不适应　当个体到一个全新的环境，一时难以顺利地实现角色转换，如水土不服、饮食不习惯、集体生活不适应、难以承受理想中的生活环境和现实中的生活环境之间的反差等，致使有的个体因为生活中遇到的一点困难或不如意的事情，便产生挫折心理，出现孤独、苦闷、烦恼、忧愁等不良心理反应。

（3）自我认知偏差　个体缺乏社会经验，往往不能正确地认识自我，当取得一点成功时，自我评价偏高；而当遇到挫折与失败时，就会产生失败感或焦虑苦恼的情绪而低估自己甚至自我怀疑与否定。如某护生刚入学就提出了很高的要求：要拿特等奖学金，当三好学生。然而因为不适应大学生与中学生在学习方法上、评定标准上的差异，以为只要自己苦学就行了，主观盲目地给自己制定了过高的目标，其结果当然是实现不了，结果感受到强烈的挫折。另一方面，还有少数个体自我评价是消极被动的，一遇到困难、阻碍便觉得"一切都没有意思"，结果就会变得畏缩不前，错过成功在望的目标。

（4）人际交往不适　在人际交往的过程中，个体一般都具有强烈的归属感，对友谊、朋友有着热切的依恋和期望。由于交往经验与技巧的不足，交往过程中沟通不足、关系失调、人际冲突等现象时有发生，从而导致心理挫折。此外，在人际交往中，那些具有封闭性和攻击性性格的个体，很容易与他人在心理上产生距离，缺少知心朋友。在集体生活中往往不合群，受到周围人的排斥甚至孤立，人际交往中存在着冷漠、猜忌甚至敌意。

（5）动机冲突　动机冲突也是引起个体挫折的重要原因。在现实生活中，人们常常会同时产生两个或两个以上的动机。如果这些同时并存的动机不能同时获得满足，并且在性质上又出现彼此相互排斥的情况时，就会产生动机冲突的心理现象。如在政治、经济、专业定向、社会交往、恋爱、择业等方面的取舍问题。当若干个动机同时存在、难以取舍时，就会形成动机冲突。

（6）性与恋爱问题　与恋爱相关的问题如单相思、被动卷入恋爱、失恋等都会增加个体的心理挫折感，也有的个体因性压抑、性幻想、性自慰而产生心理挫折。

（四）影响挫折感的因素

1. 动机强度　挫折的产生与否和个体的需要、动机等因素有密切的关系。动机一旦产生之后便引导个体行为指向目标，但动机产生之后可能遭遇到的结果有四种：①动机无需特别努力即可达到目标；②动机的实现可能受到阻碍或延迟，但最终可以达到目标；③当一种动机正在进行之中，忽然会产生一种较强大的动机，使个体放弃前一动机而选择后一动机；④动机行为受到干扰和障碍，使个体无法达到目标而感到挫折、沮丧、失意。只有第四种情况才是挫折。因而，需要越迫切、动机越强烈，受挫后，挫折感越强。

2. 自我期望值　对任何事物的自我期望与现实都可能有一定的差距，如果不从实际出发，只考虑主观愿望，人为拉大二者之间的关系，就会产生挫折感。

（1）期望值绝对化　自己只能成功，不能失败。

（2）过分概括化　以偏概全，只见树木不见森林，即使是喜忧参半的事情，看到的只是消极的一面。

（3）无限夸大后果　有些人遇到一些小挫折，却把后果想象得非常糟糕、可怕。

3. 个人抱负水平　一个人是否觉得受到挫折与其对成功所定的标准密切相关。抱负水平是指按一个人对自己所要达到目标规定的标准。规定的标准高，即抱负水平高；规定的标准低，即抱负水平低。抱负水平高的人比抱负水平低的人易产生挫折感。

4. 个人容忍力　个人容忍力是人们遇到挫折时适应能力的差别。个人容忍力不同，人们对挫折感受的程度也不同。有人能忍受严重挫折毫不灰心丧气；有人遇到轻微的挫折就会意志消沉；有人能够忍受别人的侮辱，但面对环境的障碍却会焦虑不安、灰心丧气。研究证明，人对挫折的容忍力受到人的生理条件、健康状况、个性特征、过去挫折的社会经验、个体对挫折的主观判断、对挫折质量的思想准备等因素的影响。

（五）增强挫折承受力的方法

1. 善于调节自我抱负水平　自我抱负水平是指个人对未来可能达到的成功标准的心理需求，是指人们在从事某种实际活动之前，对自己所要达到目标规定的标准。如果一个人对自己规定的标准高，那么他的自我抱负水平就高；如果对自己规定的标准低，那么他的自我抱负水平就低。可见，自我抱负水平是自定的标准，仅仅是个人愿望，与个人的实际成就不一定相符合。一般而言，自我抱负水平直接影响个人的学习和生活，一个抱负水平较高的人，往往对自己的要求也较高，因而其学习、工作的效率也就较好；一个抱负水平低的人，对自己的要求也较低，缺乏积极性、主动性，因而其学习、工作的效果也就较差。但是，个人的自我抱负水平必须建立在对自己的实际能力正确认知的基础之上，如果一个人的自我抱负水平总是高于自己的实际能力，那就很难达到预期的目标，容易遭受挫折。

2. 正确认识自我和评价自我 正确地认识自我和评价自我，就是指个体应根据自己的实际情况，恰当地分析自身的长处和不足，对自己的不足要有充分的理解，这样才能扬长避短、取长补短，实现自我价值。其次，要根据自己外部条件和内在条件的变化及时调整自己的期望水平，避免一些无谓的"碰壁""撞墙"。例如，考试原本可以取得好成绩，可是由于自己身体不好或试题偏难，而没有达到预期的目标，这时就要作好两种心理准备，一是自己超常发挥，如期取得好成绩；二是无法克服困难，难以实现预期目标，学会原谅自我。

3. 确立合理的自我归因 在生活中，人们对行为的成功与失败进行归因是一件很平常的事，然而在这一过程中形成的归因倾向则对人的心理承受力有很大的影响。心理学家研究表明，在归因中，有些人倾向于情境归因，认为外部复杂且难以预料的力量是主宰行为的原因。例如，一个学生认为自己成绩不好主要是由于教师教学水平或是考卷难度太大方面的原因；有些人倾向于本性归因，即认为自身的努力、能力是影响事情的发展与行为结果的主要原因。例如，某学生认为自己成绩不好是由于学习不够努力造成的。因此，首先要学会多方面收集关于事件的信息，了解困难的原因所在；其次要学会合理的归因，避免归因的片面性，学会实事求是地承担责任，克服过分承担或完全推诿责任的倾向，避免过多自责带来的挫折感；再次要积极采取措施主动改变挫折情境因素，从而有效应对挫折。

4. 增强挫折认知水平 研究表明，一个人越是能够获得与挫折事件相关的信息，就越能够有效地处理它，越是参加到他怕面对的挫折情境中去，就越能够有效地对付这种情境。可见，个体对挫折的反应和承受能力不仅取决于挫折情境本身，更重要的是取决于其对挫折的认知。

正确地认识挫折首先应该认识到挫折的两重性：即挫折一方面对人有消极的影响，如挫折会影响个体实现目标的积极性，降低个体的创造性思维水平，损害个体的身心健康；另一方面挫折也有积极的作用，如挫折能增强个体情绪反应的力量，增强个体的容忍力，提高个体对挫折的认识水平。因此，辩证地看待挫折的两面性，就能够变不利因素为有利因素，化消极因素为积极因素，促使挫折向积极方面转化。其次，还应学会正确认识客观事物、挫折情境。例如，有的学生因一次考试不及格就悲观失望，甚至自暴自弃。这种表现是由于他的错误认知导致的。人生的道路总是崎岖不平的，丰富多彩的，一次的失败并不能够代表他的全部，人生成才的道路、成功的机会是很多的，只要自己努力，就会有一个崭新的未来。

5. 构建成熟的心理防御机制 心理防御机制是挫折发生后人在内部心理活动中所具备的有意或无意地摆脱挫折造成的心理压力，减少精神痛苦、维护正常情绪、平衡心理的种种自我保护方式。心理防御机制的意义有积极和消极之分，其积极的意义在于能够使个体在遭受困难与挫折后减轻或免除精神压力，恢复心理平衡，甚至激发主体的主观能动性，激励主体以顽强的毅力克服困难，战胜挫折；其消极的意义在于使个体可能因压力的缓解而自足，或出现退缩甚至恐惧而导致心理疾病。总之，构建成熟的心理防御机制，不仅有助于个体提高自身的心理健康水平，也有助于个体自信心的培养与意志力的磨练。

6. 建立和谐的人际关系 研究表明，一个人与他人一起处在挫折压力中时，可以降低消极情绪体验。因此，个体在面对挫折时，除了积极改变自我之外，还应学会交往，与他人建立良好的人际关系，这对其压力的缓解也是很有帮助的。交往是人们为了交流思想和感情而彼此间相互作用的过程，它使人们在关系互动过程中相互了解、相互依赖，形成稳定的心理联系，满足人们的情感需要。同时，由交往形成的人际关系又可以满足人的归属、情谊、认可等社会性需要。因此，良好的人际关系的建立是提高个体应对挫折能力的有效手段。

二、应对

（一）应对的概念

应对（coping），又称应对策略（coping strategies），是个体对应激源以及因应激源而出现的自身不平衡状态所采取的认知和行为措施。应对可以被直接理解成是个体解决生活事件和减轻事件对自身影响的各种策略。在应激过程中，会产生各种各样的应对策略，究竟哪些应对方式更适用并没有固定的界限。

（二）应对的类型

（1）从应对的指向性上 可分为情绪指向的应对和问题指向的应对。情绪指向的应对是指个体试图控制和减弱压力源带来的负性情绪，例如，愤怒、受挫感和恐惧等，但不去改变压力源本身。问题指向的应对是指通过直接的行动来改变压力源，处理引起压力的事件本身，分析问题，思考解决问题的办法，最后动手解决。情绪指向模式对于应付那些不可控的压力源更为有效，而问题指向模式对于应付那些可控制的压力源更为有效。

（2）从应对者的态度上 可分为积极应对和消极应对。积极应对是从心态和行为两个方向上进行调整，对挫折情境重新进行评估，寻找突破口，树立战胜挫折的信心，增加意志努力，使自己在逆境中坚持不懈，直至目标达成。寻找和尝试新的方法，积极寻求外界人力、物力、财力以及技术的支持。消极应对是将挫折结果过分地夸大，表现出情绪上的悲观失望、紧张困扰、自责自怜、自暴自弃以及行为上的无能无力、消极逃避、束手无策等状态。

（3）从应对有无意识参与上 可分为无意识应对和有意识应对。无意识应对是指个体遭受应激后，为了减轻或避免应激所带来的心理痛苦与不安，维持心理平衡，从生活经验中学会的某种适应应激的方式。有意识应对是指个体面对应激时，自觉主动地调节自己的心理状态，修正期望目标，改变认识和行为，保持心理平衡，走向适应的过程。

（三）应对的方法

1. 无意识应对（心理防御机制）

（1）否认 是指对某种痛苦的现实无意识地加以否定。一位癌症患者可否认自己患了严重的、迫近死亡的疾病，尽管他也可能就是一位通晓该疾病的知名度很高的医生。这一过程可使一个人逐渐地接受现实而不致于突然承受不了坏消息带来的痛苦。否认是一种保护性质的正常的防御。

（2）压抑 是指把意识所不能接受的观念、情感或冲动抑制到无意识中去。它虽不能随意回忆，但可通过其他心理机制的作用以伪装的形式出现。如对痛苦体验或创伤性事件的选择性遗忘就是压抑的表现。

（3）合理化 又称文饰作用，指无意识地用一种通过似乎有理的解释或实际上站不住脚的理由来为其难以接受的情感、行为或动机辩护以使其可以接受。例如，对儿童的躯体虐待可说成是"玉不琢不成器，树不伐不成材""打是亲骂是爱"。合理化有两种表现：一是酸葡萄心理，即把得不到的东西说成是不好的；二是甜柠檬心理，即当得不到葡萄而只有柠檬时，就说柠檬是甜的。两者均是掩盖其错误或失败，以保持内心的安宁。

（4）转移 是无意识地将指向某一对象的情绪、意图或幻想转移到另一个对象或替代的象征物上，以减轻精神负担取得心理安宁。例如，一个孩子被妈妈打后，满腔愤怒，难以回敬，转而踢倒身边板凳，把对妈妈的怒气转移到身边的物体上（如"替罪羊"）。

（5）投射 是指自我将不能接受的冲动、欲望或观念归因（投射）于客观或别人。这在婴儿可认为是相对正常的，在成年人则可由于极度地歪曲现实而成为偏执妄想。

（6）反向 是指对内心的一种难以接受的观念或情感以相反的态度与行为表现出来。例如，一个有强烈的性冲动压抑的人可积极参与检查淫秽读物或影片的活动。

（7）过度代偿 又称过度补偿，是指一个真正的或幻想的躯体或心理缺陷可通过代偿而得到超乎寻常的纠正。这是一个意识的或无意识的过程。例如，有些残疾人可通过惊人的努力而变成世界著名的运动员。

（8）抵消 是指一个不能接受的行为象征性地而且反复地用相反的行为加以显示，以图解除焦虑。例如，说了不吉利的话就吐口水或用说句吉利话来抵消晦气或不吉祥的感觉。

（9）升华 是指一种最积极的富有建设性的防御机制。因为它可以把社会所不能接受的性欲或攻击性冲动所伴有的力比多能量转向更高级的、社会所能接受的目标或渠道，进行各种创造性的活动。

（10）幽默 是指对于困境以幽默的方式处理。

（11）认同 是指无意识中取他人（一般是自己敬爱和尊崇的人）之长归为己有，作为自己行为的一部分去表达，借以排解焦虑与适应的一种防御手段。例如，儿童在做作业遇到困难时，常说："我要学习解放军叔叔"，从而有力量和信心把作业坚持下去，直到成功。

2. 有意识应对

（1）消除应激源 是指有效隔离或控制应激源，但不宜采取逃避或退缩的策略。

（2）回避应激源 某些不良的刺激不会因为主观努力就能改变。在这样的情况下，尽可能地避免受到这样的刺激，避开应激源，减少心理应激反应的发生。

（3）分散注意 当面对不良刺激时，有时可以选择分散自己的注意力，不专注于不良刺激。

（4）建立适宜的期望值 俗话说期望越大，失望越多，期望值过高容易在现实生活中产生挫败感。因此，要正确地评估自己的能力，建立合适的目标，或者将长远目标细化为一个个可行的近期目标，以减少不良的应激情绪。

（5）合理宣泄 有时不良刺激会引起个体出现一些负面情绪，适当地心理释放和宣泄有时可有效调节自我的挫败感。

（6）消除不合理的信念　改变不正确的认知评价，不要只看到事物的消极面，也要看到它积极的一面，学会换个角度思考问题。

（7）放松训练　可以通过学习放松技巧，适度地宣泄负面情绪；也可以通过有意识的自我调节进行有计划的"减压"。

（8）寻求社会支持　良好的社会支持能缓解应激反应后的消极情绪，有益于人格的发展。

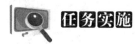 **任务实施**

多媒体视频演示：2010 中国达人秀总冠军刘伟的表演视频

2010 年 10 月 10 日晚，《中国达人秀》落下帷幕，自幼失去双臂、用双脚演奏钢琴的青年刘伟夺得了第一季总冠军。听着他以神秘花园钢琴曲搭配流行的劲歌《You're Beautiful》，我们感觉到了刘伟的美丽，那种美是一种从心灵之处震撼国民的力量。

他那句精彩名言"我觉得在我的人生中只有两条路，要么赶紧死，要么精彩地活着"，深深刻在我们的心里，时刻激励着我们前行。刘伟是用生命诠释这句话的分量，每次听到，都会让我们的心灵感到震撼。

"没有人规定，钢琴一定要用手弹。"刘伟台上的每句话，就是投入心灵之湖的石子。决赛中评委高晓松评价："告诉生活中更多更多的人，不管生活拿走您什么、夺走您什么，我们依然还能继续。"

评委周立波评价："他能够解释出生活中许多搞不清的东西，什么叫失去，什么叫得到，什么叫快乐，什么叫痛苦，看到刘伟如此淡定、如此美妙的音乐，我们有什么不开心不满足啊？从现在开始，所有看到刘伟先生的朋友们，你们应感到幸福和满足。"

可见，一个人只要具备正确的人生观、顽强的意志，就没有什么克服不了的困难，面对挫折也就不会束手无策、萎靡不振了。

通过播放这段视频与解说，引起学生关注，启发学生思维，让学生经过情感的熏陶产生共鸣及正面效应。

情景剧：《面对挫折》

（旁白：甲和乙因为一段时间学习不努力，本次单元测试成绩退步明显，老师对他俩进行了严厉的批评和教育。）

甲：老师批评得很对，这段时间我对自己的学习的确太松懈了，数学学习一不用心马上就会退步。

乙：我这段时间确实学习没抓紧，不过五年级数学比四年级难多了，我并不聪明，数学学习越来越吃力。

甲：虽然我的成绩暂时退步了，但我如果比别人多下苦工，过一段时间，有信心赶上，在困难面前，我不能失掉信心，我要拿出勇气战胜它。

乙：这次挫折对我来说打击太大了，老师对我很失望，同学们恐怕也暗地嘲笑我越来越笨。这次退步这么大，恐怕以后我再也赶不上了。

（甲改变以前懒散的毛病，上课认真听讲，课后认真复习，主动向老师、同学请教，一有空就自己补课，学习成绩很快提高，新单元测试取得优异的成绩。而乙自从受到老师的

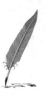

批评后，就开始情绪低落，学习打不起精神，上课经常走神，没有及时采取有效的措施，学习被动，新单元的学习成绩又一次退步了。)

师：面对挫折，你觉得哪位同学的表现更好？为什么会有不一样的结果？如果是你，你会怎么做？

 拓展提升

心理团体游戏

1. 蜗牛的家　参加的同学围坐成一圈，然后把身体屈成90度后，用手从背后托起椅子，背在背上。每个人与前面的人保持距离，防止椅子相互碰撞。然后，保持弯腰驼背的姿势，所有学生转向顺时针的方向，跟着前面一个同学。教师提供指导语，想象我们都是一只小小的蜗牛，背上背着重重的壳。控制行走的速度，不要完成的太快，留出足够的时间让学生体验蜗牛壳的压力。所有的学生走完一圈，回到原地，放下椅子，坐好。

讨论：

(1) 刚才背上压着东西是什么感觉？

(2) 这种感觉在生活中是否也存在？

(3) 蜗牛背着它的房子，那么，每天压在我们背上的是什么？

2. 抗压天使　体验面临压力时用积极的理念与消极的想法对抗。三人一组，大家轮流扮演天使、凡人与恶魔。担任凡人者说出那个自己觉得有压力的事件，恶魔的目的是让凡人压力更大，说出使人压力更大的话，天使则必须帮助凡人解除压力。每次由天使先说30秒，再换恶魔说30秒，每个人皆轮过三个角色为止。每个人轮流在组内说出刚刚扮演不同角色的感受。邀请愿意主动发表的同学分享。

结论：消除压力的方法有很多，有一种方法就是多听听自己的天使说话，让恶魔闭嘴。多想想一些乐观的、理性的、积极的想法。

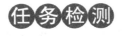 **任务检测**

简答题

1. 何谓应对？

2. 什么是挫折？如何增强挫折的承受能力？

（陈　树）

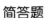
扫码"练一练"

扫码"学一学"

项目九

关注心身疾病

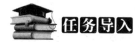

任务导入

患者李某，男，60岁，情绪激动时突感头痛、头晕，血压180/100 mmHg。患者张某，男性，65岁，吸烟史30年，最近经常感觉胸闷、心悸、气促。患者王某，女性，49岁，某单位财务科科长，工作十分繁忙，儿子又正值高考。近几天总感觉下腹部胀痛不适，肛门排气不断，甚至伴有急迫的便意，排便后仍未缓解。黄女士，45岁，经常感到口渴、多食，但是体重一直呈下降趋势。

任务1　认识心身疾病

学习目标

1. 掌握心身疾病的概念。
2. 熟悉心身疾病的分类、致病因素。
3. 了解心身疾病的关系及发病情况。

任务描述

人的生命系统是一个有机的整体，身与心相互影响，现代医学和心理学的研究证明，很多躯体性疾病都能找到与其相关的心理致病因素。临床实践表明，越来越多的躯体疾病的发生、发展与康复和心理因素密切相关。因此，本任务通过知识介绍，以实现护生掌握心身疾病的概念、熟悉心身疾病的分类及其致病因素，以提高对心身疾病患者的护理水平。

一、心身疾病的概念

心身疾病（psychosomatic disease），又称心理生理疾病，是介于躯体疾病与神经症之间的一类疾病。目前，心身疾病有狭义和广义两种解释。狭义的心身疾病的概念是指心理社会因素在疾病的发生、发展、演变、转归以及治疗预防过程中起主导作用，有病理改变的一类躯体器质性疾病，例如原发性高血压、溃疡病。心理社会因素在发病、发展过程中起重要作用的躯体功能性障碍，则被称为心身障碍（psychosomatic disorders），例如神经性呕

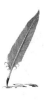

吐、偏头痛。广义的心身疾病的概念就是指心理社会因素在疾病的发生、发展过程中起重要作用的躯体器质性疾病和躯体功能性障碍（图9-1）。显然，广义的心身疾病包括了狭义的心身疾病和狭义的心身障碍。

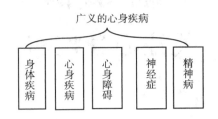

图9-1　心身疾病定位示意图

二、心身关系

心身关系的研究从心身和身心的双向性和综合性出发，把人视为一个整体，心理和躯体之间相互影响，互为因果。心身关系包括三个由量变到质变的层次。

1. 心身反应　指应激源引起的躯体功能改变。一般在刺激作用消失后很快就能恢复，如呼吸急促、心跳加快、骨骼肌张力增高等。

2. 心身障碍　指由于应激程度强烈或持续时间长，机体适应困难而出现了自主神经、内分泌功能紊乱，但无相应的阳性体征，实验室检查正常，这属于可逆性功能变化，如神经症一类等。

3. 心身疾病　指应激源引起躯体器质性病理改变的疾病，如胃溃疡、冠心病、癌症等。

三、心身疾病的致病因素

现代心身医学的研究认为，心身疾病的致病原因十分复杂，往往是多因素综合作用的结果。下面从生理因素、心理因素和社会因素三个方面展开论述。

1. 生理因素　生活中存在一个特殊现象，即在同样的心理社会刺激下，只有一部分人发生疾病，且所罹患疾病的类型也不完全相同，有的发生高血压，有的发生心血管疾病，有的发生消化性溃疡。导致这些差异的一个重要的中间变量就是生理始基。生理始基是指心身疾病的患者在患病前的生理特点，其是产生心身疾病的一个重要基础。换句话说，个体具有不同的生理始基则易罹患的心身疾病就不同。研究表明，高甘油三酯血症是冠心病的生理始基，高蛋白质结合碘是甲状腺功能亢进的生理始基，胃蛋白酶分泌过多是消化性溃疡的生理始基。

从生理角度看，人们患不同的心身疾病，可能是由于人们的生理始基不同，对相应的心理生理疾病具有易感性。但是，从生理因素、心理因素、社会因素整体角度看，这三者往往是互相联系、交互影响的整体。仅由某一因素或仅从某一因素解释心身疾病的发病，往往难以完整说明，或带来片面的结果。例如，同样是高胃蛋白酶原者，在社会心理因素作用下，有的患消化性溃疡，而有的却安然无恙。这说明生理始基是基础，社会生活事件是扳机，心理因素是条件。三者相互联系，缺一不可。

2. 心理因素　情绪和人格特点是影响心身疾病的主要心理因素。情绪可以直接导致人的心血管、呼吸、内分泌、腺体以及肌肉等系统发生变化。负性情绪会削弱人的抗病能力，如果负性情绪经常反复出现或长期存在，还可能产生神经功能紊乱、内分泌失调、血压持续升高等病变，最终导致心身疾病。

心身医学的研究表明，不同人格的人对某些心身疾病的易患性有明显的差异。具有性格缺陷基础的心身疾病患者，对心理矛盾产生的情绪障碍和对疾病的担心顾虑等心理反应更强烈，容易形成恶性循环。所以，性格缺陷是使心理矛盾冲突的心身障碍的重要内在基础。

3. 社会因素　社会因素是指人们生活和工作的环境、人际关系、社会角色和经济状况等。社会因素的应激可使人的血浆肾上腺素活性升高，如焦虑、恐惧、愤怒、挫折等可使肾上腺素分泌增加、血压升高。调查研究表明，在社会的不同阶层人群中，发病机会最多的是中层社会中经济条件偏低者。为了获得较好的生活条件，他们要付出较多的努力，但他们的个人要求和需要并不能经常得到满足，因而其需求和社会压力之间的冲突就容易引发心身疾病。

四、心身疾病的分类

1. 内科心身疾病

（1）呼吸系统　支气管哮喘、过度换气综合征、心因性呼吸困难、神经性咳嗽等。

（2）心血管系统　原发性高血压、冠心病、阵发性心动过速、心率过缓、期前收缩、雷诺氏病、神经性循环衰弱症等。

（3）消化系统　胃溃疡、十二指肠溃疡、神经性呕吐、神经性厌食症、溃疡性结肠炎等。

（4）神经系统　偏头痛、肌紧张性头痛、自主神经功能失调症等。

（5）内分泌代谢系统　甲状腺功能亢进、垂体功能低下、糖尿病、低血糖等。

2. 外科心身疾病　全身性肌肉痛、脊椎过敏症、书写痉挛、外伤性神经症、阳痿、过敏性膀胱炎、类风湿性关节炎等。

3. 妇科心身疾病　痛经、月经不调、经前期紧张综合征、功能性子宫出血、功能性不孕症、性欲减退、更年期综合征、心因性闭经等。

4. 儿科心身疾病　心因性发烧、站立性调节障碍、继发性脐绞痛、异食癖等。

5. 眼科心身疾病　原发性青光眼、中心性视网膜炎、眼肌疲劳、眼肌痉挛等。

6. 口腔科心身疾病　复发性慢性口腔溃疡、颌下关节紊乱综合征、特发性舌痛症、口吃、唾液分泌异常、咀嚼肌痉挛等。

7. 耳鼻喉科心身疾病　美尼尔综合征、咽喉部异物感、耳鸣、晕车、口吃等。

8. 皮肤科心身疾病　神经性皮炎、皮肤瘙痒症、斑秃、多汗症、荨麻疹、银屑病、湿疹、白癜风等。

9. 其他　癌症、肥胖症等。

五、心身疾病发病的人群特征

临床上，心身疾病发病的人群特征有以下表现。

1. 性别　总体上女性发病比例高于男性，二者比例3∶2，但有些疾病男性发病比例高于女性，如冠心病、高血压、消化性溃疡、支气管哮喘等。

2. 年龄 15 岁以下或 65 岁以上患病率最低，从青年期到中年期患病率呈上升趋势，可能与期间承受了更多的心理生活压力有关，至更年期前后到顶峰。

3. 社会环境 研究表明，不同的社会环境，患病率不同。就冠心病而言，患病率最高为美国，其次为芬兰、南斯拉夫、希腊及日本，尼日利亚最低。这可能与社会环境因素有关。就我国而言，资料表明，心身疾病总体上农村少于城市。经济文化越发达，工业化水平越高的地区患病率越高，脑力劳动者多于体力劳动者。

 任务实施

根据心身疾病情境实施心理护理如表 9 - 1 所示。

表 9 - 1　根据心身疾病情境实施心理护理

病例呈现	护理人员收集信息	心理干预实施	效果评价
患者："护士，我的入院诊断是胃溃疡，请问这属于哪种类型的疾病？" 护士："这应该划分为心身疾病。" 患者："什么是心身疾病？胃溃疡的发病都与什么有关？平时我该注意什么？" 护士："这类疾病的发生和康复都与心理因素有密切的关系。也就是说，您的情绪会影响胃溃疡的康复进程。请您尽量保持情绪愉快。如遇到不顺心的事，可以与家人好友聊聊，做下自己喜欢的事情，尽量减轻不良情绪对自己的影响。这样，您会更快康复。"	患者对心身疾病的概念、发病原因知识缺乏	介绍心身疾病的概念，了解患者与患病相关的因素，有针对性地进行心理护理	能根据患者的问题进行护理，沟通有效

 拓展提升

传统中医理论中关于情绪致病的论述

在我国传统的中医理论中，《黄帝内经》开篇《素问·上古天真论》就提出："法于阴阳，和于术数，食饮有节，起居有常，不妄作劳，故能形与神俱，而尽终其天年，度百岁乃去。"由此可以看出，要想心身健康，不仅要符合大自然的规律，也与个体的日常生活、精神状态密切相关。对于中医体系中情志的概念，早期是情与志分开来讲。《素问·阴阳应象大论》提出："天有四时五行，以生长收藏，以生寒暑燥湿风。人有五脏，化五气，以生喜怒悲忧恐"，唐代经学家孔颖达指出："在己为情，情动为志，情志一也。"基于此，宋代以后的中医学将情与志并称，沿用至今。而情绪与疾病的关系及其致病机制，早在成书于两千多年前的《黄帝内经》中，便有了系统且详细的论述。传统中医理论强调阴阳五行相生相克，形神一体，心身合一的整体观。基于这一总纲，情志作为致病因素，《内经》给予了系统的论述。首先是情志直接导致个体脏腑受损。由上文可知，中医理论中个体的脏腑与情志有密切的关系，是脏腑功能的产物，《素问·阴阳应象大论》明确提出："怒伤肝，喜伤心，思伤脾，忧伤肺，恐伤肾。"也就是说，倘若个体对情志不加以节制，就会使脏腑从内部受伤。需要强调的是，文中的怒是指暴怒大怒，喜指暴喜大喜，或者长期处于这种情绪状态下才会致病，也就是说，只有当情志过于强烈、突然、持久时，才会成为致病因素，"喜怒不节，寒暑过度，生乃不固"。其次是情志通过影响个体的气血营运而成为致病因素，《素问·举痛论》提出："怒则气上，喜则气缓，悲则气消，恐则气下，寒则气收，炅则气泄，惊则气乱，劳则气耗，思则气结"，九种导致气机紊乱的致病因素，其中六种气机的变化是由于情志异常引起，同时也提出相对应的气机紊乱所出现的症状表现。例如常处于愤怒情绪下，个体易出现眩晕，头痛，心烦，肠胃功能紊乱，导致便秘或容易拉肚子；常处于悲伤情绪下，易出现胸腔异常胀满的感觉。《灵枢·寿夭刚柔》也提出："忧恐忿怒伤气，气伤脏，乃病脏"。由此我们可以看出，在传统中医理论中，情绪是导致个体产生疾病的内因。

任务检测

选择题

1. 心身疾病的致病因素与以下哪项无关（　　）

　　A. 生理因素　　　　　　B. 心理因素　　　　　　C. 社会因素

　　D. 人际关系　　　　　　E. 文化水平

2. 以下不属于心身疾病的是（　　）

　　A. 支气管哮喘　　　　　B. 冠心病　　　　　　　C. 神经性厌食症

　　D. 病毒性感冒　　　　　E. 糖尿病

3. 心身疾病发病的人群特征以下表现哪项除外（　　）

　　A. 总体上女高于男，二者比例3：2

　　B. 冠心病、高血压发病率男高于女

　　C. 15岁以下或65岁以上患病率最低，从青年期到中年期患病率呈上升趋势

　　D. 心身疾病总体上农村少于城市

　　E. 脑力劳动者少于体力劳动者

（李典双　李　密）

任务2　分析心身疾病的发病原因与机制

学习目标

1. 熟悉心身疾病的发病原因。

2. 了解心身疾病的发病机制。

任务描述

　　现代医学模式认为心身疾病是生理、心理、社会等多种因素交互影响形成的。不同的心身疾病及不同阶段，各种因素所起的作用不同。本任务通过知识介绍，以实现护生熟悉心身疾病的原因，在今后的护理工作中更好地实施心理护理，切实为患者解决心理问题，

缓解患者的心身疾病。

一、心身疾病的发病原因

现代医学几乎把所有疾病的发生都看成是多因素交互作用所致，心身疾病也不例外。早期人们对心身疾病发病与病因多从某一生物因素或某单一心理因素进行研究，如细菌、病毒或性格因素等。但随着研究的深入，人们发现，单一因素研究不能合理解释疾病的病因与发病。因此，人们逐渐将研究方向转到多因素、多变量交互作用的研究上。

流行病学调查研究显示，导致心身疾病发病的主要心理因素有不良情绪、不良行为、性格特征、认知评价、应对方式和心理应激；主要社会因素有生活事件、社会支持、人际关系、不良社会环境；主要生物因素有遗传、病毒或细菌感染、生理始基、生理中介机制等。

二、心身疾病的发病机制

（一）心理动力途径

心理动力理论是由精神分析学家提出的。该理论强调潜意识心理冲突在各种心身疾病发生中的作用。该理论认为个体特异的潜意识特征决定其特异的心理冲突，从而引起特定的心身疾病。

具体来说，心理动力学学者认为心身疾病的发病是由于以下三种因素造成的。一是未解决的心理冲突；二是身体器官的脆弱易感性；三是自主神经系统的过度活动性。目前认为潜意识心理冲突是通过自主神经系统功能活动的改变，造成某些脆弱器官的病变而致病。例如，心理冲突在迷走神经功能亢进的基础上可造成哮喘、溃疡病等，在交感神经亢进的基础上则可造成原发性高血压、甲状腺功能亢进等。心理动力理论在解释心身疾病发病机制时有一定道理，但它过分夸大了潜意识的作用。

（二）心理生物学途径

心理生物学理论强调心身疾病的生物学发病机制。该理论说明了哪些心理社会因素通过何种生物学机制作用于何种状态的个体，从而导致何种疾病的发生。心理生物学理论认为，心理神经中介途径、心理神经内分泌途径及心理神经免疫学途径是心身疾病发病的心理生理中介机制。由于心理社会因素对不同个体可能产生不同的生物学反应，且其反应过程涉及不同的器官组织，因而各种疾病可能存在不同的心理生理中介途径。

（三）学习途径

心身疾病的发病机制还可以用学习理论来解释。传统的学习理论，仅指条件反射的学习理论，不论是巴甫洛夫的经典条件反射或是斯金纳的操作条件反射，都将强化作为学习过程的要素加以说明。但人类心身疾病的发病机制，还应包括社会学习理论中的观察、学习以及模仿。行为学习理论认为某些社会环境刺激引发个体习得性心理与生理反应，如情绪紧张、呼吸加快、血压升高等，由于个体素质的问题，或特殊环境因素的强化，或通过泛化作用，使得其习得性心理与生理反应被固定，从而演变为症状与疾病。紧张性头痛、过度换气综合征、高血压等心身疾病症状的形成，均可用此机制解释。

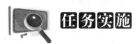

任务实施

不同的原因影响心身疾病的护理情境如表9-2所示。

表9-2　不同的原因影响心身疾病的护理情境

病例呈现	护理人员收集信息	心理干预实施	效果评价
患者："护士，您能给我开点安眠药吗?" 护士："您怎么了，睡眠不好吗?" 患者："最近都睡不好。" 护士："什么原因让您休息不好呢?" 患者："最近我在晋升职称，要准备很多资料。" 护士："准备得怎么样了呢?" 患者："我都准备的很好了，但还是很紧张，睡不着。" 护士："哦！您可以找一些同事聊天，转移注意力或听轻音乐促进睡眠，而不是通过吃药来控制。"	睡眠不好，对出现的应激事件过度紧张，压力大	学会调整心态、以积极的心态面对应激事件；教给患者松弛训练的方法	
患者："我试一试吧，我会按照您说的做。" 护士："回去注意调整情绪，注意身体，有什么不舒服的地方及时到医院就诊。"	能了解到自身存在的问题，能正确对待		能根据患者的心理因素进行护理，沟通有效

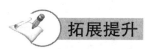

拓展提升

心身疾病中对内源心理因素的干预

　　客观存在的外因通过内因起作用，致使个体产生什么样的情绪，是与个体长期形成的思维模式、应对方式及其人格特质有密切的关系。例如早年有父母死亡或者离异等不幸经历者，成人后，他们对生活事件负性体验要强于没有这些经历的个体，而这些都属于心理因素范畴。当今社会某些疾病尤其是慢性病如原发性高血压、糖尿病、慢性胃炎、植物神经功能失调、风湿性关节炎、失眠等，治愈难度高，复发率高，都与个体的生活方式、行为习惯、长期的情绪状态有着一定的联系。肖然在其长期的临床研究中提出个体过去经历过的某件或某些事件、情绪，会在个体身上留下"痕迹"，长期积累，会在身体体表形成"结节""条锁"，这些"结锁"阻滞了个体生命能量的流动，导致疾病的发生，并提出了相应的疾病-情绪-行为模式关系（表9-3）。

表9-3　疾病-情绪-行为模式关系图

身体症状	疾病	情绪	行为模式
肩颈厚重	高血压、甲亢	愤怒	指责、控制
后背肩胛之间隆起、板结	胃病、消化系统疾病	焦虑	抱怨、思虑过度
向心胖（肚子大，腿特别细）	内分泌失调	委屈	压抑
颈椎后背僵硬	甲亢、心慌、颈椎病	紧张	强迫
背左侧心俞部分条索状隆起	心脏供血不足、心律失常	悲伤	低落、自卑、无力
腰酸、腰底部僵硬	抑郁症、焦虑症	没有缘由的焦躁、恐惧	自责

任务检测

一、选择题

患者，女性，18岁，因急性阑尾炎需急诊手术。患者表现非常害怕，焦虑不安，食欲差，失眠。急诊护士首先考虑给予（　　）

    A. 饮食指导　　　　　　　　　　B. 心理护理

    C. 观察病情变化　　　　　　　　D. 术前常规护理

    E. 镇静药物

二、简答题

简述心身疾病的发病原因。

（李典双　李　密）

任务3　防治心身疾病

学习目标

1. 掌握心身疾病的治疗原则和心理护理。

2. 了解心身疾病的预防原则。

任务描述

随着社会的发展，人们的生活水平越来越高，生活习惯也随之发生改变，导致心身疾病的发生率升高。本任务通过知识介绍、任务实施等，使护生掌握心身疾病的防治知识，在心身疾病发生后，能对常见的心身疾病患者实施有针对性的心理护理，维护患者的健康。

一、心身疾病的预防原则

心身疾病是心理因素和生物因素综合作用的结果，因此心身疾病的预防也应兼顾心、身两个方面。如果能在心身疾病尚未发生时就及时处理相关的心理社会因素，则将起到最好的预防效果，所以预防应及早实施。

（一）培养健全的人格

对于具有明显心理缺陷的人，如易愤怒、抑郁、孤僻及多疑者，应及早通过心理健康指导，弥补个性缺点。

（二）纠正不良行为

吸烟、酗酒、缺少运动及A型行为等对心身疾病的发生和发展具有促进作用，因此被称作"增益效应"，需要及时加以纠正，并养成良好的生活习惯。

（三）提高应对能力

不同的应对方式和应对策略会对心身疾病的发生和发展产生不同程度的影响，简单地说，提高应对能力可以提高抵抗心身疾病的能力。

（四）提高情绪控制能力

情绪是导致或加重心身疾病的重要心理因素，所以学习情绪管理，合理宣泄情绪是十分必要的。

（五）积极加强预防

积极加强对心身疾病的预防，特别是具有心身疾病遗传倾向或已有心身疾病的先兆者，则更应加强预防工作。

总之，心身疾病的预防工作是多层次、多侧面、多途径的，也是护理工作者非常重要的工作内容之一。

二、认识心身疾病的治疗原则

（一）心身同治

心身疾病采取心、身结合的治疗原则，但对具体病例也应有所侧重。对于急性发病而又有严重躯体症状的患者，应以躯体对症治疗为主，辅以心理治疗。对于以心理症状为主、躯体症状为次的患者和以躯体症状为主并转为慢性的患者，则可在实施常规躯体治疗的同时重点进行心理治疗。

（二）心理干预手段的确定

根据患者的实际情况、干预目的，选择和使用不同的干预层次及方法。如支持性心理治疗、放松训练、生物反馈法、认知疗法及家庭心理治疗等方法。

（三）减少应激源、适应环境

尽可能地帮助患者适应生活和工作环境，以减少或消除应激源。在应激事件中，有的应激事件是可以回避的，如空气、水、噪音等环境污染；不良广告、书刊、影视等文化污染；有的是可以暂时回避的，如人际关系紧张、与上级矛盾冲突、家庭成员中无原则的纠纷等。有效地回避这些生活事件，避免应激刺激，可以减少心身疾病的发生或促使心身疾病的康复。

（四）药物治疗

当患者负性情绪水平很高或已经维持很长时间、认知能力较差时，可以选用某些改善情绪的药物来控制过度的心理生理反应。用药的效果会降低患者的负性情绪水平，这样由负性情绪引起的生理反应也会随之得到改善。另外，当患者的情绪通过药物作用变得较为平稳后，他们接受医生所给予的正确的思维和应对方式、主动纠正自己原来的认知偏差的能力也会明显提高。

（五）调动社会支持系统

研究表明，良好而更多的社会支持，是缓冲应激，维护心身平衡，促进心身疾病康复的重要因素。所以，当患者处于应激或因应激身患疾病者，医护人员要调动他们的一切社会支持系统来给予支持。首先是亲人、朋友、同事、同学等，对患者进行精神上或物质上的支持。其次，医护人员也要积极参加到患者的社会支持系统之中，医护人员要有同情心和责任心，运用良好的语言、神情，使患者感到和蔼可亲，成为可以信赖的朋友。另外，努力创造一个和谐友好的病房气氛，患者之间互相关心、互相爱护，房间内安静整洁，也是缓冲应激的重要方法。

（六）矫正不健康的人格特征和行为类型

不健康的人格特征和行为类型，作为应激与心身疾病的独立因素，使人致病；另一方面，其作为中间因素，影响人的认知评价、应对方式、社会关系和社会支持系统等，对疾病的产生也有重大影响。所以，运用合理的手段和方式，矫正不健康的人格和行为类型，是治疗心身疾病，防止复发的重要内容。王均志等研究心理干预对心肌梗死患者抑郁情绪的影响，发现心理干预不仅有助于改善抑郁情绪，而且有益于心身功能恢复；又有诸多报道，通过认知疗法、行为疗法、松弛训练、心理分析等矫正患者的 A 型行为，可以降低冠心病的复发率等。

 任务实施

根据心身疾病防治原则实施心理护理如表 9－4 所示。

表 9－4 根据心身疾病防治原则实施心理护理

病例呈现	护理人员收集信息	心理干预实施	效果评价
患者："护士，我容易发脾气，一发脾气就会感觉气喘不上来，胸闷、心慌。" 护士："什么事情让您的情绪变化这么大？" 患者："我儿子在外面经常上网打游戏，不好好学习。"	患者很难控制自己的情绪	消除不良的情绪影响，提高应对能力	
护士："这样啊，有没有找儿子好好沟通？" 患者："跟他说了也没用，我就会忍不住骂他，甚至动手打他。"	不能正确应对事情，控制力差		
护士："那您跟儿子是如何沟通的呢？能跟我说说吗？" 患者："一般来说，跟他沟通之前我已经积压了很大的愤怒了，所以，跟他说不上两句我就想动手打他。"		提高情绪控制能力，加强预防	
护士："您仔细体会一下，如果别人带着满腔的愤怒和我们说话，我们会接纳他的意见吗？" 患者："我大概知道您的意思了，我回去试一下。"	能意识到自己的行为给事情带来的严重性，尝试调整		
护士："与儿子沟通之前，先处理好自己的心情，再处理儿子迷恋上网这件事件，看看效果会不会有所不同。"		介绍控制愤怒的方法，指导患者合理地采取正确的手段	能根据患者的心理因素进行护理，沟通有效

 拓展提升

音乐疗法的心理作用

当前的很多疾病的发生都与人的情绪长期失控、失衡有关。音乐作为一种治疗手段，能为人们营造不同的情感意境，提供一种情绪宣泄的途径，以达到调节情绪，稳定情绪，消除疾病诱因的目的。音乐疗法的心理作用包括对人的情感、智力结构和行为等诸多因素产生的影响。

1. 调节情绪 音乐对人的情绪活动具有显著的调节作用，但调整作用的大小与欣赏能力有一定的关系。中医认为音乐的调节作用表现在对不良情绪的节制、疏泄、移情以及以情制情等方面，这些与人体内分泌、自主神经系统、丘脑下部、边缘系统、大脑皮层的结构与功能有着密切关系。音乐通过大脑边缘系统对躯体功能、自主神经、大脑皮层产生作用。边缘系统中有调节情绪行为与情绪体验的复合神经机构，并影响到大脑皮层，大脑皮层能直接调节、控制情绪和情感。它与皮层下神经协同活动，包括神经生理和生化过程共同参与，实现音乐对身心的双重调节作用。应用治疗性音乐可以纠正情绪偏差，更好地发挥治疗效用。音乐对情绪的调节，包括对情感的节制作用，以减轻心灵的负担，使内心趋于平和。音乐既可以宣泄消极的情绪，即通过"同质导入"，选择与患者生理、病理状态及性格趋于一致的乐曲来加以引导，也可以通过"异质转移"，即聆听风格完全相反的音乐，借助强大的音乐感染力，发挥移情作用，以改善不良的情绪。

2. 调整智力结构和行为 通过加强音乐的训练，使大脑处于有序状态，提高大脑自我约束控制能力和集中注意力的行为学习能力。音乐刺激可对中枢神经系统的功能产生广泛的影响，以改善人的记忆能力。此外，音乐还具有培养创造力，提高想象力和联想力的作用。音乐欣赏或音乐演奏可以调节左右脑半球的活动节奏，诱导其有规律、有节奏地交替运动，协调工作，提高大脑的工作效率。长期进行音乐实践的人不仅有较强的记忆力，而且记忆的敏捷性、持久性、正确性都比正常人突出。

三、心身疾病的心理护理

（一）原发性高血压

原发性高血压也称高血压病，是以动脉血压升高为特征，伴有血管、心、脑、肾等多脏器功能损害的全身性疾病，占全部高血压患者的90%以上。

原发性高血压是一种高发病率、高致残率、高死亡率的疾病，是引起冠心病、心肌梗死、脑出血和脑栓塞等疾病的常见诱因。目前，中国有1亿多高血压患者，每年新增300万人以上。脑卒中患者中，有76%的人有高血压病史；冠心病患者中，有65%的人有高血压病史。

1. 心理社会因素与原发性高血压

（1）心理行为因素

1）情绪因素 紧张和焦虑导致大脑皮质兴奋和抑制过程失调、缩血管中枢冲动占优势，引起血压升高。

2）人格因素 A型行为与高血压密切相关。研究表明，高血压病患者中有79.5%的人具有A型行为特征。

3）不良行为 高盐饮食行为是发生高血压的重要原因。每日食盐量大于7 g，过多的Na^+可沉积在动脉管壁而发生动脉硬化，同时，过多的Na^+使水分潴留。血容量增加、血压升高；肥胖行为，如高脂、高糖饮食及运动少，也导致高血压病的发生。肥胖者高血压发病率是正常人的2～6倍；烟酒嗜好行为，烟酒嗜好者易患高血压，中等量以上的饮酒者，其发病率明显增高。

（2）社会因素

1）职业应激 职业性质影响血压水平。需要注意力高度集中、过度紧张的脑力劳动，对视力、听觉过度刺激的工作环境，均易使血压升高。例如，对公安系统的 518 人进行健康体检发现，238 人患高血压，其患病率高达 45.9%，而且发病年龄大大提前，30~49 岁者占总发病患者数的 79%，这与公安职业紧张、压力大、长期心身耗竭有关。

2）社会应激 经济拮据、家庭不和睦、工作不顺心、事业受挫、人际关系紧张、个人需要得不到满足、社会动乱、战争等，均与高血压发病有关。

3）社会支持 社会孤独和缺乏社会支持的人容易发生焦虑、抑郁，与高血压的发病密切相关。

4）文化休克 不同民族和国家的风土人情、生活习俗、行为模式等有很大差异。当一个人从熟悉的文化环境到另一个陌生的文化环境时，常常会产生由于态度、信仰的差异而出现的危机与陌生感，严重影响个体的社会功能和正常生活秩序，产生所谓"文化休克"。由此而引起的焦虑、恐惧、愤怒、敌意、无助、抑郁等负性情绪均与心血管疾病有关。

5）自然环境应激 自然灾害如地震、海啸、洪水、雪冻等造成的强烈应激，使人们惊恐万状、焦虑不安、精神崩溃，高血压发病率会明显升高。

2. 原发性高血压患者的心理护理

（1）心理支持 让患者倾诉内心矛盾冲突，以及发泄敌意、怨恨、焦虑、紧张和不满，找出患者被压抑的潜意识的矛盾冲突。给予疏导和心理支持，以减轻患者的心理压力。

（2）放松训练 是目前配合治疗原发性高血压病常用的一种行为疗法。松弛疗法的具体操作如下：患者自由安静地坐在舒适的椅子上，排除杂念，处于"无我"状态。全身肌肉放松，呼吸深慢平静。每日 1~2 次，每次 15 分钟。如此反复进行 3~6 个月，最终能达到"随意"控制血压至正常水平。

（3）生物反馈训练 利用生物反馈原理使个体学会放松反应。将血压或脉搏用声音或屏幕显示出来，作为反馈信息。通过呼吸、放松、平静等调节，使血压得到控制，如此反复训练可以达到控制血压的目的。

（4）运动训练 练气功、打太极拳、快步走、慢跑等有氧运动，能消耗过多的儿茶酚胺类物质，达到降压和减脂作用，减少并发症，增强体质和延年益寿。

（5）行为矫正 针对因不健康生活方式（如高盐饮食、高热量饮食、肥胖、酗酒、缺乏运动等）而致病的患者进行行为矫正，是预防和治疗原发性高血压的有效途径；另外，矫正 A 型行为对高血压病的治疗也有一定的效果。

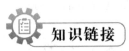 **知识链接**

历年全国高血压日主题

高血压是最常见的心血管疾病，是全球范围内的重大公共卫生问题。由于部分高血压患者并无明显的临床症状，高血压又被称为人类的"无形杀手"。我国各级政府对高血压病的防治给予了极大的关注。1998 年，原卫生部为提高广大群众对高血压危害的认识、动员全社会都来参与高血压预防和控制工作、普及高血压防治知识，决定将每年的 10 月 8 日定为"全国高血压日"。历年全国高血压日的主题如下。

1998 年：了解您的血压	1999 年：控制高血压，保护心脑肾
2000 年：普及高血压知识，减少高血压危害	2001 年：控制高血压，享受健康生活
2002 年：战胜高血压从社区做起	2003 年：保持健康生活方式，控制高血压
2004 年：高血压与代谢综合征	2005 年：血压与卒中
2006 年：控制高血压，降低要达标	2007 年：健康膳食，健康血压
2008 年：家庭自测血压	2009 年：盐与高血压
2010 年：健康体重，健康血压	2011 年：知晓您的血压和控制目标
2012 年：健康生活方式，健康血压	2013 年：健康心跳，健康血压
2014 年：知晓您的血压	2015 年：知晓您的血压——血压测量进社区
2016 年：知晓您的血压	2017 年：知晓您的血压

（二）冠状动脉硬化性心脏病

1. 心理社会因素与冠心病　单纯用遗传、高血压、高血脂等生物因素不能完全解释冠心病，吸烟、活动过少、心理社会压力、不良情绪以及 A 型行为等因素同样是冠心病的重要危险因素。

（1）人格因素　A 型行为是冠心病的危险因素。随后进行的许多流行病学研究证实，冠心病和 A 型行为之间存在肯定的联系。1978 年，A 型行为与冠心病有关的结论得到了世界心肺和血液学研究学会的确认。

（2）生活事件　一般认为，经历的生活事件越多，冠心病的发生、复发及死亡率越高。瑞典一项研究表明，患者在心肌梗死发作前 6 个月内的生活事件评分大幅度升高，远远超过患者前两年的水平，可达 3~4 倍以上。我国学者采用生活事件量表对冠心病患者进行对照研究显示，冠心病患者发病前生活事件频度和生活事件紧张值高于健康对照组。

（3）负性情绪　它不仅加速冠心病发生、发展的进程，影响治疗、康复和生活质量，而且是引发猝死、心肌梗死的重要危险因素。冠心病患者受病前各种生活事件的影响，极易产生焦虑、抑郁、孤独等负性情绪。有研究应用焦虑自评量表和抑郁自评量表对冠心病患者进行情绪障碍调查显示，52% 的患者有明显焦虑，80% 以上的患者有不同程度的抑郁。

（4）生活方式　吸烟、缺乏运动、过食等因素已被公认为冠心病的危险因素。饮食与冠心病的关系主要集中在脂肪摄入，脂肪决定了血液中胆固醇的水平，后者是冠心病的重要危险因素。

2. 冠心病患者的心理护理

（1）心理支持　让患者倾诉内心的体验和感受，给予支持、鼓励，减轻患者心理压力。

（2）矫正 A 型行为　对防治冠心病具有积极意义。具体方法有冠心病知识和 A 型行为知识教育；松弛训练；认知 - 行为疗法，其他如音乐疗法、肌电生物反馈疗法等对矫正 A 型行为也有疗效。

（3）调节生活方式　主要包括戒烟、减轻体重、运动、控制高血压、控制酒精摄入、加强饮食管理等，均有助于降低发病率和死亡率。

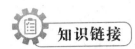 知识链接

矫正 A 型行为

针对匆忙感：

1. 建立每天记录匆忙事件及其原因的习惯，每周一小结。

2. 当一个耐心的听众，不打断别人的谈话。

3. 放弃同时思考几个问题或做多种事情的习惯。

4. 等待时，可看书、看杂志，避免焦躁发脾气。

5. 不要超过您前面走得快的人。

6. 时间短、任务多时，先易后难，一件一件解决，不要操之过急。

针对争强好胜：

1. 增加对他人的理解，减少敏感和不信任。

2. 对帮助过您的人诚心说声"谢谢"。

3. 向您认识的人自然微笑，主动热情打招呼。

4. 当不能肯定自己对错时，说声"可能我错了"。

5. 在玩乐时，不必太过认真，学会愿意认输。

6. 面对焦虑时，深呼吸放松自己。坦然平静；面对挫折、打击、不顺利时，做到安慰自己退一步海阔天空。

（三）消化道溃疡

消化道溃疡主要是指发生于胃和十二指肠球部的慢性溃疡，是较早公认的心身疾病。人群发病率约 10%，男性是女性的 2~4 倍，青壮年发病者居多。我国流行病学调查显示，约有 60%~84% 初患或复发的消化道溃疡患者，在症状出现前 1 周受过严重的生活刺激，如人际关系紧张、事业受挫等。

1. 心理社会因素与消化道溃疡

（1）社会因素　工作环境紧张与消化道溃疡密切有关，例如，军人、驾驶员、外科医生、教师、编辑、记者、翻译、导游等胃肠道疾病的发病率较高，这些职业人群多数都有诸如"工作紧张，不能按时吃饭"等特点。工作、生活繁忙，精神长期过度紧张已成为导致胃肠道疾病的重要原因。

（2）情绪因素　胃肠道被认为是最能表达情绪的器官，所以，情绪上的点滴波动，胃肠道都能未卜先知。抑郁、悲伤、沮丧可使胃黏膜苍白，分泌减少；愤怒、紧张、厌恶、惊慌、憎恨、激动、应激可以引起胃液分泌增加，胃酸和胃蛋白酶持续增多，引起消化性溃疡。

（3）紧张性生活事件　有研究者对比了溃疡病与健康人之间的生活事件差异，发现患者组经历的生活事件多，患者抱怨家庭矛盾多（占 30%），经济压力大（占 50%）。而健康对照组中家庭矛盾的比率只有 3%，经济压力的比率为 11%。

（4）人格特征　研究发现，溃疡病患者多工作认真负责，有较强的进取心，有强烈的依赖愿望，易怨恨、不满，常常压抑愤怒，孤僻，悲观，遇事思虑过分，事无巨细，苛求井井有条，稍不顺心就情绪波动、易怒，但又常常压抑在心里不能发泄出来。具有这种人格特征的人，遇到较多生活事件压力时易致溃疡病发生。

（5）心理应激　动物实验表明，警戒、回避电击的应激或束缚性应激均可诱发溃疡。紧张性生活事件造成心理应激时，促肾上腺皮质激素释放因子、糖皮质激素、儿茶酚胺等作用于消化道的激素分泌增加，可致胃肠运动功能紊乱，改变胃酸分泌，从而诱发消化性溃疡。

（6）不良行为习惯　对溃疡患者与健康人之间的对比研究发现，患者中有不良习惯者多于对照组（患者中48%每天服用阿司匹林，39%每天饮酒，67%每天吸烟）；而健康对照组中服阿司匹林、饮酒、吸烟者分别为12%、24%和28%。

2. 消化道溃疡患者的心理护理

（1）行为干预　向患者介绍消化道溃疡的诱因、临床特点和治疗方法，矫正吸烟、饮酒等不良习惯，合理膳食，如规律饮食、少食多餐、忌坚硬过冷过热食物等。

（2）心理支持　向患者解释消化道溃疡的性质，认识情绪变化与消化道溃疡的关系，鼓励患者保持乐观心态，缓解不良情绪，采取健康生活方式，减少负性情绪对疾病的影响，降低复发率。

（四）糖尿病

糖尿病是一种典型的内分泌系统疾病。其基本病理特点是胰岛素分泌相对或绝对不足以及靶细胞对胰岛素的敏感性降低或胰岛素本身结构存在缺陷，而引起以糖代谢紊乱为主，继发脂肪、蛋白质、水、电解质等代谢障碍，表现为高血糖、糖尿。糖尿病的病因和发病机制十分复杂，目前尚未完全清楚，一般认为是多因素综合作用的结果，其中，心理社会因素具有重要的作用。现代医学研究表明，心理因素可以通过大脑边缘系统和自主神经系统影响胰岛素的分泌。当人处于紧张、焦虑、恐惧或受惊吓等应激状态时，交感神经兴奋，使肾上腺素的分泌增加，间接抑制胰岛素的分泌和释放，使血糖升高。

1. 心理社会因素与糖尿病

（1）个性因素　20世纪40年代，调查认为大多数糖尿病患者性格不成熟、被动依赖、做事优柔寡断、缺乏自信，常常有不安全感。人格特征会降低患者对精神压力的耐受性，使之易产生紧张不安等负性情绪体验。

（2）负性情绪　糖代谢紊乱可直接使患者产生抑郁、焦虑。糖尿病患者中具有临床意义的抑郁症状发生率高达21.8%~60.0%。抑郁、焦虑症状可能是糖尿病综合征的固有症状之一。

青少年糖尿病患者情绪更易波动，常见激动、愤怒、抑郁与失望的情绪反应。成年期患者也会出现失望、无所适从、悲哀、忧愁、苦闷，对生活失去信心，应对外界挑战和适应生活的能力下降，甚至出现自杀意念和行为。

（3）心理应激　调查发现2型糖尿病患者中双亲去世、家庭破裂、失业等严重生活事件较多，而且，此类严重生活事件都发生在糖尿病发病前。临床资料表明，一些糖尿病患者在饮食和治疗药物不变的情况下，会因为生活事件的突然袭击，使病情在一夜之间迅速加剧，甚至出现严重的并发症。

2. 糖尿病患者的心理护理

（1）情绪疏导　护理人员可以根据患者疾病不同阶段的心理特点，真诚地与患者沟通交流、倾听他们心中的压力与烦恼，鼓励患者向其家人、朋友倾诉，以获得亲人的理解与支持，必要时也可以鼓励患者向专业心理咨询人员倾诉，以满足他们被爱、被关心、被尊重的心理需求，帮助其解除心理顾虑，消除负性情绪，充分调动其主观能动性。同时，护理人员可以在恰当的时机给患者提供效果明显好转的案例，告诉患者只要系统治疗就能控制血糖、预防并发症的发生，使患者心情舒畅，减轻心理负担，树立战胜疾病的信心。

（2）健康教育　积极开展健康教育，指导患者科学地安排生活、饮食和体力活动，帮助患者及其家属尽可能多地掌握糖尿病的基本知识、注射胰岛素技术和血糖测定技术。指导患者正确认识糖尿病，让其认识到虽然目前的医疗技术水平尚不能根治糖尿病，但是经过医患共同努力，糖尿病完全可以控制，患者完全可以像正常人一样生活、工作和学习，使患者有信心战胜疾病。

（3）鼓励参与活动　消除患者因患病而感觉孤独的最好方法是鼓励患者积极参与相关活动，如可鼓励其与病友交流；可向患者介绍当地的病友俱乐部，使患者在团体组织中学习、适应患病后的生活，建立有益于健康的生活方式。

（五）癌症

癌症是威胁人类生命最严重的一类疾病，是人类的三大死因之一。在我国城市，癌症已经位列人群死亡的前列，超过心脑血管疾病。目前全国每年恶性肿瘤的发病人口为 160 万，死于恶性肿瘤的人口有 130 万。

世界卫生组织已明确将癌症划为是一种生活方式疾病。不良的生活方式，如暴饮暴食、烟酒、缺乏运动、应激等均可使人易患癌症。近年来，随着生物 - 心理 - 社会医学模式的确立，人们重新认识到心理因素在癌症发生和发展中的作用，在此基础上成立了一门新的学科——心理肿瘤学，主要研究肿瘤发生的心理社会和心理生理问题。

1. 心理社会因素与癌症

（1）情绪因素　我国在 1987 年开始了对胃癌与心理因素关系的调查，发现爱生闷气在胃癌发生中起很重要的作用。研究表明，癌症患者要比一般人更加抑郁。此外，愤怒的表达方式在癌症发生中的作用越来越受到重视，癌症与愤怒的压抑、不外泄有关。

（2）生活事件　癌症患者发病前生活事件发生率比其他人高。我国黑龙江省大庆市的一项调查发现，胃癌患者在被确诊前的 8 年内有 76% 的患者报告遇到过对他有重要影响的生活事件；在被确诊前的 3 年内有 62% 的患者报告遇到过生活事件。

（3）人格特征　英国学者 Greer 等提出了癌症易感人格，称作 C 型行为。之所以用 C 表示，一种解释是取用 cancer 的首字母，另一个解释是在冠心病患病有关的 A、B 行为之后，用 C 表示。目前认为，C 型行为的主要行为特征是：过分合作、协调、姑息，谦让、自信心不足，过分忍耐、回避冲突、屈从让步、负性情绪控制力强，追求完美、生活单调等。这种过于息事宁人的个性，长期使自己处于失望、愤怒和抑郁之中，由此破坏体内免疫功能，最后导致癌细胞的生长、繁殖。

（4）社会支持　Levy 研究乳腺癌患者接受社会支持程度与预后关系，发现有五项因素显著影响自然杀伤细胞的活动水平，这些因素是得到配偶或知己高质量的情感支持、得到医生的支持、肿瘤雌激素受体水平、外科手术切除、积极寻求支持。

2. 癌症患者的心理护理

（1）告知癌症诊断的原则　癌症诊断明确后，困扰许多医护人员和患者家属的第一个问题可能是要不要将诊断告诉患者。国外许多医护人员认为，一旦明确诊断，便应当将真相连同治疗计划一起告诉患者。国内通常的做法是将诊断告诉患者家属，当患者问起时，医护人员或家属断然否认，或支吾搪塞。这种做法的好处是：使家属有所准备，为患者安排治疗；可为患者留下心理调适的时间，避免告知诊断带来的巨大心理冲击。然而，大多数患者可以通过对自身病情的观察，从所用药物以及周围人对自己的行为和态度变化中猜测到真相。在这种情况下医护人员如矢口否认，就会使患者产生被抛弃感和对医护人员的不信任感，甚至更加相信癌症是不治之症。因此，应依据每个患者的人格特征、应对准备等审慎灵活地决定是否告之以真相以及告知的适当时机与方式。

（2）纠正错误认识　患者的许多消极心理反应均来自于"癌症等于死亡"的错误认识。因此医护人员应向患者灌输科学的医学知识，一方面承认癌症是种严重的疾病；另一方面使患者相信只要配合治疗，保持良好的心理状态，癌症是可以治疗的，即使不能治愈也可与癌症长期共存。

（3）引导患者采取积极的应对方式　帮助患者适时发泄愤怒，疏泄紧张情绪。运用一些放松技术调整情绪，改变认知，重新评价事件，寻找生命中的闪光点，看到希望。即使疾病不能治愈，也应适应现实，平静地接受现实。

（4）情感支持　医护人员和家属亲友应为患者提供情绪帮助，通过安慰、鼓励、劝导等手段，疏缓患者的紧张情绪，使患者怀有信心和希望。

 任务实施

根据高血压疾病实施心理护理情境如表9－5所示。

表9－5　根据高血压疾病实施心理护理情境

病例呈现	护理人员收集信息	心理干预实施	效果评价
患者："护士，最近我经常感到头晕、眼花，全身没有力气。您看我这是怎么了？" 护士："平时的血压是多少呢？" 患者："单位每年都体检的，在最近两年体检时发现有轻度高血压。" 护士："平时工作生活中有让您觉得压力大的事情吗？"	患者症状可能与血压升高有关	继续收集与高血压相关的心理社会因素	
患者："其实工作压力一直比较大，最近我们单位要进行考核，压力更大，而且经常出去应酬。" 护士："哦！这样一说，确实压力很大，我也特别能理解，因为我们也经常考核，考核之前大家也很紧张。"	患者的血压升高与工作压力大有关	理解患者的焦虑情绪，与患者共情	
患者："我怎么才能化解紧张感呢？有的时候确实感觉喘不上气来，但是又不知道该怎么办。" 护士："首先，有个好的心态十分重要，现在我教你几个放松训练，平时可以多做做。" 患者跟着护士学习放松训练技术。	患者对如何缓解压力知识缺乏	介绍放松训练、运动训练的方法	能根据患者的心理特点、产生原因进行护理，沟通有效

 拓展提升

心理学实验

　　实验人员把两只健康的猴子关进不同的笼子里，都坐在一张特别设计的椅子上，既不能从椅子上爬下来，又不能逃出笼子，每隔20秒钟便给它们一次电击。但在每只猴子的身边都安装了一个它们的前肢可以操纵的开关，只是其中一个开关是真的，能够切断电源，另一个开关是假的，不能切断电源。经过一个月的实验，在装有真开关的笼子里的猴子很快便学会了扳动真开关以切断电源，但十分奇怪的是，一个月后，这只猴子却突然死掉了；而那只关在装有假开关笼子里的猴子，尽管也遭受电击，却安然无恙。

　　为了弄清猴子的死因,实验者解剖了死猴的尸体,结果发现它患有严重的胃溃疡。据分析认为,那只会扳开关切断电源的猴子正是因为它会关电源,所以每隔20秒便情绪紧张,因而处于一种几乎随时都要准备关电源的紧张状态下,这种紧张的情绪导致胃酸不正常地过量分泌,终于造成胃壁溃烂,直至死亡;而另外那只猴子因为无法躲避电击,便处于一种听天由命的状态,习惯于挨电击,没有产生那种时时提防电击并随时准备关电源的紧张状态,故而安然无恙。这个实验说明,紧张的情绪会引发胃溃疡。

任务检测

一、选择题

1. A 型行为者的冠心病发病率比 B 型行为者高（　　）

　　A. 1 倍　　　　　　　　B. 2 倍　　　　　　　　C. 3 倍

　　D. 4 倍　　　　　　　　E. 5 倍

2. 下列不属于心身疾病预防原则的是（　　）

　　A. 培养健全人格　　　　B. 纠正不良的行为方式

　　C. 加强监督　　　　　　D. 提高应对能力

　　E. 提高情绪控制能力

3. 疾病的发生、发展、转归及防治都与心理社会因素密切相关的一组疾病被称为（　　）

　　A. 精神疾病　　　　　　B. 躯体疾病　　　　　　C. 社会疾病

　　D. 心身疾病　　　　　　E. 流行疾病

4. 以下不属于心身疾病范围的是（　　）

　　A. 颈椎病　　　　　　　B. 糖尿病　　　　　　　C. 支气管哮喘

　　D. 瘙痒症　　　　　　　E. 偏头痛

5. 以下哪一组个性特点易患溃疡病（　　）

　　A. 好竞争、易激动、敌意

　　B. 易冲动、求全责备

　　C. 过分依赖、幼稚、敏感而懦弱

　　D. 内向、压抑、被动依赖、竞争性强

　　E. 被动依赖、缺乏自信、优柔寡断

6. 符合冠心病易患者人格特征的是（　　）

　　A. 过分谨慎、追求完美、忍让

　　B. 独立性与依赖性相冲突

　　C. 不成熟、被动、缺乏自信

　　D. 好胜心强、急躁易怒、有时间紧迫感

　　E. 自信、平易近人

7. 某中年人,童年生活受挫,个性克制,情绪压抑,经常焦虑、抑郁、又不善于宣泄,

过分谨慎，委曲求全。此种行为模式最容易患的疾病是（　　）

    A. 冠心病　　　　　　B. 脑出血　　　　　　C. 慢性结肠炎

    D. 甲状腺功能亢进　　E. 癌症

二、简答题

1. 简述心身疾病的预防原则。

2. 简述心身疾病的治疗原则。

三、角色扮演

高先生，55 岁，某企业经理，因"头痛、头晕、耳鸣 5 年加重 2 天"入院。5 年前因头痛、头晕、耳鸣就医，发现高血压后一直服用硝苯地平、卡托普利治疗，但经常忘记服药，疲劳时常伴头痛、耳鸣和胸闷等不适。近日因工作繁忙，经常陪客户吃饭，饮酒过量，每天吸烟 20 余支，饮酒 300 ~ 500 ml，睡眠不足。昨日晚与客户谈判过程中，因情绪激动突感剧烈头痛、烦躁、眩晕、恶心、呕吐、胸闷、气促，于今日入院。

情境一　入院介绍并护理体验：监测生命体征 T 36.2℃，P 110 次/分，R 30 次/分，BP180/130 mmHg，身高 176 cm，体重 90 kg。神志清醒，颈软。双肺呼吸音正常。心尖搏动位于左侧第 6 肋间锁骨中线外 1 cm，心率 110 次/分，律齐，主动脉瓣区第二心音亢进，可闻及收缩期杂音。腹软，双下肢无水肿。神经系统检查无异常。

情境二　医嘱后执行医嘱：嘱患者绝对卧床休息，抬高床头 15 ~ 30°，立即建立静脉通道，遵医嘱硝普钠静脉滴注（应避光），快速滴入甘露醇。吸氧 4 ~ 5 L/min，观察病情，做好心电、血压、呼吸监测。注意神志、生命体征、尿量等病情变化情况。

情境三　病情好转，做健康教育，内容如下。

（1）告诉患者不能自行停服降压药，否则将导致血压波动，比持续高血压对脏器的危害更大。嘱患者服缓释片或控释降压药时，不可嚼服，要吞服。

（2）向患者及家属解释引起原发性高血压的各种原因，以及高血压对健康的危害，明确坚持治疗的重要性。

（3）进行生活指导。①控制钠盐摄入，WTO 建议每人每日 5g 盐；②控制体重，通过增加体力活动，降低总热量的摄入，控制体重指数在 24 以下；③合理膳食，减少膳食脂肪，补充适量蛋白质，增加蔬菜水果摄入，注意补充钾和钙，限制饮酒。

（李典双　李　密）

扫码"练一练"

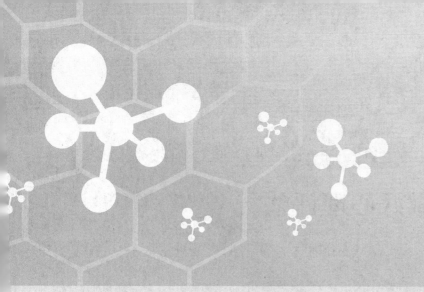

模块三

形成护理心理学的基本技能

扫码"学一学"

项目十

做好心理评估

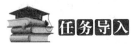 **任务导入**

　　患者李某，女性，38岁，曾怀孕三次，皆自然流产，被诊断为习惯性流产。现发现怀孕四周，根据医嘱需要住院保胎治疗。李某自觉年龄较大，又有三次怀孕失败的经历，心情特别紧张，晚上难以入睡。李某的心理状况可以通过选择合适的心理评估方法来了解。其中可以应用评定量表全面了解李某的心理状况，为进行心理干预做好前期工作。

任务1　评估心理

学习目标

1. 掌握心理评估的注意事项。
2. 了解心理评估的作用。
3. 能根据心理护理工作的需要，选择合适的心理评估方法。

任务描述

　　患者的心理状况会对患者疾病的康复有重要影响。患者的心理状况如何，可采用心理评估的四种方法进行科学评估。由于患者的意识状态、年龄、经历及所患疾病的不同，所采用的心理评估方法也不尽相同。本任务通过相关知识介绍、任务实施、拓展提升等，以实现护生能根据患者状态，选择合适的心理评估方法进行心理评估。

一、心理评估

　　心理评估（psychological assessment）是应用多种方法或途径所获得的信息，以心理学的理论和方法对个体某一心理现象做全面、系统和深入的客观描述与预估。

　　临床心理评估特指将心理评估的通用理论与方法运用于临床、以临床患者为主要评估对象、可评定及甄别患者心理状态的一系列运用性评估手段与技术。

　　心理评估在护理心理学中，常用来识别患者的病情性质及程度的深浅，为确定患者的问题提供量化的依据。其具体表现为：独立或辅佐作出心理诊断，辨别心理护理对象；为心理干预或护理措施的制定提供指导，且可作为干预效果的指标；临床心理评估，对患者常见心理问题进行量化和分级，使客观比较成为可能。

二、心理评估的使用原则

由于人们的心理的特殊性——人们的心理活动和状态会随着外界因素（疾病的发展、医治的环境或医护人员的态度等）和自身的应对（抗拒、接受或主动适应等）而变化，因此心理评估应遵循客观性、动态变化性原则。再加上心理评估的方法很多，无论是访谈还是量表，都有其局限性，所以不能只凭哪一种方法得出结论，应多方考虑，遵循综合性的原则。

三、心理评估的使用范围

在临床医学方面，心理评估可以为医护人员作出医学诊断提供依据；指导医护人员制定医学疾病的防治措施，预测心理障碍或医学疾病预后；还可作为判断心理咨询或治疗效果的指标。

四、心理评估的注意事项

由于心理现象的复杂性，评估者和患者的心理存在着个体差异，因此在评估过程中应注意以下事项：评估者本身的专业素质；评估时机的选择以及综合应用各种评估信息。

心理评估的实施者与阅读者都须经过专业的心理培训，有着一定的心理学基础知识，较好地掌握了心理评估的知识和操作技巧，具有综合评测各种心理评估或测试结果的能力，有着良好的职业道德，尊重患者的隐私，保护管理好评估工具。评估时应当注意选择适宜的时机，并根据患者的实际情况选择评估者熟悉的、有针对性的工具，不可滥用评估工具进行评测。评估者应考虑到评估工具的局限性，从多渠道、多方面搜集与患者有关的主客观信息，综合比较之后作出全面的评测。

五、心理评估的方法

心理评估的方法有观察法、访谈法、问卷法和心理测验法。临床工作中，我们需要把几种方法结合起来使用以得到尽可能准确的信息。

（一）观察法

观察法（observation method）是心理评估的重要方法之一。在心理评估中，评估者通过自身感官或某种科学仪器，对患者的行为进行有计划、有目的地观察，将获得的信息加以"量化"描述。

1. 观察情境　在不同的情境下，患者的行为可能会有所不同，因此对患者的行为观察可以在自然情况下，也可以在有控制的实验室情境下或是其他的特定情境下进行。因此，在不同情境下得出的观察结果应考虑到情境的影响因素。

2. 观察内容　主要内容为患者的目标行为：仪表、身形、打扮、人际交往风格、言谈举止、注意力、兴趣、爱好、各种情境下的应对行为等。在观察前，应明确地界定每种准备观察的行为并作好记录。

3. 观察时间　在实际观察中，应根据评估目的和实际观察阶段确定观察时间，包括观察次数、观察时长、观察的间隔时间和持续时间以便准确而全面地观察和记录在不同时段、不同情境下的行为表现。

4. 观察法的特点 观察法的特点包括有目的性、真实性和不确定性。有目的性是指观察是根据评估的需要，为解决患者问题而进行的主动观察，是评估者自觉的、有选择性的行为。真实性是指在自然观察情境（如就医环境）中，观察者对患者不加任何干预和控制，这保证了评估者能够观察到评估对象在日常现实生活中的真实的、一般的心理与行为表现。不确定性则表现为受不同评估护理人员的能力水平影响，观察法得到的结果变异较大，不易定性，故而不能简单地直接判断观察结果是否有效。

（二）访谈法

访谈法（interview）又称为访问法或晤谈法，指评估者通过有目的地与患者面对面交谈，了解其心理信息，同时观察其行为反应，以补充和验证所获得的资料，从而进行分析研究。与观察法一样，访谈也是一种调查访问手段。它可以从较大范围内获取有关资料，以提供分析研究。访谈法的效果取决于问题的性质和评估者自身的会谈技巧与素质。

1. 访谈形式 访谈法主要分为结构式访谈和非结构式访谈。结构式访谈有固定的内容、提纲和程序，效率较高，资料易于统计分析，受评估者的主观影响较小；但灵活性不足，提纲之外的重要线索可能会被忽视。而非结构式访谈则不受固定的内容、提纲甚至是顺序的影响，访谈内容为开放式的，所获资料较鲜活；但由于不受约束，内容松散，所花时间较多，甚至会遗漏一些重要信息，继而影响访谈效率。

2. 访谈过程 访谈过程中应当作好准备工作。评估者在访谈前要作好充分的准备工作，主要有：充分熟悉访谈提纲的内容，尽可能多了解患者（如年龄、性别、职业、兴趣爱好等），选择好访谈的合适时间、地点。评估者还应当自然而然地接近访谈对象，注意对被评估者的称呼，合理地自我介绍，沉着自信地说明事项，使用正面肯定语气，根据患者的外在表现大致确定访谈风格，综合应用多种访谈策略。在开始交谈时可以使用一些非正式问题建立友好的交谈气氛，例如兴趣爱好、工作等；在访谈过程中，认真"倾听"对方所讲述的事实、情感和观念等；使用恰当的易于理解的词语提出合适的问题；善于观察患者的非言语行为和自然流露的情感信息；在适当的时候对患者进行鼓励（如眼神、语句等）并作出反馈。事先应与患者作好沟通，讲明结果的保密性。

3. 访谈法的特点 访谈法有利于深入、广泛地研究患者的心理问题，能灵活地开展资料收集工作，面对面地访谈保证了收集资料的可信度，适用范围广，有较高的有效率。但受评估者的素质影响，访谈记录可能会有误解或错误的地方；有些隐私或敏感问题也不便于访谈中获取资料；在个体访谈中，对象单一，较费时、费力、费财，所得研究资料"量化"较困难。

（三）问卷法

问卷法（questionnaire）是评估者使用统一的、事先严格设计好的调查表或问卷来收集研究对象的心理特征和行为数据等，使调查不至于遗漏重要内容。问卷中往往列好等级答案，供评估对象填写，然后收集问卷对其答案进行分析研究。例如，调查住院患者对心理护理工作是否满意，哪些方面满意，哪些不满意及满意或不满意的等级程度。

问卷调查的质量决定于评估者事先对问题的性质、内容、目的和要求的明确程度，也决定于问卷内容设计的技巧性以及评估对象的合作程度。例如，问卷中的问题是否反映了评估对象问题的实质、设问的策略是否巧妙恰当、对回答的要求是否一致、结果是否有利于统计处理以及内容是否会引起患者的顾虑等。

1. 问卷法的实施 问卷法通过设计调查问卷、选择评估对象、分发问卷、回收问卷、分析问卷和处理分析结果来完成。资料回收后，先判断问卷作答的可信性，识别并删除无效问卷。例如，大量空白的问卷，漏答超过三分之一就应视作无效问卷。

2. 问卷法的特点 问卷法的优点：内容较客观、统一、便于分析；能节省大量的人力、物力和时间；回答的真实程度较高；样本大，参考价值高；相互作用不大，干扰小。从以上可看出，一份经过精细设计的问卷是收集数据和统计分析的有效方法。问卷法的缺点：因为问题和答案固定，其灵活性不高；回答时没有评估者在场，因此指导性较低；由于问卷法设计的题目是比较简单、表面的问题，其深入性不够。此外，有的患者对研究性调查的认识不多，在接受调查时容易出现顾虑、敷衍了事、拒绝调查等现象。

（四）心理测验法

心理测验法（mental test）就是通过心理测验来研究患者心理活动规律的一种方法。它采用一套标准化题目，按规定程序，通过测量的方法来收集数据资料，其测验结果将参照常模进行数量化的分析。相比问卷法而言，测验法采用了一种更加标准化的问卷形式，同时它不再局限于文字形式，可采用非文字形式即操作形式来进行研究。心理测验按测验材料的客观化程度可分为客观测验和投射测验。客观测验指测验所呈现的语句是明确的；投射测验呈现的内容是模糊的，用来测验被评估者的潜意识。

心理测验法的优点是：操作性强、易比较分析。缺点是：由于种种原因，测验所得到的结果只能反映某一段时间或某一个特定情境下患者的心理状态，有一定的片面性和局限性。

 任务实施

根据患者情况选择心理评估方法如表 10 - 1 所示。

表 10 - 1　根据患者情况选择心理评估方法

病例呈现	护理人员收集信息	心理干预实施	效果评价
李女士，女，31 岁，自然流产三次，被诊断为习惯性流产。现怀孕四周，为保胎而住院治疗。李女士常常向家人、护理人员诉说自己的担心，并且经常低声哭泣	李女士出现失眠等睡眠障碍。李女士情绪十分焦虑、紧张	根据李女士的状况，可采用观察法观察李女士的社会支持状况，了解家人是否无意之中对李女士施加无形的压力 还可以采用心理测验法较为准确地了解李女士的心理状况	护理干预实施及时，能根据患者的状态进行护理

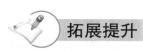 **拓展提升**

非言语行为及其观察

一、面部表情

（一）眼部表情

患者长时间盯住一个地方，表明患者可能正在思考或内心正在进行思想斗争；目光不愿和治疗者接触，可能是郁郁寡欢、尴尬或不安；眼里含着泪水，可能是伤心之时所引发的内心真实感受。

（二）嘴部表情

嘴部有着丰富的形态，双唇紧闭可能是其心理受挫或有很大的压力；咬着嘴唇可能是痛苦或焦虑；嘴巴张开没有说话，可能是惊奇或难于启齿；嘴角上翘，可能是认同、满意或心情轻松；嘴角下撇可能是委屈、难过。

二、躯体动作

头部挺直可能是愤怒或对所谈事情的固执态度；头部下垂，可能是沮丧或失望；头总是摇晃，可能是厌烦、不在乎。

双臂紧抱在胸前可能是较为保守；手臂动作僵硬可能是因为紧张和焦虑；手臂舒展可能是对谈话投入或较为适应；无精打采、抱肩、弯腰，可能是心情矛盾、沮丧、不愿与人交流；腿脚反复交叉意味着焦虑、沮丧或不耐烦。

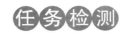

选择题

1. 心理评估的方法很多。在进行心理评估时，不能只凭一种心理评估方法得出结论。这是心理评估的（　）

　　A. 客观性原则　　　B. 动态性原则　　　C. 变化性原则

　　D. 综合性原则　　　E. 不变性原则

2. 下面哪种心理评估方法是通过一套标准化题目，按规定程序，通过测量的方法来收集数据资料，其测验结果将参照常模进行数量化的分析（　）

　　A. 观察法　　　B. 访谈法　　　C. 问卷法

　　D. 心理测验法　　　E. 猜测法

（陈　燕）

任务2　测量心理

学习目标

1. 掌握心理测验的分类。

2. 了解心理测验的施测步骤。

3. 能根据心理护理工作的需要，选择相应的心理测验。

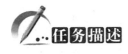

心理测验相对于其他心理评估方法，能够更为客观地描述患者的心理状况。本任务通过

相关知识介绍、任务实施等，以实现护生了解心理测验的作用和局限性，并能根据患者的心理状况，在实施心理测验时，选择合适的心理测验，以便较为准确地了解患者的心理状况。

一、心理测验的概念

心理测验是一种测验工具，它以心理学理论为测验依据，对个体的心理现象和行为进行量化测量，对个体心理现象与行为特点进行分析，从而作出推论和数量化分析。

二、心理测验的性质

心理测验具有间接性和客观性。心理测验通过得分或个体对测验项目的反应来间接推论出个体的心理特质，因此说心理测验具有间接性。心理测验的客观性即为测验的标准化问题。测验工具必须标准化，这是所有测量的共同要求。它的客观性包括测验题目的客观性、评分标准化和心理测验的相对性。测验题目的选择是通过实证分析后确定的，不是任意选择的。同理，实施测验的指导语、施测环境、评估者的说话态度等都需要经过标准化。另外，记分的原则经过了标准化，无论是图片投射或是选择题，都是客观的。

三、心理测验的分类

（一）按目的和性质分类

1. 智力测验 智力测验有斯坦福－比内（Stanford－Binet）智力量表、比内－西蒙（Binet－Simon）智力量表以及韦克斯勒（Wechsler）儿童和成人智力量表等。

2. 特殊能力测验 特殊能力测验用来测量人在美术、音乐等方面的特殊才能，较少在临床上应用。

3. 人格测验 人格测验用来评定人格特征和人格倾向性。主要包括两种形式：人格问卷测验和人格投射测验。人格问卷测验主要有卡特尔16种人格特质测验、艾森克人格问卷等；人格投射测验主要包括罗夏墨迹测验。

4. 神经心理学测验 神经心理学测验是根据各种心理活动所包含的不同功能环节的工作状态及其总的特点进行设计的，可为临床诊断提供精确的症状学根据，可成为脑－行为相互关系研究及确定脑损伤部位的定位诊断方法。

5. 适应行为评定量表 适应行为评定量表是对各类人群的适应行为进行评定，确定被评定者的适应状况等方面的情况。例如，儿童适应行为评定量表。

6. 心理健康状况自评量表 患者可根据自己的实际情况，进行心理健康状况的评定。包括症状自评量表、焦虑自评量表和抑郁自评量表。

（二）按测验对象分类

1. 个别测验 个别测验是以一位患者为测评对象，一位评估者进行评测的测验。评估者能最直接地对患者的反应作出观察和控制，但是对评估者的专业水平有较高的要求，一般人不易掌握。

2. 团体测验 指每次测验时，由一名或多名评估者对较多的患者同时实施测试。其优点在于时间较为经济、对评估者的专业水平要求不高；但缺点是不易控制患者的行为，容易产生误差。

（三）按测验材料的性质分类

1. 语言或文字测验 测验项目使用文字材料，患者须用言语或文字作出反应，实施较方便容易，但该类测验容易受患者的文化程度的影响，其有效性将降低，甚至无法使用。

2. 操作测验 操作测验使用的是非文字材料，如图形、符号等。患者不需要用语言或文字作答，从而避免教育背景的影响；但是这种方法较为费时，也不利于团体实施。

3. 口头测验 测验项目为言语材料。主试口头提问，被试口头作答。

（四）按测验材料的客观化程度分类

1. 客观测验 指测验所呈现的刺激语句、图形等意义明确，只需患者直接理解，无须发挥想象力来猜测和遐想。绝大部分心理测验属于这类测验。

2. 投射测验 在该类测验中，所呈现的内容没有明确意义、问题模糊，对患者的反应也没有明确规定。患者需借助一定的想象力对刺激材料加以填补，使之有意义。由于患者不清楚测验的目的，从而心理防御较低，结果可更真实地反映潜意识。

以上几种分类都是相对的，从不同的角度进行分类，同一个测验可以归为不同的类别。

四、心理测验的条件

（一）标准化

从测验统一的指导语、测验方法、计分方法和结果的换算、测验环境等都须标准化，才能保证测验结果的准确可靠。

（二）常模

常模即某种由标准化样本测试结果计算获得、供比较的标准量数。某个体在某心理测验的结果与这个常模群体的标准比较，才能确定该测验结果的实际意义。为保证常模样本的代表性，取样要考虑影响测验结果的主要因素，如样本的年龄范围、性别、地区、教育程度、职业等。根据人口资料上述因素的构成比，一般采用随机抽样方法取得常模样本。

（三）信度

信度是指同一被试在不同时间内用同一测验（或用另一套相等的测验）重复测量，所得结果的一致程度，指测验分数的可靠性程度。信度大多是以信度系数为指标，其是一种相关系数。信度的评估方法有重测信度、复本信度、内部一致性信度、评分者信度。误差越大，测验值越不可信。

（四）效度

效度是指测验结果的有效性。效度包括内容效度、效标关联效度及结构效度。内容效度是用于系统评估测验项目对测量内容的反映程度，即测验项目与欲测量内容的相符程度、测验的行为取样代表所测量的心理功能的程度，通常以专家评审的方式进行。效标关联效度是将测验结果与另一些标准比较，如临床量表以临床诊断作为校标。而结构效度则反映编制测验所依据理论的程度，如人格测验须依据人格理论。

（五）环境

心理测验环境要干净整洁、温度适宜、安静通风、保密性好，使进行测验者感觉安全舒适。一般来说，测验时间不宜超过 60 分钟，一般在 30 ~ 50 分钟为宜。

五、心理测验的选择原则

（一）根据评估目的选择

每个测验都有特定的用途和适用范围，所以护理工作者应当对每个测验的功能、优缺点等进行了解，根据不同的目的选择不同的测验方法。有时也可结合几种方法一起使用，以便达到针对性效果。

（二）根据患者的特点选择

有些测验因常模未及时更新而失效；或受到患者的文化程度影响，有些测验不能得出最准确的测验结果，所以应考虑根据被评估者的特点来选择符合条件的测验方法。

（三）根据评估者的专长选择

不同的测验目的有不同的测验，但同一测验目的也有许多不同的测验，护理工作者应尽量选择自己熟悉的、有使用经验的测验方法，以减少测验误差。

六、心理测验的施测步骤

（一）准备工作

施测前的准备工作是保证测试顺利进行的必要环节。

（1）测验前预先告知患者。

（2）评估者应具备一定的心理学知识，熟悉测验的程序。

（3）测验材料应准备齐全。

（4）准备符合以下条件的测验环境：测验环境的通风、照明、温度、卫生等应处于谈话或测验的最佳状态；室内的装修应温馨简洁，不宜过分花哨以免分散患者注意力；室内的座椅或沙发布置应注意摆放合理，评估者与患者的位置不宜过分对立或亲密。

（二）施测指导语和时限

1. 指导语　指导语是对测验的说明和解释。在施测时，必须使用统一的指导语。指导语分为对评估者的指导语和对患者的指导语。对评估者的指导语包括：对测验细节的进一步说明，对测验中途发生意外情况的处理。它印制在测验指导书中，对评估者的言行都做了严格要求。对患者的指导语一般印在测验的开头，由评估者统一宣读，内容简明、清晰、礼貌。评估者对此部分指导语不能作额外的解释，回答患者疑问时也应当严格遵守指导语。

2. 时限　评估者事先应告诉患者该测验的具体时间，对于有分测验的心理测验，也应根据关于时限的操作语执行。

（三）测验结果的报告

1. 综合分析　应根据心理测验的特点进行分析，并且考虑到测验存在误差，测得的分数应作为一个范围而不是一个确定的点；不能对某一次的测验结果轻易进行判断，还应考虑到测验前的特征、测验情境及患者生理情况等变量的影响；测验数据要全面，包括常模的资料、测验的信效度等；不同的测验之间不能直接进行比较。

2. 报告分数时的注意事项　不要将分数直接告知患者，而应告诉患者测验分数的解释和建议，以免引起不必要的误解；尽量用非技术性的措辞来解释测验分数及其所代表的意义，必要时确认对方是否听懂；要确保患者明白该测验的目的和意义或是知道即将获知什么方面的情况；明确告知患者测验所使用的比较对象是何种群体，即拿他和什么群体作比较；告知患者如何理解运用这个测验分数；防止过低或过高的测验分数影响患者的自我认知，从而左右他的行为；鼓励患者积极参与分数的解释工作，由于患者对自己各个阶段的熟知，可能会提出一些问题以确定分数的解释，这时应多鼓励并观察其反应，从而更好地诠释该测验结果。

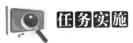 **任务实施**

根据患者情况选择心理测验方法如表 10 - 2 所示。

表 10 - 2　根据患者情况选择心理测验方法

病例呈现	护理人员收集信息	心理干预实施	效果评价
李女士，31 岁，自然流产三次，被诊断为习惯性流产。现保胎住院治疗，仍然出现了阴道出血症状	李女士情绪变得十分焦虑，并伴有一定的抑郁	根据李女士的状况，可采用投射测验对其潜意识进行分析。还可以采用健康状况自评量表了解其情绪焦虑程度和抑郁程度	对心理健康状况的了解可为下一步实施心理护理措施奠定基础

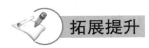 **拓展提升**

综合性神经心理学测验

　　脑伤所造成的功能失调种类繁杂，行为障碍多种多样，因此无法仅检查单一机能而确定脑伤，同时，单一测验也不适合作区分诊断。临床上，常常用不同的测验组合来鉴定不同的机能及障碍。心理学家组合了为数不少的标准化测验来测量所有重要的神经心理技能。这种测验有多种功能：可探测脑伤，辨认及界定脑伤的区域，区分脑伤有关的症状群，有助于制定康复训练的计划。最有名的两个测验是霍 - 赖二氏神经心理成套测验和鲁 - 内神经心理成套测验。

　　1. 霍耳斯特德—赖坦神经心理成套测验　该测验简称 HR，是 1947 年由美国心理学家霍耳斯特德（W. C. Halstead）以脑行为研究为基础制定的一套综合性能力测验，后经赖坦（R. M. Reitan）（1955）修订。它包括用于不同年龄组的成人式（15 岁以上）、儿童式（9～14 岁）和幼儿式（5～8 岁）。它由以下分测验组成：言语和非言语的智力测验、概念形成测验、表达和接受性言语测验、听知觉测验、时间知觉测验、记忆测验、知觉运动速度测验、触觉操作测验、空间关系测验、手指测验、成对的同时刺激等。由于它包括了从简单的感觉运动到复杂的抽象思维的测验，较为全面地测定了各方面的心理能力，因此对大脑损伤的定位诊断敏感、可靠。

　　2. 鲁利亚—内布拉斯加神经心理学成套测验　此测验也简称为 LNNB，这是前苏联心理学家鲁利亚（A. R. Luria）根据他提出的三个神经心理学理论原则（即功能系统观点、多潜能观点、功能系统缺乏特异性）制定的。该测验由以下 11 个分量表共 269 个项目组成，每个量表都是针对某个特定的神经功能，按照鲁利亚的三个原则设计的。该测验主要包括运动量表、节律量表、视觉量表、触觉量表、言语感知接受量表、表达性言语量表、书写量表、阅读量表、算术量表、记忆量表和智力量表等。

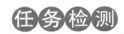 **任务检测**

选择题

1. 症状自评量表属于（　　）

　　A. 人格测验　　　　　　　　B. 智力测验　　　　　　　　C. 适应行为评定量表

　　D. 神经心理学测验　　　　　E. 心理健康状况自评量表

2. 下面哪种心理测验由于患者不清楚测验的目的，从而心理防御较低，结果可更真实地反应潜意识（　）

　　A. 客观测验　　　　　　B. 投射测验　　　　　　C. 语言测验

　　D. 口头测验　　　　　　E. 主观测验

（陈　燕）

任务3　应用评定量表

学习目标

1. 掌握评定量表的分类。
2. 能根据心理护理工作的需要，使用症状自评量表，对患者进行心理评定。

任务描述

　　同一患者需要使用不同的心理评定量表对其心理状况进行综合评定。因此要求护生掌握各种心理评定量表的评定范围、评定内容及评定方法。本任务通过相关知识介绍、情境角色扮演等，以实现护生在患者需要进行心理评估时，能选用相应的心理评定量表，并能对评定结果进行客观解释。

一、智力测验

（一）斯坦福-比内智力量表

斯坦福-比内智力量表的最早版本为比内-西蒙量表，其是由法国心理学家比内（A. Binet）和咨询师西蒙（T. Simon）于1905年编制而成。1986年公布第四次修订版，共包含15个分测验，可以评定4个认知领域，即言语推理、抽象/视觉推理、数量推理和短时记忆。

（二）韦克斯勒智力量表

韦克斯勒智力量表是美国心理学家韦克斯勒在1939年到1981年的40多年间所编制的系列智力量表的总称。量表中设计了11个分测验，分为两类，一类是言语，另一类是操作。本测验的量表分数是先将被试的原始分数换算为相应的百分等级，再将百分等级转化为IQ分数。

（三）瑞文标准推理测验

瑞文标准推理测验是1938年由英国心理学家瑞文编制的非言语智力测验。它的主要任务是要求被试根据一个大图形中的符号或图案的规律，将某个适当的图案填入大图形的空缺中。

（四）中国比内测验

自从比内-西蒙量表在全世界广泛传播以来，我国心理学家试图将该测验本土化。

1982 年我国心理学家完成中国比内测验。该测验共有 51 道题，由易到难排列。每项代表四个月智龄，每岁三个项目，评定成绩采用离差智商的计算方法。

二、人格测验

（一）艾森克人格问卷

艾森克人格问卷，简称 EPQ，是英国伦敦大学心理系和精神病研究所艾森克教授编制的。他搜集了大量有关非认知方面的特征，通过因素分析归纳出三个互相成正交的维度，从而提出决定人格的三个基本因素：内外向性（E）、神经质（又称情绪性）（N）和精神质（又称倔强、讲求实际）（P），人们在这三方面的不同倾向和不同表现程度，便构成了不同的人格特征。

（二）卡特尔 16 种人格因素测验

卡特尔 16 种人格因素测验，简称为 16PF。卡特尔认为人的行为之所以具有一致性和规律性，就是因为每一个人都具有根源特质，他通过因素分析后最终得到 16 种人格特质。卡特尔认为这 16 种特质代表着人格组织的基本构成。该测验根据卡特尔人格特质理论，用因素分析统计法编制而成。

（三）明尼苏达多相人格调查表

明尼苏达多相人格调查表，简称为 MMPI。我国对 MMPI 进行了研究和修订，从 20 世纪 70 年代末开始，已形成了一个中国版本和常模。该测验分为 399 题及 566 题两种，选用中国 MMPI 量表协作组的中国常模，主要确定十个与临床有关的指标及五个研究量表指标。MMPI 采用的是自我评估形式的题目，实际上是 550 题，因为加了 16 个重复内容的题目，所以变成 566 题。

题目的内容范围很广，包括身体各方面的情况（如神经系统、心血管系统、消化系统、生殖系统等情况），精神状态及对家庭、婚姻、宗教、政治、法律和社会等的态度。本测验适用于年满 16 岁、初中以上文化水平及没有影响测验结果的生理缺陷的人群。

三、评定量表

目前在临床和心理卫生工作中存在着许多评定量表，与心理测验有一定的相似点。它们都以一定的心理原则为指导，不过量表所用的测验材料不需特殊保密，操作起来比心理测验更简便，应用也更广泛些。

（一）症状自评量表

症状自评量表简称 SCL－90，由德罗盖第斯于 1975 年编制，是进行心理健康状况鉴别及团体心理卫生普查时实用、简便而有价值的量表。该量表包括 90 个项目，可以评定一个特定的时间，通常是评定一周以来的心理健康状况。该量表包括躯体性、强迫症状、人际关系敏感、抑郁、焦虑、敌对、恐怖、偏执、精神病性等 9 个症状因子。每个因子反映某方面心理症状。

SCL－90 除了自评外，也可以作为医生或护理人员评定患者症状的一种方法。它具有内容多、反映症状丰富、能准确反映受测者自觉症状等优点。

（二）自评抑郁量表和自评焦虑量表

自评抑郁量表被简称为 SDS，为自评量表，用于衡量抑郁状态的轻重程度及其在治疗中的变化。自评焦虑量表被简称为 SAS，为自评量表，用于衡量焦虑状态的轻重程度及其在治疗中的变化。

（三）A 型行为类型问卷

A 型行为又称 A 型性格，多见于冠心病患者及与冠心病发病有关的行为类型。此问卷是用来评定受测者是否是 A 型性格。

（四）医学应对问卷

医学应对问卷被简称为 MCMQ，用于研究不同疾病的患者是否存在不同的应对策略，不同的应对策略是否影响疾病的进程。该问卷简明、扼要，所包含的三类应对策略："面对（或斗争）""回避""屈服（或接受）"符合人们面临危险事件时的基本反应方式，也容易解释。

（五）护理人员用住院患者观察量表

护理人员用住院患者观察量表被简称为 NOSIE，适用于住院的成年精神患者，特别是慢性精神患者，包括老年期的痴呆患者。该量表由临床护理人员依据对住院患者病情纵向观察，对患者的行为障碍、病情的演变及治疗效果进行客观评定，为临床治疗、护理及精神药理学研究提供科学依据。

 任务实施

根据患者情况采用症状自评量表进行心理评估如表 10 - 3 所示。

表 10 - 3　根据患者情况采用症状自评量表进行心理评估

病例呈现	护理人员收集信息	心理干预实施	效果评价
张女士，26 岁，为初产妇，生完孩子 45 天之后来院复查，自诉感觉对许多事情都不感兴趣，经常低声哭泣	张女士情绪特别低落，同时还伴有食欲不振、头痛、睡眠质量差等症状，已持续约一个月	根据张女士的状况，用症状自评量表对张女士进行心理测验，分析 9 个因子分，尤其是应当注意抑郁因子分。如果抑郁因子分偏高，可采用抑郁自评量表再进一步施测	能较为准确地掌握张女士的心理状况

 拓展提升

人格投射测验——主题统觉测验

主题统觉测验（Thematic Apperception Test）是为研究性格而编制的一种心理测量工具，简称 TAT。其方法属于投射技术。全套测验共有 30 张比较模糊的人物图片，其中有些是分别用于男人、女人、男孩和女孩的，有些是共用的。测验时让被测验者根据图片内容按一定要求讲一个故事。故事的叙述应该包含四个基本维度：①图片描述了一个怎样的情境；②图片中的情境是怎样发生的；③图片中的人物在想什么；④结局会怎样。

被测验者在讲故事时会将自己的思想感情投射到图画中的主人公身上。默里提出的方法是要从故事中分析一系列的"需要"和"压力"。他认为，需要可派生出压力，而且正是由于需要与压力控制着人的行为，才影响了人格的形成和发展。因此，通过主题统觉测验，可以反映一个人的人格特点。后来在此基础上衍生出了投射技术中的结构技法。临床医学家还用这种测验结果进行病理分析。

任务检测

选择题

1. 王女士采用症状自评量表测得总分为 300 分，关于王女士的心理健康状况，下列说法正确的是（　　）

    A. 可以确定王女士心理健康

    B. 可以确定王女士心理变态

    C. 可以确定王女士心理异常

    D. 可能存在着较为严重的心理问题

    E. 可以确定王女士心理不健康

2. 李先生采用症状自评量表测得抑郁因子分为 3.56 分，焦虑因子分为 4.1 分，关于李先生的心理健康状况，下列说法正确的是（　　）

    A. 李先生患有抑郁症

    B. 李先生患有焦虑症

    C. 李先生患有抑郁症和焦虑症

    D. 李先生心理健康

    E. 李先生焦虑因子及抑郁因子超过正常值，需要进一步筛查

（陈　燕）

扫码"练一练"

扫码"学一学"

项目十一

开展心理咨询与治疗

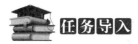 **任务导入**

钱某，女，33岁，结婚五年未孕，现怀孕六周，被诊断为先兆流产。钱某自诉担心胎儿健康，非常害怕生出不健康的孩子。情绪波动较大，常常指责家人不关心自己，甚至透露出想放弃孩子的意愿。钱某的问题属于心理咨询的范围，对于钱某的状况可以选用合适的心理治疗方法进行心理干预。

任务1 识别心理咨询与治疗

学习目标

1. 掌握心理咨询与心理治疗的原则、概念、范围和分类。

2. 了解心理咨询与心理治疗的主要理论。

3. 能按照心理咨询的一般程序进行咨询。

任务描述

在对患者进行心理评估之后，就可以选择合适的心理治疗方法对其进行心理干预。心理咨询与治疗的理论是掌握心理治疗方法的基础，也是选择适合患者的心理治疗方法的原则。本任务通过相关知识介绍、任务实施等，以实现护生依据患者的情况综合考虑，选定合适的心理治疗方法进行心理干预。

一、心理咨询与心理治疗概述

（一）心理咨询概述

心理咨询（counseling）是由心理咨询师运用心理学以及相关知识，遵循心理学原则，通过心理咨询的技术与方法，帮助求助者解决心理问题的过程。心理咨询不解决现实问题，只解决心理问题。例如，一位即将临盆的孕妇因害怕顺产过程中的疼痛而来寻求帮助，心理咨询不解决疼痛本身的问题，而是通过心理咨询专业技术与方法帮助孕妇调节情绪，减轻焦虑，从而使孕妇能在心理上接受疼痛这一事实。另外，心理咨询师不能替来访者决策，只是帮助来访者分析问题。

（二）心理治疗概述

心理治疗（psychotherapy）是指由经过专门训练的专业人员运用心理学的相关理论和技术，改善、矫正或消除患者的不正确认知活动、情绪障碍、异常行为和由此引起的各种身体症状的治疗过程。心理治疗相对于心理咨询来说，更为深入地调整人格、改善行为，从而帮助患者消除心理障碍，恢复心理健康。

二、心理咨询的范围和分类

（一）心理咨询的范围

1. 发展心理咨询　包括优生与优育、儿童心理咨询、青春期心理咨询、青年心理咨询、中年心理咨询和老年心理咨询等。

2. 社会心理咨询　包括人际交往心理咨询、求学与就业心理咨询、婚恋心理咨询、家庭心理咨询、性心理咨询、不良行为方式的心理咨询和司法犯罪心理咨询等。

3. 临床心理咨询　各种急、慢性疾病患者的心理调节、角色适应等。

4. 其他心理咨询　包括商业心理咨询、管理心理咨询、运动心理咨询、工业心理咨询、环境心理咨询和军事心理咨询等。

（二）心理咨询的分类

1. 根据心理咨询的规模　心理咨询可分为个体心理咨询和团体心理咨询。

2. 根据心理咨询的内容　心理咨询可分为发展心理咨询和健康心理咨询。

3. 根据心理咨询的途径　心理咨询可分为门诊心理咨询、现场心理咨询、信函心理咨询、网络心理咨询、专栏心理咨询和电话心理咨询。门诊心理咨询较为符合心理咨询的程序规范，是心理咨询中最主要、最为有效的途径方法。

三、心理治疗的范围和分类

（一）心理治疗的范围

1. 社会适应不良　人们在生活和工作中遇到各种应激事件或者难以适应的环境，从而导致适应困难，出现自卑、自责、自伤、退缩等严重心理或行为问题以及各种躯体症状，此时可接受心理治疗。

2. 各类行为问题　常见行为问题包括成瘾行为、人格障碍、冲动攻击性行为、性心理和性行为障碍、自杀行为等，可选择使用有关心理治疗技术进行心理治疗。

3. 各类神经症　各种神经症，如焦虑症、强迫症和神经衰弱等，在接受药物治疗的同时，也应当接受心理治疗。

4. 心身疾病　广义的心身疾病指心理因素对功能障碍的发生起到了重要的作用，包括厌食、失眠、偏头痛等。心理治疗无论是对广义的心身疾病，还是狭义的心身疾病（例如高血压、冠心病、糖尿病等）的康复都能起到较好的促进作用。

（二）心理治疗的分类

1. 按理论基础划分　可以分为各种不同理论流派基础上产生的心理治疗方法。

2. 按范围划分　可以分为个别心理治疗、团体心理治疗和家庭心理治疗。

3. 按治疗手段划分　可以分为言语治疗、情景治疗和改变行为的治疗。

4. 按患者的意识范围划分 可分为清醒治疗、半清醒治疗和催眠治疗。

四、心理咨询与心理治疗的原则

（一）保密原则

保密原则是心理咨询与治疗工作中最重要的原则。这一原则必须在心理咨询或心理治疗前告知求助者或患者，使得他们能够信任心理咨询师或心理治疗师，保证心理咨询或心理治疗的顺利进行。保密原则也有例外，如果求助者或患者透露的信息涉及到危害自己或他人的人身安全时，不能给予保密。

（二）中立原则

中立原则主要指的是心理咨询师与心理治疗师在心理援助的过程，应保持价值观的中立，不能用自己的价值观去判断求助者的言行。例如，一位女求助者告诉心理咨询师自己爱上了一位已婚男士，心理咨询师不能对求助者的此种行为进行批判。

（三）自愿原则

自愿原则也被称为"来者不拒，去者不追"原则，是指求助者每一次的心理咨询或心理治疗都是按照自己的意愿主动进行的，他人不能以任何形式强迫求助者接受或维持心理咨询或心理治疗。

（四）综合原则

一般来说，不论是心理咨询还是心理治疗，求助者或患者希望解决的问题往往比较复杂。而各种心理治疗方法都有各自的优势与不足，因而在心理咨询与治疗过程中可以采用多种流派的心理治疗方法进行综合治疗。例如，一位高血压患者，可以用放松训练减轻紧张情绪，还可以用合理情绪疗法调整自己的认知，从而使情绪不再有大的波动。

（五）交往限定的原则

求助者与心理咨询师或心理治疗师之间的工作关系是有限度的，双方不能在工作之外的场合进行交往。因为如果心理咨询师或心理治疗师与求助者接触过密，不仅容易使求助者过于了解心理咨询师或心理治疗师的内心世界和私生活，阻碍求助者的自我表现，也容易使心理咨询师或心理治疗师该说的不能说，从而失去客观公正地判断事物的能力。

五、心理咨询与心理治疗的异同

心理咨询与心理治疗的相似点在于其所依据的理论是一致的，所采用的方法也是相同的；都强调与求助者建立良好的人际关系；都遵循自愿、中立、保密等原则；都希望达到使求助者改变和成长的目的。

心理咨询与心理治疗的主要区别在于两者的工作对象不同。心理咨询的工作对象是在适应和发展方面发生困难的正常人，而心理治疗的对象是神经症、心身疾病及心理障碍等患者。由于工作对象的不同，心理咨询与心理治疗两者处理的问题也不同，所需要的时间也不相同。

六、心理咨询的一般程序

（一）初诊接待

此阶段主要确定求助者的问题是否符合心理咨询的范围，以及心理咨询师自己能否帮助求助者解决问题。如果不属于心理咨询的范围，或者不是自己心理咨询的领域，心理咨询师应建议求助者到其他相应机构或者咨询师那里寻求心理咨询。

（二）心理诊断

通过摄入性会谈、观察与记录、心理测验等方法收集来访者的资料。心理咨询师通过全面收集来访者的资料，全面了解求助者的问题及其相关方面的情况，应对来访者的问题的类型和严重程度有一个诊断，并对其原因进行分析和判断。

（三）确定咨询方案

通过与来访者讨论，达成共识，共同建立咨询目标，并制定出一个切合实际、行之有效的咨询方案。心理咨询师向来访者介绍采用的心理咨询技术和方法，协商心理咨询的时间、周期等问题，努力与来访者达成一致。如果能够达成一致，就进入心理咨询阶段；如果不能达成一致，心理咨询活动就终止。

（四）进行心理咨询

这是心理咨询的关键阶段，主要任务是心理咨询师应用心理学的方法和技术帮助来访者缓解情绪、改变心态、减轻或消除症状。心理咨询师根据使用方法的不同，可能会给来访者布置家庭作业或者对来访者进行训练等。来访者自己进行分析比较，并确定选择适合自己的解决方法。

（五）咨询结束

在咨询目标达成，或者来访者不愿意继续进行心理咨询，咨询即告结束。在结束的时候，心理咨询师和求助者一起检查咨询目标是否实现。在咨询结束后一段时间里，还要与来访者联系，了解来访者的改善情况。

七、心理咨询与治疗的主要理论

由于心理现象本身的复杂性，在1879年科学心理学独立后经历的一百多年间，心理学的研究对象与理论体系不断进行变化和革新，形成了各种不同的理论流派，主要有构造学派、功能学派、行为学派、机能学派、格式塔学派、精神分析学派、日内瓦学派、人本主义学派、认知学派等。下面介绍几种对护理心理学有重大影响的理论学派，因为这些学派的基本理论对于心理诊断、心理咨询和心理治疗都有着及其重要的指导意义。

（一）行为主义学派

行为主义学派出现在美国。20世纪初自然科学飞速发展，一些年轻的心理学家认为心理学不能只研究意识，应该研究看得见、摸得着的客观事物，也就是行为。行为主义的主要观点是认为心理学不应该研究意识，应该只研究行为，把行为与意识完全对立起来。

在研究方法上，行为主义主张采用客观的实验方法，而不使用内省法。行为主义学派认为，对行为的研究应该包括刺激和反应两个方面。刺激是指外界环境和身体内部的变化，如光、声音、饥、渴等。反应是指有机体所做的任何外部动作（外部反应）和腺体分泌（内部反应）。反应有先天反应和习得反应两种。复杂反应和动作技能是通过建立条件反射学会的。因此行为主义学派认为人们的心理行为都是由条件反射形成的。

（二）精神分析学派

精神分析心理学派产生于19世纪末和20世纪初，是西方颇有影响的心理学主要流派之一，由奥地利医生西格蒙德·弗洛伊德创立。精神分析学派认为，人的重要行为表现是自己意识不到的动机和内心冲突的结果。精神分析学派后来产生了分化。其中坚持弗洛伊德的性本能、无意识和性心理发展阶段的被称为经典精神分析流派；重视社会文化因素作用的被称为新精神分析学派。

该学派的主要代表人物是弗洛伊德、阿德勒和荣格。心理学家把精神分析理论概括为五个部分。

1. 潜意识理论　潜意识理论认为人的心理活动可以分为三个意识层次：意识、潜意识和前意识。意识是指能够被自己觉察到的心理活动。只要我们集中注意力，就会发觉内心不断有一个个观念、意象或情感流过，这种能够被自己意识到的心理活动叫作意识。潜意识是指潜伏着的无法被自己觉察的思想、观念、欲望等心理活动。这些本能冲动、被压抑的欲望或生命力在不知不觉的潜在境界里发生，因不符合社会道德和本人的理智，无法进入意识被个体所觉察，所以被称为潜意识。前意识介于意识与潜意识的中间。一些不愉快或痛苦的感觉、知觉、意念、回忆常被压存在潜意识这个层次，一般情况下不会被个体所觉察。但当个体的控制能力松懈时比如醉酒、催眠状态或梦境中，偶尔会暂时出现在前意识层次里，让个体觉察到。

例如一位女士在童年时的梦想是成为一名歌星，但这一想法因不符合其理智，被其压抑起来成为她自己也无法觉察的潜意识。当这位女士成年之后，她早已忘记童年时成为歌星的梦想，但她偶尔会梦见自己正在开演唱会。这是因为潜意识会通过梦境而呈现。

2. 人格结构理论　弗洛伊德的人格理论认为人格结构由本我、自我、超我三部分组成。本我即原我，是指原始的自己，包含生存所需的基本欲望、冲动和生命力。本我是一切心理能量之源，按"快乐原则"行事。它不理会社会道德、外在的行为规范，唯一的要求是获得快乐，避免痛苦。本我的目标乃是求得个体的舒适、生存及繁殖，是无意识的，不被个体所觉察。自我是指自己可意识到的执行思考、感觉、判断或记忆的部分，自我的机能是寻求本我冲动得以满足，而同时保护整个机体不受伤害。它遵循的是"现实原则"，为本我服务。超我是人格结构中代表理想的部分，是个体在成长过程中通过内化道德规范、社会及文化环境的价值观念而形成，其机能主要是监督、批判及管束自己的行为。超我的特点是追求完美，所以它与本我一样是非现实的，超我大部分也是无意识的，超我要求自我按社会可接受的方式去满足本我，它所遵循的是"道德原则"。

例如，一位参加奥运会排球比赛的运动员受伤了，这位运动员的本我因为追求身体的舒适，就想放弃比赛，而这位运动员的超我则要求运动员为了集体荣誉，忍受疼痛，坚持比赛。

3. 性本能理论　弗洛伊德认为人的心理活动的能量来源于本能，本能是推动个体行为的内在动力。人类最基本的本能有两类：一类是生的本能，另一类是死亡本能或攻击本能。生的本能包括性欲本能与个体生存本能，其目的是保持种族的繁衍与个体的生存。死亡本能派生出攻击、破坏、战争等一切毁灭行为。当它指向机体内部时，会导致个体的自责，甚至自伤自杀；当它指向外部世界时，导致对他人的攻击、仇恨、谋杀等。弗洛伊德认为儿童的早年环境、早期经历对其成年后的人格形成起着重要的作用，许多成人的变态心理、心理冲突都可追溯到早年期创伤性经历和压抑的情结。

4. 释梦理论　释梦理论认为，人们在睡眠状态时，超我开始放松警惕，变得松懈，因此潜意识中的欲望绕过抵抗，并以伪装的方式，趁机闯入意识而形成梦。可见梦是对人们在清醒状态时，对被压抑到潜意识中的欲望的一种委婉表达。梦是通向潜意识的一条秘密通道。通过对梦的分析可以了解人们自己都无法觉察到的心理活动，探究其潜意识中的欲望和冲突。通过释梦可以治疗神经症。

5. 心理防御机制理论　心理防御机制是人们对自我的一种保护与防卫，很多时候，超我与本我之间，本我与现实之间，经常会有矛盾和冲突，这时人就会感到痛苦和焦虑。这时自我可以在不知不觉之中，以某种方式，调整冲突双方的关系，使超我的监察可以接受，同时本我的欲望又可以得到某种形式的满足，从而减轻焦虑，消除痛苦，这就是自我的心理防御机制。心理防御机制包括压抑、否认、投射、反向、退化、隔离、抵消、合理化、补偿、升华、幽默等各种形式。人们在正常和病态情况下都会不自觉地运用，运用得当可减轻痛苦，帮助其渡过心理难关，防止精神崩溃；运用过度就会表现出焦虑、抑郁等病态心理症状。

在临床实践中，弗洛伊德认为潜意识里的本我和意识里的超我之间的矛盾冲突是一切心理障碍的根本原因。精神分析治疗的目的在于揭示患者的潜意识冲突，使之上升到意识之中，并帮助患者理解他为了控制情绪曾经采用过的防御机制。一旦患者洞悉了自己的潜意识动机或需求，就能以更现实的方式处理和适应各种情况。

（三）人本主义学派

人本主义学派于20世纪50～60年代在美国兴起，70～80年代迅速发展，该学派的主要代表人物是马斯洛和罗杰斯。人本主义学派强调人的尊严、价值、创造力和自我实现，把人的本性的自我实现归结为潜能的发挥，而潜能是一种类似本能的性质。人本主义学派最重要的贡献是提出了人的心理与人的本质的一致性，主张心理学必须从人的本性出发研究人的心理。

马斯洛提出了需要层次理论，他认为人类只有在最底层的需要得到满足之后才会产生新的更高级的需要。罗杰斯倡导了"患者中心疗法"的心理治疗方法。人本主义学派为以后的心理治疗，如来访者中心疗法、存在主义疗法以及格式塔疗法等提供了坚实的理论基础。

（四）认知学派

认知学派的形成是以1976年美国心理学家奈瑟《认知心理学》一书的出版为标志，该理论不是由某人独创的，而是由多种因素影响，逐渐演变而成的。现代认知心理学用电脑来类比人脑，采用信息加工观点来研究心理学过程，即运用信息论及计算机的类比、模拟、验证等方法来研究人的知识如何获得、输入、存贮、输出和使用，因此称为信息加工心理学。

认知心理学再次把意识作为心理学研究的主要内容，与行为主义结合形成了认知行为学派。当知觉由于某种原因得不到充分的信息，或由于对感觉作出错误的评价与解释时，个体歪曲的、不合理的、消极的思维方式和个体所特有的错误信念、思想就会导致心理障碍。认知治疗的目的就是与患者共同找出这些不良认知，并改变人的认知，使患者的认知更接近现实和实际。随着对不良认知正确合理的再认识，并进行有效调整，患者的心理障碍逐步好转，不良行为和情感随之得到改善。

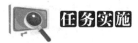

任务实施

根据患者情况选择合适的心理治疗方法如表11-1所示。

表11-1　根据患者情况选择合适的心理治疗方法

病例呈现	护理人员收集信息	心理干预实施	效果评价
习惯性流产患者李女士在保胎治疗期间，出现了阴道出血症状，情绪变得十分焦虑，并伴有一定的抑郁情绪	通过SCL-90测试，了解到李女士焦虑因子分超出正常值。通过投射测验了解到李女士内心认为自己不是合格的母亲，因此对怀孕这件事产生了强烈的心理冲突	根据李女士的心理测验结果，可采用行为疗法，使李女士缓解焦虑情绪，还可采用认知疗法，改变李女士认为自己不能当好妈妈的想法	能选择合适的心理治疗方法进行心理干预

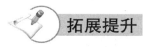

拓展提升

NLP——用语言来改变心态

NLP是神经语言程序学（neuro-linguistic programming）的英文缩写，也有意译为身心语法程式学的。N（neuro）指的是神经系统，包括大脑和思维过程；L（linguistic）是指语言；P（programming）是指为产生某种后果而要执行的一套具体指令。即指思维上及行为上的习惯，就如同电脑中的程式，可以通过更新软件而改变。

故此，NLP也可以解释为研究大脑如何工作的学问。知道大脑如何工作后，可以配合和提升它，从而使人生更成功、快乐。也因此，NLP被译为"身心语法程式学"或"神经语言程式学"。

NLP就是用语言来改变身心状态的具体方法。它的创造人找到一些卓越的人，研究他们有一些怎样的程序，总结起来，然后教给其他人，并相信其他人如果能掌握这些程序，也可以获得成功。

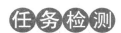

任务检测

一、选择题

1. 心理咨询与心理治疗的主要区别在于（　　）

A. 两者工作理论不同　　　　　　　　　B. 两者工作方法不同

C. 两者工作原则不同　　　　　　　　　D. 两者工作手段不同

E. 两者工作对象不同

2. 哪种心理学理论认为，潜意识里的本我和意识里的超我之间的矛盾冲突是一切心理障碍的根本原因（　　）

A. 行为主义学派　　　　B. 精神分析学派　　　　C. 人本主义学派

D. 认知学派　　　　　　E. 认知行为学派

二、简答题

1. 简述心理咨询与心理治疗的原则。

2. 简述心理咨询的一般程序。

（陈　燕）

任务2　运用心理治疗方法

学习目标

1. 了解常见的心理治疗方法。
2. 能选择正确的方法为患者实施心理治疗。

任务描述

在临床工作中，使用较多的是支持性心理疗法。随着对护理质量要求的提升，心理护理工作中需要渗透治疗性心理疗法。本任务通过相关知识介绍、情境角色扮演等，以实现护生能应用行为疗法中的放松训练减轻患者的焦虑情绪；能应用认知疗法中的合理情绪疗法改变患者的认知，从而调节患者情绪；并理解催眠疗法对患者潜意识的改变，达到改变患者不良行为的目的。

一、人本主义疗法

人本主义疗法通过为求助者创造无条件支持的氛围，使求助者能够深化自我认识、发现自我潜能并且回归本我。人本主义疗法的理论基础是人本主义学派。因此人本主义疗法相信求助者能通过改善"自知"或自我意识来充分发挥积极向上的、自我肯定的成长和自我实现的潜力，以改变自我的适应不良行为，矫正自身的心理问题。

该疗法是由美国心理学家卡尔·罗杰斯创立的。该疗法认为人有自我实现的倾向，因此在心理咨询或心理治疗当中，通过理解、沟通和关注可以使求助者向着自我调整、自我成长和逐步摆脱外部力量的控制的方向迈进。

二、支持性心理治疗

（一）概述

支持性心理治疗从狭义上来说是一种基于心理动力学理论，利用诸如建议、劝告和鼓励等方式来对存在心理障碍的患者进行治疗。从广义上来说，对患者的任何支持与鼓励（包括言语和非言语）都属于支持性心理治疗。

支持性心理治疗是在心理护理工作中应用最为广泛的方法，护理人员通过与患者的言语交流、眼神交流及肢体动作表达对患者的关爱，从而对患者起到心理动力支持的作用。

支持性心理治疗的目标是维护或提升求助者的自尊感，最大限度地提高求助者的适应能力。支持性心理疗法也是护生必须掌握的一种心理治疗方法，在临床上多用于因为担心病情而情绪焦虑、抑郁的患者。

（二）主要方法

1. 倾听　鼓励求助者倾诉自己的感受、对疾病的认识、存在的情绪危机和心理困惑。心理治疗师用心倾听患者诉说，在倾听过程中不能随便打断患者谈话，还要通过非语言方式如目光、表情、动作等身体语言给予鼓励和支持，使患者感受到自己被理解了，起到共情的效果。

以下是一个关于倾听的角色扮演案例，护士通过言语使患者感到了自己被理解，减轻了痛苦感受。

患者："我真没想到我一下就病了，而且还这么严重！我女儿还小，还需我的照顾！妻子一个人照顾我和女儿，还要上班赚钱养家。我对不起她们！"

护士用心地听着患者的诉说，时不时地点头，并回应道："女儿这么小，作为父亲您肯定想照顾她。我也是一位妈妈，听着您这样惦记家人，我特别能理解。"

2. 解释　就是用通俗的语言实事求是地向患者说明道理，讲清问题的原因、性质、程度及处理方案等，从而帮助他们解除顾虑，缓解或消除紧张、焦虑情绪，使患者树立信心，积极配合治疗。

以下是一个关于解释的角色扮演案例。

患者："我手术后，怎么感觉伤口越来越疼啦，会不会是有什么问题了？"

护士认真倾听、并检查伤口后，回应道："伤口现在没有出现异常情况，请放心。之所以您会感觉越来越疼痛，是因为手术结束后，不再使用麻醉药物，麻醉药物渐渐失去效果，对疼痛的感觉就会变强烈。再过一段时间之后，伤口长好了，疼痛感会减轻的。"

3. 鼓励　主要是在患者情绪低落、悲观失望、缺乏自信心、有较强自卑感时进行，通过鼓励帮助患者树立信心，提高与疾病作斗争的能力和应付危机的能力。鼓励可以结合患者所做的具体事情用表扬的形式出现。表扬的前提是患者认同该表扬。

以下是一个关于鼓励的角色扮演案例。

患者："我感觉子宫收缩得更疼了！我用呼吸止痛法感觉稍微好受些，不知能否坚持到最后，顺利生下宝宝？"

护士："您的呼吸配合得很好！您的情况又符合顺产指征，像您这种情况配合呼吸止痛法，都能较为顺利地生下宝宝。有我们在这帮助您，您又做得非常好，我相信您行的！"

4. 保证　保证是护理人员态度应诚恳，在自己的专业能力范围内作出保证。保证不能信口开河、轻易许诺，否则患者会对治疗者失去信任。"正常化"对大多数人而言是一种恰当的保证技术。

以下是一个关于保证的角色扮演案例。

患者："我一向是个非常坚强的人！可是听到要做手术，我就感觉特别害怕，甚至整夜睡不着觉。我感觉自己怎么变得这么脆弱啊，是不是我要疯了？"

护士："您这是焦虑情绪的表现，这是正常的，是术前正常的反应。您的这种情况，绝大多数患者都会有的。"

5. 指导　指导是指心理治疗师直接告诉患者应当做什么、怎么做，以减轻疾病引起的心理压力。指导一定要明确、肯定并具有可行性。心理治疗师向患者提供建议可以满足依赖性的患者，但却可能会剥夺其自身成长的机会。心理治疗师的建议与患者的需要相关，才易被患者接受。

以下是一个关于指导的角色扮演案例。在下面的例子，护士 2 的建议相对于护士 1 的建议，满足了患者想减少药量的需要，因此护士 2 的建议比护士 1 的建议更为有效，即易被患者接受。

护士："您应当定期做些运动。"

患者："为什么？"

护士 1："肥胖对健康有害。"

护士 2："许多研究表明，运动能够改善抑郁症状。它能减少药物的使用剂量。您可以试试看，也许会有效果。"

6. 改善环境 改善环境主要指的是患者的社会支持环境，也就是生活和工作中的人际关系。这可以通过角色扮演及团体活动等形式，让患者重新审视自己的人际交往问题，进而进行改进。

三、行为疗法

（一）概述

行为疗法又称行为矫正或学习疗法，是以减轻或改善患者的症状或不良行为为目标的一类心理治疗技术的总称。行为疗法具有针对性强、易操作、疗程短、见效快等特点。

行为疗法的理论基础是经典条件反射、操作条件反射和社会学习理论。行为疗法认为一切心理异常现象都是通过条件反射或模仿习得的，因此同样可以利用条件反射或模仿重新建立良好行为和心理模式，从而达到心理治疗的目的。行为疗法的适应证包括：恐怖症、强迫症和焦虑症等神经症；抽动症、口吃、咬指甲和遗尿症等习得性的不良习惯；贪食、厌食、嗜烟酒和药物成瘾等自控不良行为；阳痿、早泄等性功能障碍；轻度抑郁状态及持久的情绪反应等。

（二）主要方法

1. 厌恶疗法 厌恶疗法是一种帮助患者将所要戒除的不良行为同某种使人厌恶的或惩罚性的刺激结合起来，通过厌恶性条件作用，从而达到戒除或减少不良行为出现的目的。这一疗法也是行为治疗中最早和最广泛地被应用的方法之一，在临床上多用于戒除吸烟、吸毒、酗酒、各种性行为异常和某些适应不良性行为，也可以用于治疗某些强迫症。例如，在香烟中加入一些物质，使吸烟者抽烟后感觉非常不舒服，从而抵消了抽烟的满足感，达到戒烟的目的。

常用的厌恶刺激有疼痛刺激（如电刺激和橡皮圈弹痛刺激）、催吐剂、令人难以忍受的气味或声响刺激等。由于此法为患者带来不愉快的体验，甚至是痛苦，因而应将这些疗法作为其他疗法无效后的选择，并在应用前要征得患者同意及配合。

2. 松弛训练 又称放松训练，是一种通过自我调整训练，由身体放松进而导致整个身心放松。松弛训练通过放松对抗由于心理应激而引起交感神经兴奋的紧张反应，从而达到消除紧张和焦虑的目的。

松弛训练既可以单独使用，以克服一般的身心紧张和焦虑，又可以合并到其他技术中，例如松弛训练可以在系统脱敏疗法中使用，以治疗恐怖症等。松弛训练需要较长时间的训练，可以将心理治疗师训练与音频训练相结合。先由心理治疗师指导患者进行松弛训练，当患者已经非常熟悉训练过程，并能达到松弛效果之后，再让患者通过音频进行自我训练，从而达到较容易进入松弛状态的效果。

（1）渐进性松弛法　渐进性松弛法是最常用的一种放松方法。主要步骤是：在安静、安全的环境中，先让患者选择一个舒适的姿势坐好或躺好；然后再由头至躯干再到脚体验紧张和放松，通过对比紧张和放松的感觉，掌握放松的技巧。

（2）深呼吸松弛法　此种方法通过深呼吸的方式帮助患者达到放松的目的。深呼吸有两种方式：一种是自然呼吸，另一种是腹式呼吸。腹式呼吸的深呼吸松弛法效果更为明显。腹式呼吸的呼吸要点是吸气时腹部变大，呼气时腹部变小。对于多次训练，均难以掌握腹式呼吸的患者，也可以采用自然呼吸的方法进行放松。

（3）想象松弛法　又称为想象放松法。心理治疗师可以事先与患者进行沟通，了解患者喜欢哪种自然风景。然后让患者在安全、安静的环境中，闭上眼睛，进行想象松弛训练。例如对于喜欢大海的患者可以说："您现在来到了沙滩上，脚踩在松软的沙子上，温暖的阳光照在您身上，海浪拍打着礁石，海风轻轻吹过，您感觉非常放松、非常舒服"。

扫码"看一看"

3. 系统脱敏疗法　主要是用来治疗恐怖症或焦虑症的心理治疗方法。系统脱敏疗法的基本原理是交互抑制。交互抑制是指个体不可能同时对一个刺激产生两种对立的情绪反应，例如，在很高兴的同时伴随很不高兴的情绪；在很焦虑恐惧的同时，伴随松弛平静的反应等。如果对一个引起不良情绪反应的刺激再形成一个与不良行为相反的，即良好的情绪行为反应，那么，它就会对原来的不良反应进行抑制乃至代替之。例如，一个害怕看见血的人，不可能同时对血产生松弛的情绪，用松弛的情绪去代替焦虑的情绪，使得此人不再害怕看见血。

系统脱敏疗法的具体步骤为：确定恐怖或焦虑的等级值；松弛训练；要求患者在放松的情况下，由低至高的恐怖或焦虑等级层次进行想象或实际的脱敏训练。例如，一位因即将要做手术而感到特别焦虑的患者可以先确定其焦虑的等级值。等级值可列为 1 至 4 级，1 表示听到要做手术，有点害怕；2 表示手术前一天晚上比较害怕，睡不着觉；3 表示手术当天早上特别害怕，甚至说不出话；4 表示被推进手术室，极度害怕。确定等级值之后，进行松弛训练，使得患者能在任何状态上，达到放松的效果。最后让患者进行想象脱敏训练。具体步骤为先想象焦虑等级值为 1 的场景，然后进行松弛训练，使患者能完全适应焦虑等级值为 1 的场景，再进行更高焦虑等级值的脱敏治疗。

4. 暴露疗法　又称冲击疗法。这是一种主要用于治疗恐怖症的行为治疗技术。其治疗原则是让患者较长时间地想象恐怖的观念或置身于严重恐怖的环境，从而达到消退恐惧的目的。由于人的情绪不可能长时间处于极度值之中，所以当患者被暴露于使其非常害怕的情景当中时，恐惧情绪持续一段时间之后，必定会渐渐消退，从而达到心理治疗的目的。

暴露疗法一定要告知患者心理治疗的整个过程，并经过患者同意，签订知情协议。该方法对患者的身体条件有一定要求。因此为防止出现各类意外，使用此方法前应严格地对求助者的身体作检查，尤其是心血管系统方面的检查。另外有严重心血管系统疾病者、严重内分泌系统疾病者、老年人、儿童及孕妇是不适用暴露疗法的。

5. 生物反馈疗法　是借助于生物反馈仪器，监控自己的生理活动（例如心率、血压、胃肠蠕动、肌紧张程度、汗腺活动和脑电波等），并学会有意识地调节控制生理活动的一种治疗方法。心身疾病患者可通过生物反馈法来改变自己的内脏反应。例如，高血压患者通过接受生物反馈疗法，可降低其血压值。生物反馈疗法作为一种心理生理的自我调节技术，现已得到广泛的应用，此法对于心身疾病的症状改善有较好的效果。

6. 角色扮演 其原理是社会模仿理论。让患者运用戏剧中即兴表演的方法，通过扮演他人角色，将个人置身于他人的社会角色中，并按照这一角色所要求的方式和态度行事，以增进患者对他人社会角色和自身角色的理解，从而学会更有效地履行自身角色的心理技术。角色扮演常用于个体心理治疗和团体心理治疗中，用来改变患者的不良行为和对患者进行社交技能训练。

四、合理情绪疗法

合理情绪疗法的理论基础是认知行为主义学派。合理情绪疗法认为人们之所以会有不良情绪，是因为人们的不合理思维与信念，当人们按照这些非理性思维去思维和行为的时候就会产生情绪的困扰。合理情绪疗法的理论基础是情绪 ABC 理论。在情绪 ABC 理论模式中，A 是指事件；B 是指人们在遇到该事件之后对该事件的信念，也就是他对这一事件的看法、解释和评价；C 是指在事件发生之后人们的情绪及行为的结果。情绪 ABC 理论认为：事件 A 本身并不是引起情绪反应或行为后果的原因，而人们对这个事件的看法 B 才是导致结果 C 的原因。

例如，在地震中受伤的两姐妹被送往医院治疗。姐姐的左上肢被截肢，妹妹右下肢被截肢，两姐妹都感觉非常痛苦，以泪洗面。在医院进行了一段时间的治疗之后，姐姐还是愁眉不展，妹妹则渐渐有了笑容。两姐妹都是重受伤被截肢，发生了同样的事情，而两姐妹情绪不同的原因则是两姐妹对受伤的看法。姐姐认为受重伤，这辈子完了；而妹妹则认为虽然受了重伤，但是自己能幸存下来已经不错了。正是由于两姐妹的看法不同，才导致了两者完全不同的情绪。

合理情绪疗法是以改变患者的看法为主要治疗手段，用合理的思维方式代替不合理思维方式，从而达到最大限度地减少由不合理的信念给人们情绪带来的不良影响。合理情绪疗法与其他心理治疗方法配合使用，效果更好。

五、精神分析疗法

（一）概述
精神分析疗法是建立在精神分析理论基础上的心理治疗方法。精神分析疗法的理论基础包括前文所述的潜意识理论、人格结构结论、性本能理论和自我防御机制等。

精神分析疗法认为人们的心理冲突来自于潜意识和意识的冲突、本我和超我的冲突。潜意识是人们内心不被人察觉的。精神分析疗法通过各种方法找到人们的潜意识，进行分析，从中发现心理障碍的根源，启发并帮助患者彻底领悟而重新认识它，从而改变原有的病理模式，重建自己的人格，达到心理治疗的目的。

精神分析疗法的适应证包括焦虑、抑郁情绪，心身疾病的临床症状，性变态，癔症，强迫症，恐惧症等神经症。精神分析疗法需要被治疗者同意并认可其理论。有幻觉、妄想和严重行为紊乱的精神病患者不能用精神分析疗法进行治疗。

（二）主要方法
精神分析疗法的心理干预方法是自由联想和释梦。现在临床上使用较多的是释梦，其能反映患者的潜意识。通过对反复出现或印象深刻的梦境分析，能够挖掘出患者的潜意识。

例如，手术前，一位患者并未向护理人员倾诉自己害怕做手术，但说自己反复做梦梦见手术失败，这正是患者潜意识中害怕手术的表现。因此在护理工作中，通过了解患者的梦境，并进行分析，可以更深入地了解患者的心理活动，从而可以针对患者的潜意识，进行相应的心理干预，从而达到缓解心理症状的目的。

六、催眠疗法

催眠疗法是使患者进入催眠状态，通过在这种特殊状态下，改变患者的潜意识达到心理治疗的目的。催眠疗法的适应病症较为广泛，包括神经症（包括神经衰弱、焦虑症、抑郁症、癔症、强迫症、恐怖症等）、心身疾病、性功能障碍、儿童行为障碍及其他适应证（例如戒酒、戒烟、减轻疼痛等）。

催眠疗法的禁忌证有：精神分裂症和其他精神病患者，脑器质性损伤伴有意识障碍的患者，有严重心血管疾病者，对催眠治疗有严重恐惧心理、经解释仍不能接受的患者。催眠治疗需要患者非常信任心理治疗师，并且有些患者不易被催眠，因此催眠疗法有一定的局限性。催眠疗法具有疗程短、疗效快的特点，但疗效不太巩固，只能用于暗示性高的患者。

催眠疗法中还有一种特殊的方法，即通过自我催眠和积极的自我暗示，自我控制心身状态和行为的心理疗法，被称为自我催眠暗示疗法。当人在清醒状态下，暗示虽也有作用，但在催眠状态下，暗示的内容进入潜意识领域更具有强大而持久的威力。在催眠状态下的暗示，不仅能够改变身体的感觉、意识和行为，还可以影响内脏器官的功能。

自我催眠暗示疗法通常采用自行闭目安神，调整呼吸，再结合用意念按一定顺序放松全身各部肌肉等方法进行自我催眠和积极暗示。

七、沙盘游戏疗法

沙盘游戏疗法又称箱庭疗法，是较易在临床上推广使用的心理治疗方法，也是在国际和国内具有重要影响的心理治疗技术之一。沙盘游戏疗法的适应证包括儿童各种心理和行为问题、各种心理压力、紧张和焦虑情绪、各种心身疾病、抑郁症、边缘型人格障碍、药物与酒精依赖、人格失调和自恋型人格障碍等。

沙盘游戏疗法可以个体使用，也可以团体使用。个体沙盘游戏疗法的方法是在沙盘游戏治疗室中，让一位患者从沙具架中按照自己的意愿挑选数件沙具，然后将沙具任意摆放在盛有细沙的沙具箱子里，形成沙盘游戏作品。患者完成沙盘游戏作品后，心理治疗师通过与患者交流，分析沙盘游戏作品，以达到了解患者的潜意识，并治愈患者的目的。

沙盘游戏疗法其实也是一种投射心理测验。患者通过摆放沙盘内的沙具，塑造一个与患者内在状态相对应的心理世界，展现出一个人的内心世界。沙盘游戏疗法使用的沙具包括人物、动物、神话人物、建筑物、交通工具、自然风景、连接自然风景的物品（如桥、隧道等）、战争武器和现代生活用品等。

八、森田疗法

森田疗法是一种主要针对恐怖症、强迫症等神经症的心理治疗方法，是由日本精神病学家森田正马所创立的，现在除应用于上述两种神经症的治疗外，还对广泛性焦虑、疑病等神经症和抑郁症有疗效。治疗已从神经症扩大到精神病、人格障碍、酒精药物依赖等，以及正常人的生活适应和生活治疗中。

森田疗法的治疗原则有四个。①顺其自然。森田疗法认为，当症状出现时，越想努力克服症状，就会使自己内心冲突加重，苦恼更甚，症状更严重。因此当症状出现时，应对其采取不在乎的态度，顺应自然。②忍受痛苦，为所当为。患者常常采取逃避痛苦的状态，如因有头痛感而不工作。这种逃避现实的态度永远不可能适应现实生活。要想改变，必须做到，无论多么痛苦，都应该能够忍受，并投入到实际生活中去做应该做的事情，这样可以在不知不觉中得到改善。③目的本位、行动本位。森田疗法主张患者抛弃以情绪为准则的生活态度，而应该以行为为准则。森田疗法要求患者对于不受意志支配的情绪不必予以理睬，而要重视符合自己心愿的行动，唯有行动和行动的成果才能体现一个人的价值。④克服自卑，保持自信。神经质者有极强的追求完美的欲望，事实上人无完人，苛求自己的结果只能使自己感到失望，从而失去自信。当神经质者发现事实与他们的主观愿望背道而驰时，常常夸大自己的不足与弱点，并为此苦恼不堪，自卑自责，结果一事无成。森田疗法主张当患者徘徊在做与不做之间时，即使没有自信或可能失败，也必须去行动，只能努力就可能成功。因此，自信产生于努力之中。

 任务实施

根据患者的心理状况实施心理治疗如表 11 - 2 所示。

表 11 - 2　根据患者的心理状况实施心理治疗

病例呈现	护理人员收集信息	心理干预实施	效果评价
吴女士，37 岁，结婚五年，初次怀孕，经常出现失眠情况，情绪十分紧张	吴女士工作、家庭等各方面的情况。重点了解夫妻关系及社会支持情况。对吴女士进行心理测验，了解其心理健康状况	首先使用支持性疗法，向吴女士解释说明她现在的各方面情况，使吴女士有被理解的感受 向吴女士介绍放松训练，并提供音频资料，使吴女士能学习放松训练 通过自我催眠暗示疗法改变潜意识，使得焦虑减轻	放松训练通过新的条件反射的建立，减轻焦虑。自我催眠暗示疗法则改变的是潜意识。由外到内减轻焦虑，效果较为明显

情境模拟训练

吴女士："护士，我都 37 岁了，第一次怀孕，宝宝会不会有什么问题呀？"

护士："吴女士，您好！现在医学技术日益发达，假如有什么情况，我们会及时告知您的。从目前情况来看，宝宝状况良好。"

吴女士："嗯，好的。可是我总会胡思乱想，总告诉自己不要想，不要想了，但还是会出现这些不好的念头。"

护士："第一次怀孕的准妈妈都会感到紧张的。这种担心在准妈妈身上经常出现的。您这种情况是正常的，没必要强制自己不去担心，因为您越关注自己的想法，负面想法就越容易出来捣乱。"

吴女士："有什么办法让我感觉轻松点吗?"

护士："您可以试一下放松训练。在安静的地方,选择一个舒服的姿势坐好或躺好,听放松的音乐,想象着自己来到了一个喜欢的地方。随着呼吸的调整,整个身心都感觉越来越放松。我这里有放松训练的音频,您可以放在手机里,每天听两次,会感觉轻松许多。"

吴女士："好的,我试试看。我也知道越紧张对宝宝越不好。还有什么办法吗?"

护士："您现在情绪紧张,除了放松训练,还可以通过自我催眠暗示法来改变内心深处自己也意识不到的一些紧张原因,从而放松心情。可以在每天中午和晚上睡觉前先放缓呼吸,然后对自己说下积极暗示的话。例如,宝宝很健康,妈妈很爱你。一直说,直到入睡为止。随着时间的推移,您渐渐地会发现自己的心情自然而然地变轻松了。"

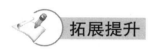 **拓展提升**

沙盘游戏在儿童心理治疗中的应用

沙盘游戏是心理咨询和心理治疗技术之一,是一种非言语治疗技术,是游戏治疗,特别适合儿童的特点。因为儿童不像大人可以把心理压抑的内容用丰富的语言表达出来。儿童的心理障碍都表现在行为上,但较之其他游戏不同的是,沙盘游戏是一种深度治疗,使孩子内心世界的无意识深处得到整合,从而改变行为。

游戏是儿童的天性,也是儿童主要的活动形式和探索世界的桥梁,因此,沙盘游戏很容易被儿童接受,如孩子小,只告诉他玩一个很有趣的游戏即可。不需要太多的指导,儿童就能够很快地进入游戏过程之中,儿童的投入和合作程度也是任何其他形式的治疗无法达到的。

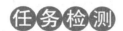 **任务检测**

选择题

1. 下面改变潜意识的治疗方法是 (　　)

　　A. 支持性心理治疗　　　　B. 催眠疗法　　　　　　C. 行为疗法

　　D. 合理情绪疗法　　　　　E. 森田疗法

2. 最适合儿童的心理治疗方法是 (　　)

　　A. 沙盘游戏疗法　　　　　B. 催眠疗法　　　　　　C. 行为疗法

　　D. 合理情绪疗法　　　　　E. 森田疗法

3. 合理情绪疗法的局限在于 (　　)

　　A. 不适用于文化水平高的人　　　　B. 缺乏理论依据

　　C. 不适用于过分偏执的人　　　　　D. 不易操作实施

　　E. 不容易理解

扫码"练一练"

(陈　燕)

项目十二

展示心理护理技能

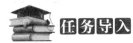**任务导入**

　　某中学生，性格内向，疾病恢复期因遭遇父母离异，常整日难眠，情绪低落，记忆力下降，缺乏信心，虽曾寻医问药，但效果不佳。请你分析其心理问题及原因，怎样帮她走出困境？带着对问题的思考我们来学习心理护理的知识。

任务1　认识心理护理

学习目标

1. 掌握心理护理的概念。
2. 熟悉心理护理在整体护理中的意义。
3. 了解心理护理的特点和原则。

任务描述

　　在现阶段，一般人谈到的"心理护理"，其实有两种含义：一种是泛指护理工作者对患者综合的良好的态度、周到的服务与准确的操作，这往往是非专业人员的认识；另一种则是对护理工作过程中的一定操作程序的特别界定，这是业内人士多年来追求的目标，也是本教材的主旨。本任务通过知识平台、任务实施等重点介绍心理护理的概念、特点、原则和意义，并初步介绍心理护理的基本方法，尤其是针对疾病的不同特点和不同阶段引发的心理问题做相应的心理护理。

一、心理护理的概念

　　由于目前对心理护理尚缺乏统一的理解，要给心理护理下一个确切的定义也还有困难。本教材参照目前心理治疗的临床定义，结合护理的专业特点，对心理护理做如下描述。所谓专业的心理护理，是指护理人员以心理学知识和理论为指导，以良好的护患关系为桥梁，按一定的程序，应用各种心理技术，通过消除或缓解护理对象存在的或潜在的心理行为问题，最终改善护理对象的心理条件，使之恢复健全的生理、心理和社会功能。

基于以上定义,心理护理的基本要素包括以下几方面。

(1)需由具备一定的心理学知识和技能的护理人员实施 缺乏系统的心理知识,对现代心理学理论不了解,没有一定的心理干预技能,仅仅通过良好的态度对他人进行安慰或劝告,虽然可以引导他人的心理症状得到缓解,但并不是心理护理。

(2)需按一定的程序有步骤有计划地实施 心理护理应以护理程序为基本的工作方法,即以评估、护理诊断、计划、实施和评价的五个步骤,互为联系、系统地解决问题。

(3)需综合使用各种心理学理论和技术 基于心理现象的复杂性,几乎每一种心理行为问题,不同的心理学理论体系对其发生、发展机制等都有着各自不同的理论解释,相应地采用各种不同的技术缓解或消除心理行为问题,促进个体心理健康。面对护理对象的形形色色的心理状态,护理人员应选择那些临床中简便易行、行之有效的相关理论和技术。

(4)针对护理对象存在的或潜在的心理行为问题实施护理 心理护理过程中,护理人员评估护理对象现存的心理行为问题,或评估心理平衡遭受破坏的可能性及其相关因素,然后针对存在的或潜在的心理行为问题进行心理护理。

二、心理护理在整体护理中的意义

长期以来,我国医疗工作都基于生物医学模式的医学观,护理工作的主要内容是协助医生诊断和治疗疾病,护理工作局限在医院,并按医疗操作、生活料理、体征观测等不同的功能分工进行操作。护理人员在护理过程中忽视了护理对象是一个身心相互作用的统一整体,只重视局部疾病的护理,而轻视对人的全面照顾。

近些年,基于生物-心理-社会医学模式的深入人心、各种科学的理论和学说的发展,护理的理论和方法得到不断地发展。现阶段,护理工作以"人的健康为中心"为指导思想,护理的对象从有躯体疾病的人,已扩展为所有人;护理的工作场所也不仅仅局限于医院。护理工作要求护理人员应用科学的护理工作方法——护理程序,对护理对象实施身心的整体护理。

整体护理的基本含义是护理人员视服务对象为一个功能整体,在进行护理服务时,提供包含对服务对象生理、心理、社会、精神和文化等方面的全面帮助和照顾。心理护理正是基于人的心身相互作用、协调统一的整体思想,有步骤有计划地使用各种心理学的理论和技术,改善护理对象的心理机能,消除或缓解其存在的或潜在的心理行为问题。心理护理对维护护理对象的心身健康有着重要意义。

(1)心理社会因素可引起个体躯体的不适症状或病感。生物医学模式指导下的护理无法解除或缓解这些症状或病感,而通过心理护理,有助于澄清病感的性质,帮助个体调整心理社会状态。

(2)处于不同生命周期的个体,往往具有一定的心理特点。如中年人处于知识经验日益丰富,而生理功能却逐步衰弱的状态。他们肩负着家庭和事业的双重责任,长期承受的高强度的压力威胁着他们心身健康,而一旦生病,个体往往难以放弃原有的责任,在患者角色转变过程中易出现角色冲突等不良适应状态。心理护理可以促使个体角色适应,有利于疾病的康复;另外还可帮助个体出院后,塑造社会家庭的良好功能状态,达到维护心身健康的目标。

(3)个体的躯体疾患可引起个体的各种心理反应。如外科手术患者对手术的某些错误认知、术前过度的紧张或焦虑的情绪状态，对手术的预后具有不同程度的影响。心理护理可以促进患者形成良好的手术认知、调整情绪状态处于适当的焦虑水平，有助于促进手术患者保持适宜的心理状态，防止心身症状的恶性循环，以及发挥手术疗效。

因此，护生只有在作好生理护理的同时，重视心理护理的开展，才能更好地促进护理对象的生理和心理机能，从而达到整体护理的要求。

三、心理护理的特点和原则

（一）心理护理的特点

1. 广泛性与连续性　在医院环境中，从患者入院开始到出院，乃至出院后，护理人员在与患者接触的每一阶段，都需要观察患者的心理状况，并有计划有步骤地开展心理护理。而现阶段心理护理的工作任务是提高所有人生命周期的所有阶段的心理健康状态，更具广泛性和连续性。

2. 复杂性与个别性　心理护理的目标是消除或缓解护理对象存在的或潜在的心理行为问题。为达到目标，心理护理需要综合分析护理对象的心理系统特点，选用适宜的心理学技术，开展心理护理程序，是一个既复杂又需要强调个体差异性的过程，具有复杂性和个别性。

3. 心身统一性与心理能动性　人是心身统一的整体，躯体的状况会影响心理健康水平，而心理状态又会影响躯体的健康状态。良好的心理护理能帮助个体提高心身机能、发挥心理潜能。只有心理护理与生理护理互为结合的临床护理，才能促使个体处于心身协调的健康状态。

4. 社会性与发展性　个体的心身状态与所处的社会环境关系密切，社会环境不断变化，个体的心身状态也处于动态的变化中。心理护理一方面可帮助个体获得家人和朋友的关心、支持，为其建立良好的社会环境；另一方面帮助个体自我调整，主动去适应变化的外部环境，以恢复适应社会的良好功能状态。

（二）心理护理的原则

1. 平等原则　心理护理的过程中，护患双方是一种相互平等的关系。对护理对象的心理状态的评估过程、护理计划的制定过程以及具体的护理实施过程中，都需要护理对象的自愿和积极主动的参与，需要护患双方的平等协商。护理人员应秉承真诚、友善的态度对待护理对象，履行告知等各项义务，尊重他们的权利和人格。

2. 自我护理原则　依据 Orem 的自理理论中的护理系统结构指出护理人员应依据患者的自理需要和自理能力的不同而分别采取不同的护理系统：全代偿系统、部分代偿系统和支持-教育系统。在心理护理过程中，护理人员同样应在对护理对象的心理健康的自理需要和自理能力的评估基础上，给予不同程度的专业帮助。当个体处于社会适应状态时，个体具有调动自我能量，调整心身状态，以维持心理健康的能力。此时的心理护理通过提高个体的自我调适能力，从而发掘个体的社会适应潜能。而当个体对心理健康的自我管理能力降低时，或环境对个体维护心理健康的需要过高时，个体无法独立地维护健康。此时的心理护理帮助个体心身重建，从而部分或完全恢复社会适应状态。

3. 保密原则　良好的心理护理，需要护理对象在对护理人员信任的基础上，积极配合地参与心理护理的过程。护理人员则应秉承职业操守，遵守诺言，注意保护护理对象的隐私。

四、心理护理方法

1. 建立良好的护患关系　在进行心理护理时，首先应仪表端庄、态度和蔼、言语温和动作文静、沉稳，给患者以亲切感和安全感，使患者愿意与护理人员交往，并建立良好的护患关系，逐步取得患者信任，为进一步开展心理护理打好基础。

2. 要了解患者的主要病史　对不同身份、职务的患者应一视同仁，平等相待。对患者暴露出的各种心理矛盾，应给予足够重视，不得歧视，要综合分析，善始善终地给予解决。护理人员的行为是无声的治疗。生硬或冷淡的护理态度，不仅使相应患者产生反感，对周围患者心理也是一种恶性刺激。护理道德败坏绝不会取得心理治疗的成功。

3. 要针对疾病的不同特点进行护理　某些重性精神病患者无自知力，常拒绝住院和治疗。此时要耐心劝解患者暂住下来作系统检查，向患者讲解精神卫生的重要意义，使患者能接受治疗要求，安心住院。患有神经官能症和焦虑症的患者，常纠缠工作人员，述说内心忧伤和躯体不适，对自身疾病焦虑不安。要向患者宣传疾病知识，解除其思想负担，可根据患者病情及文化程度，就主要心理矛盾个别交谈。语气要肯定，观点要明确，使患者有一定收获，争取再次谈话时达到预期目的，以使患者得到安慰，增进信心，缓解忧伤情绪。

4. 针对治疗不同时期的心理问题开展护理

（1）新入院患者，入院后又增加了对环境的陌生、恐惧感，也有的惧怕治疗等，心理上有不安全感。患者离开亲人，需要关怀和温暖，需要得到爱护与尊重，希望能有好的医疗环境和护理。此时要热情诚恳地接待患者，帮助患者尽快熟悉医院环境，建立新的人际关系和友谊，逐步打消各种顾虑，满足患者的心理需要。

（2）患者进入缓解期，开始对疾病过程进行回忆。患者常为发病时的病态行为（如丢失钱财、毁坏贵重物品、伤害亲人等）后悔莫及，悲痛欲绝，心灰意冷。此时要关心理解患者，诱导患者分析有利前景，珍惜治疗成果，正确对待过去，重新开创未来，创造美好的新生活。

（3）疾病恢复期的患者，常出现各种心理负担，如升学问题、工作分配问题、婚姻问题、预后问题、复发问题、遗传问题等，常陷入痛苦思索之中不能解脱。此时如不加强心理护理，常可出现意外。要及时发现患者的心理状态，引导患者面对现实，正确对待疾病，正确对待自己。帮助患者分析发病原因，总结发病规律，制订预防措施，教给患者防病知识，鼓励患者放下包袱，树立信心，依靠科学战胜疾病。

（4）对带有共性的心理问题，可以开展心理知识讲座，组织患者座谈讨论，达到自我教育、相互启发、鼓舞斗志、共同战胜疾病的目的。也可请恢复较好的出院患者做经验交流，使患者从中得到启发和鼓舞。

 任务实施

根据患者的心理特点实施心理护理情境如表 12 - 1 所示。

表 12 −1　根据患者的心理特点实施心理护理情境

案例呈现	护理人员收集信息	心理干预实施	效果评价
夜班护士巡视病房，发现择期手术的患者躺在床上默默流泪，上前安慰 患者："护士，我还是不能接受这个手术，子宫都切除了，别人会怎么看我啊？我也觉得对不起老公"	患者术前出现了焦虑、悲伤情绪	主动关心患者，鼓励其表达感受，倾听其诉说，帮助患者纠正不良认知	
护士："我非常理解您的心情。其实，子宫对于未生育的人来说，是非常重要的，而您已经有了两个孩子了，也表示不需要再生育了。所以它存在的意义对您来说已经没那么重要了！" 患者："可是，子宫切除了不就是个不完整的女人了吗？"		引导患者将注意力转移到自身仍然保留的女性特征上，以消除其自卑感和不完整感	帮助患者从科学的角度认识自己的疾病
护士："不会啊，子宫切除是会导致绝经和没有了生育能力，但不会影响性生活和女性的形态，与之有密切关系的阴道和卵巢功能还是正常的。您放心，待会我会把这些情况再和您的爱人沟通的。" 患者："哦，这样的话我就放心了。"	患者焦虑症状缓解	理解患者，给患者及家属时间接受事实	能根据患者的心理特点进行护理，干预措施有效

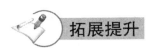 **拓展提升**

临终患者的心理变化及护理

美国的罗斯认为临终患者的心理活动有五个发展阶段，即否认期、愤怒期、协议期、忧郁期及接受期。根据不同阶段的心理变化给予相应的心理护理是临终患者护理的重点。

1. 否认期　当患者间接或直接得知自己可能会死亡时，第一反应就是否认："不可能""他们一定是搞错了"，否认病情恶化的事实，希望出现奇迹。有的患者到临终前一刻仍乐观地谈论未来的计划及病愈后的设想。

对此期患者，不可将病情全部揭穿。与患者交谈时，要认真倾听，表示热心、支持和理解，经常出现在患者的身边，让他感到没有被抛弃，而时刻受到人们的关怀；同时也要防备少数患者心理失衡，以扭曲的方式对抗此期的负重感。

2. 愤怒期　当患者经过短暂的否认而确定无望时，一种愤怒、妒忌、怨恨的情绪便油然而起："为什么是我？这太不公平了"，于是把不满情绪发泄在接近他的医护人员及亲属身上。

对临终患者的这种"愤怒"，应该看成是正常的适应性反应，是一种求生无望的表现。作为医护人员要谅解、宽容、安抚、疏导患者，让其倾诉内心的忧虑和恐惧，这样对患者是有益的，切不可以"愤怒"回击"愤怒"。

3. 协议期　承认死亡的来临，为了延长生命，患者会提出种种"协议性"的要求，希望能缓解症状。有些患者认为许愿或做善事能扭转死亡的命运；有些患者则对所做过的错事表示悔恨。

护理人员应看到这种情绪对患者是有益的，他能提供合作，延缓死亡的日期。因此，要尽可能地满足患者的需要，即使难以实现，也要做出积极努力的姿态。

4. 忧郁期　尽管采取多方努力，但病情日益恶化，患者已充分认识到自己接近死亡，心情极度伤感，郁郁寡欢。此时患者可能很关心死后家人的生活，同时急于交待后事。

对这期患者，允许其哀伤、痛苦和诉说他的哀情，并耐心倾听。同时还应鼓励与支持患者增加和疾病作斗争的信心和勇气。

5. 接受期 经历一段忧郁后，患者的心情得到了抒发，面临死亡已有准备，极度疲劳衰弱，常处于嗜睡状态，表情淡漠，却很平静。

护理人员应尊重患者的信仰，延长护理时间，让患者在平和、安逸的心境中走完人生之旅。

临终患者心理活动的五个发展阶段，并非前后相随，而是时而重合、时而提前或推后。因此，在护理工作中应掌握患者千变万化的心理活动，从而进行有效的护理。

任 务 检 测

简答题

1. 简述心理护理的概念。

2. 心理护理在整体护理中的意义有哪些？

（张 蓉）

任务2 运用心理护理程序

学习目标

1. 掌握心理护理评估和实施。

2. 熟悉心理护理诊断和计划。

3. 了解心理护理效果评价与记录。

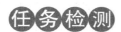任务描述

心理护理程序即按照护理程序对患者的心理反应进行有计划的、系统的护理，是综合的、动态的具有决策及反馈功能的过程。综合即指要用多学科的知识来处理患者的心理反应；动态是指心理护理应根据患者的心理反应发展过程中不同的变化进行护理；决策是指根据患者的心理反应作出心理护理诊断及护理措施；反馈是指采取措施以后的结果可以反过来产生影响；根据问题的变化进一步制定决策。本任务通过知识平台、任务实施等介绍护理程序各步骤相关知识，旨在让护生掌握并运用心理护理程序作为护理实践中的工作方法，能够保证患者得到完整的、连贯的、具有专人负责的管理。

一、心理护理评估

心理护理程序的第一步，需要通过观察法、晤谈法、调查法等，对患者作综合的心理信息收集工作，即评估。评估是整个护理程序的基础，同时也是护理程序中最为关键的步骤。如果评估不正确，将导致护理诊断和计划的错误以及预期目标失败。

（一）评估问题行为

评估个体存在的主要临床症状和体征，以及这些症状和体征最早出现的时间、持续时间、出现频率、伴随症状和体征等临床表现。

（二）评估整体功能状态

1. 躯体功能　评估个体的生命体征、水电解质平衡、睡眠、排泄、进食等躯体健康水平。无论是心理动力学理论、心理生理学理论，还是行为学理论，均认为心理和生理功能之间互为作用。各种心理症状会对机体的生理功能产生不同程度的影响，常表现为交感神经功能紊乱，如面红、皮肤出汗、胸闷、气促、尿频、尿急等；还往往有饮食、睡眠、体力等方面的改变。评估个体是否存在生理方面的症状和体征，这些生理的改变是否与其心理状态有关。

2. 心理功能　在良好的护患关系的基础上，通过临床观察法、晤谈法，结合相关的心理测验，以及采用相应的心理生理方法对个体的认知功能、情绪状态、意志和行为表现等方面的心理状态进行评估。

3. 认知功能　认知功能由多个认知域构成，主要包括感知觉、思维、注意、记忆、智力、定向力等。由各种原因引起的不同程度的认知功能损害，称为认知功能障碍。如果某一认知域的功能活动出现异常，称为该认知域障碍，如感觉障碍、知觉障碍、思维障碍、注意障碍、记忆障碍、智力障碍、定向力障碍等。

感觉障碍主要有感觉减退、感觉增强等症状；知觉障碍主要有错觉、幻觉等症状；思维障碍主要有思维迟缓、思维奔逸、妄想等症状；注意障碍主要有注意减退、注意转移等症状；记忆障碍主要有遗忘、错构、虚构等症状；智力障碍主要有精神发育迟滞、痴呆等症状；定向力障碍主要有环境障碍、自我定向力障碍等症状。

评估有无错觉，错觉的种类、内容、出现时间和频率，与其他精神症状的关系；是否存在幻觉，幻觉的种类、内容，是真性还是假性，出现的条件、时间和频率，与其他精神症状的关系与影响。评估言谈的速度是否正常，言谈形式和逻辑是否正常，言谈的内容是否符合现实、是否成系统、涉及范围等，以及与其他症状的关系，是否存在强迫观念及其相关的强迫行为。评估是否存在主动注意或被动注意及其强度、范围和持续时间等方面的异常。评估瞬时记忆、短时记忆和长时记忆的完好程度，是否存在遗忘、错构、虚构等症状。根据个体的文化教育水平，评估个体在一般常识、专业知识、计算力、理解力、分析综合能力及抽象概括能力等方面的智能水平。评估个体对周围环境和自我状态的认识能力。

4. 情绪状态　情感过程主要包括情绪和情感。描述情绪和情感的词语很多，如喜悦、悲伤、惊恐、愤怒、同情、失望等。情感活动的规律受到破坏，人在认识客观事物的过程中所表现出的某种态度上的紊乱，称为情感障碍。临床常见的情感障碍可表现在心境障碍或病理优势情感，如焦虑、恐惧、抑郁、欣快等症状；可表现在对客观刺激发生情感反应的速度、强度与持久性方面的异常，即情感反应异常，如易激惹、情感暴发、情感淡漠、病理性激情等症状；可表现在情感体验与个体其他心理活动或环境的不协调性，即情感协调性的异常，如情感倒错、矛盾情绪等。

评估个体情感反应的强度、持续性和性质，确定优势情感，情感的诱发是否正常，情感是否易于起伏变动，有无与环境不适应的情感。

5. 意志和行为表现　意志是在需要和动机的基础上自觉地确定目的，并根据目的来支配、调节自己的行动，克服困难，从而实现预定目的的心理过程。如果个体的意志过程在目的性、主动性、协调性等方面有异常，则称为意志障碍。常见的意志障碍可以是病态的自信和固执的行动等意志增强的表现；或是缺乏主动性、进取性等意志减弱的表现；或是缺乏要求或打算、生活被动等意志缺乏的表现。行为是有动机、有目的而进行的复杂随意运动。行为动作和言语活动明显增多时，称为精神运动性兴奋，且按其与思维、情感活动是否协调一致进一步分为协调性与不协调性精神运动性兴奋；如果明显减少则称为精神运动性抑制。

评估个体的意志行为是否符合客观情况，是否与个体的情感一致。

6. 社会功能 评估个体的社会功能是否存在缺陷及其程度，是否与心理状态或生理功能有关。社会功能，体现个体的社会适应状态，主要包括个体的生活自理能力、角色功能、人际交往能力、现实检验能力等方面。社会功能的缺陷或不全，是心理健康水平的严重指标。

按临床经验标准，根据社会功能的缺陷程度可分为轻度缺损、明显缺损、中度缺损、重度缺损。①轻度缺损，表现为能自理生活，在指导下能独立参加劳动；②明显缺损，表现为能自理生活，无独立劳动能力；③中度缺损，表现为生活自理能力差，经督促能刷牙、洗脸，无劳动能力；④重度缺损，表现为生活及劳动能力丧失，督促也不能料理生活。

（三）评估相关因素

收集相关资料，在护理心理学有关理论指导下，对问题行为、影响因素及其可能的机制进行分析，从而对问题性质作出综合评估。

1. 生理因素

（1）遗传因素 遗传因素在心理行为问题的发生发展中具有不同程度的作用，故需要评估个体的两系三代中有关心理行为问题的情况。

（2）躯体健康状况 如是否有发热、抽搐、昏迷、药物过敏史；是否有感染、中毒等躯体疾病史，特别是有无中枢神经系统疾病；母孕期、围生期是否有并发症等。

（3）理化因素 如是否有酗酒、吸毒、药物滥用等；是否有农药等有毒物质的接触史。

（4）其他生物学因素 如性别、年龄等。

2. 心理社会因素

（1）生长发育史 学龄期的学习生活情况，青春期的发育情况等。

（2）个性特点 判断是否有个性缺陷，如是否孤独、被动、退缩，是否敏感、多疑，是否谨小慎微、过于追求完美，是否冷酷无情，是否有易激惹、易冲动，是否过于依赖、感情用事等。

（3）认知特点 如是否存在诸如任意的推断、选择性概括、过度引申、夸大或缩小、"全或无"的思维等认知歪曲。

（4）应对特点 个体在面临压力或困难情境时，所运用的各种适应性技巧或策略。

（5）生活事件 是否有显著的生活改变，如失去亲人、躯体重大疾病、工作调动等。

（6）社会支持情况 了解个体的家庭社会情况，家庭的一般状况，与家人的关系，平时待人接物的态度，工作性质、环境和同事的关系等。

（7）其他因素 如个体的生活习惯、宗教信仰等。

二、心理护理诊断

心理护理程序的第二步，需要根据收集到的系统信息，对患者作综合的心理护理诊断。护理诊断是对一个人生命过程中的生理、心理、社会文化、发展及精神方面健康问题的说明，这些问题是属于护理职责范围以内，能用护理方法解决的。护理诊断分类方法有两种：一种是在 1986 年召开的国际护理诊断会议上决定的，是用人类反应型态作为护理诊断分类的依据；另一种是按功能性健康型态来分类。有关心理反应方面的护理诊断，常见的如下。

1. 社交障碍 个人社会交往不足、过多或无效。

2. 社交孤立 个人经受到了孤独，并感到是被人强加的消极或威胁的状态。

3. 角色紊乱 个人感受自己的角色有所改变，受到干扰，有角色冲突。

4. 父母不称职 父母不能创造一个能促进抚育子女生长发展的良好条件的状态。

5. 家庭应付能力低下 家庭原来有效的功能因受应激源的挑战而处于失调的状态。

6. 精神困扰 对个人的希望、信息、对社会的准则的看法发生紊乱、内心冲突、精神空虚、产生怀疑，行为和情感的异常表现。

7. 思维过程异常 由性格和智力的应付机制障碍所引起的认知活动异常，如思想意识、对现实的态度以及对问题的解决、判断和理解方面受到干扰的状态。

8. 调节功能受损 个人不能改变其生活方式或行为，以适应其健康状况的变化。

9. 绝望 个人处于自认为走投无路，没有能力活动的状态，凡事被动、反应降低、感情淡漠。

10. 个人应对无效 在个人面临生活需求和角色责任时，其适应行为和解决问题的能力有障碍，自诉无力应对。

11. 防卫性应对 基于自我保护型态，个人处于反复表现错误的、过分自信的自我评价状态。这种自我保护型态是为了防卫，对肯定自我利益所感到的潜在的威胁。

12. 无效性否认 有意或无意地企图否认对某一事件的认识或意义，来减少有害健康的焦虑或恐惧的状态。

13. 不合作（特定的） 患者表示愿意合作，但以后由于某些因素影响而没能执行，自己也无力设法减少或消除妨碍获得成功的因素。

14. 抉择冲突（特定的） 当面临选择与危险、失取，或对个人生命价值的挑战有关的竞争性行为时，对所要采取的行动无法确定的状态。

15. 睡眠型态紊乱 因睡眠混乱（中断或不足）引起了不适，或干扰了生活方式。

16. 娱乐能力缺陷 个人处于对娱乐和活动的刺激不能产生兴趣、参与感降低的状态。

17. 自我形象紊乱 个人在感知自己身体形象方面受到干扰。由于身体部分缺失或丧失功能，或有认知或感受的改变。在情境方面由应激或其他心理社会因素引起。

18. 自尊紊乱 个人对自我或自我能力的评价或感觉是消极的；表现自我否定、犯罪感。

19. 情境性自我贬低 一种自我消极的评价或感觉，是以前自我肯定的人在个人失败或情况变化时出现的反应。

20. 感知改变 个人处于所接受的刺激量或型态方面的改变的状态，伴有对这些刺激的减弱、夸大、曲解或损害的反应。

21. 疼痛 个体经受或叙述有严重不适或不舒服的感觉。

22. 预感性悲哀 在实际失落前发生的一种悲哀反应状态。

23. 焦虑 一种模糊不适感，其来源对个人来说通常是非特异的和不可知的。焦虑本人不能识别威胁。

24. 恐惧 由于一种被认为是危险的明确来源所引起的惧怕感。

三、心理护理计划

心理护理计划是指对未来工作作出具体安排，就如何解决存在的问题作出决策。心理护理计划是心理护理程序的第三步，要求护理人员在以对个体现存的或潜在的心理行为问题及其相关因素的评估和判断的基础上，进一步确定护理目标并选择适用于个体的具体的心理技术。它是针对心理护理诊断提出的护理问题而制定的具体措施，是护理人员直接对患者实施心理护理的行动指南。护理人员可以按照心理护理计划规定的内容有条不紊地进行心理护理工作。主要包括心理护理诊断或合作性问题的诊断、相关因素或危险因素、预期护理目标、心理护理措施及其依据以及效果评价等内容。

心理护理计划的制定必须有严格的科学性和逻辑性，其内容力求完整、全面，突出主要心理护理诊断的内容及措施。在心理护理计划制定过程中，应注意掌握如下原则。

（1）目标明确 目标是心理护理计划中很重要的一部分，每一项心理护理诊断都要设置有相应的目标。目标是期望护理对象在接受护理干预后其功能、认知、行为及情感等方面的改变。因此，制定心理护理计划必须有明确的预期目标（包括近期目标和远期目标）。

（2）突出个性 俗话说："人心不同，犹如其面"，是说世界上没有两个人的心理状态是一样的。每位患者都是一个在生物学、心理学和社会学方面独具特色的具体而又完整的人。因此，心理护理计划的制定应特别注意突出个体化原则，强调护理措施因人而异的重要性。

（3）重点突出 缺乏重点的计划将使目标含糊不清，四面出击则导致护理活动的分散，最终必然使计划落空。因此，心理护理计划的制定，切忌面面俱到，应依据心理护理诊断的排序，抓主要矛盾，针对重点问题制定出可行的护理计划。

（4）切实可行 制定心理护理计划，必须坚持从实际出发，要充分考虑护患双方的主、客观条件，使护理措施有可操作性。在计划制定之前，护理人员应进行周密细致的调查研究，不仅要了解患者的心理问题，还要深入研究患者的社会、家庭及文化背景等情况，并指导患者参与计划的制定，确保护理计划切实可行。

（5）灵活应用 一切计划都是面向未来的，所以在制定心理护理计划时，要尽可能预见到在心理护理实施过程中可能出现的问题，并事先拟定出应对预案，以便及时为护理对象解决问题，确保心理护理计划的顺利实施。

四、心理护理实施

心理护理程序的第四步，是实施制定的心理护理计划。

（一）心理技术实施前的会谈

在确定具体心理技术和实施方案后，为保证心理护理的有效进行，护理人员应与护理对象进行会谈。会谈内容主要包括以下方面：①介绍心理行为问题病史及诊断；②介绍心理行为问题产生的原因，以相关理论做简单的原理说明；③分析心理行为问题的相关因素，特别指出哪些因素与心理行为问题的维持和发展有密切联系；④说明心理护理实施的必要性；⑤介绍将要采用的心理技术的原理和大致过程；⑥强调心理护理期间主动参与的重要性，如自我监控和完成家庭作业的重要性。

会谈中，应鼓励护理对象表达自己的想法，有助于获取他们的反馈信息，还有助于充分调动他们的参与感，从而建立良好的平等合作关系。

（二）心理技术的具体实施过程

不同的心理技术，往往具有不同程度的标准化的模式。例如，贝克认知治疗的第一次会谈的推荐结构中依次包括设置日程、心境检查、目前问题的复习、确定问题和安排目标、教授患者认知模式、诱发治疗期望等。但在面对具体的个案时，则是依据每一阶段护理对象的具体状态，适当调整具体的实施过程，可谓临床艺术和心理技术方法不断结合的过程。

（三）其他护理措施的实施

人是心身的统一体，个体的生理机能与心理状态互为影响。心理行为问题常伴有某些不良的生理表现，而不良的生理状况也会影响个体参与心理护理过程。为促进个体的心身健康，除了心理技术的实施，还需要在对个体的健康状况进行护理诊断的基础上，针对性地实施其他有关的护理措施。

五、心理护理效果评价与记录

（一）心理护理效果评价

心理护理程序的第五步，是在心理护理期间随时对护理效果作出评价，即对护理对象的情况进行分析，了解问题行为改变的情况，判断心理护理的进展。经过一段时间的干预后，对心理护理的效果进行总的分析和评价，确定是否达到了预期的目标。如果护理对象情况无明显的改善，首先应分析其是否认真执行了相关指令，其次还要考虑其是否正确地执行了指令。如果排除了上述两种因素，确信某一治疗方法对其无效，通常可另选一种干预方法。例如简单的暗示和安慰无效时，改用认知改变方法，再无效时，改用松弛训练方法。

治疗进展顺利，会使患者的心理行为问题得到矫正，新的心理行为模式开始形成。此时要进行另外一次较全面的评估，往往分别通过晤谈法判断心理行为问题的变化，通过对心理行为内容的变化分析本次治疗的进程，通过相应的心理测验并与基础测验作比较，然后总体分析与判断本次心理治疗的效果。

（二）心理护理记录

心理护理的记录，作为心理护理实施过程的原始记载，是心理护理的重要工作内容。记录可为各班次护理人员传达护理对象的信息，维持护理的连续性和完整性，从而确保护理质量。更重要的是，记录还有助于回顾心理状况的变化情况，有助于验证心理行为问题发生、发展的影响因素，有助于及时发现心理护理过程中的不利因素和有利因素，且心理护理前后的心理状态的明显差异，会有效调动护理对象参与的积极性。

记录的内容主要包括对个体的心理状态评估、心理护理目标、心理护理实施的要点、家庭作业情况、心理护理计划及实施情况等。可以是单次的分别描述和记录，也可以采用图表动态地记录以上内容。

通过交谈建立良好的护患关系以取得患者的信任，准确掌握病情和有关护理问题及心理反应，在交谈过程中使患者对自己的病情有所了解。交谈时要注意选择合适的环境、时间、地点（僻静）；和谐的气氛，使患者感到亲切，愿意诉说自己的痛苦和困难；护理人员要注意仪表，并以和蔼、诚恳的态度，同情、关怀的心情，心平气和地进行交谈。注意谈话技巧，首先自我介绍，说明交谈的目的，让患者自己叙述，护理人员主要是倾听，观察患者的反应和语言表达能力。为了使患者能畅所欲言，在交谈中宜及时给予鼓励，希望其继续叙述，同时观察患者的非语言行为。在交谈中注意尊重患者，对沉默寡言者应多启发，对兴奋多言者不能厌烦要善于引导。

在收集主、客观资料时要了解患者疾病方面的情况，还要了解患者日常生活情况，如饮食、排泄、休息、睡眠、自理能力、爱好、认识能力，对自己疾病的看法、应付能力、存在的思想问题，家庭角色关系，人际交往等情况。

在交谈中注意观察患者的外观、反应情况，患者的警觉状态，并连续有意识地观察患者是否存在否定诊断的迹象，以及执行护理措施后的效果等。护理人员掌握一定的体检技能，包括常规生命体征及各系统的检查（望、触、叩、听、嗅等）以便及时发现问题和了解病情变化。制定心理护理目标时，应有明确的针对性，应针对现存的或潜在的心理护理问题，目标应包括具体达到的结果及时间。

 任务实施

根据患者的心理特点实施心理护理程序如表 12 - 2 所示。

表 12 - 2　根据患者的心理特点实施心理护理程序

病例呈现	护理人员收集信息	心理干预实施	效果评价
患者："我很无用，连感冒都欺负我。"	出现了情境性自我贬低	沟通，确定信任的护患关系	
护士："您慢慢说。" 患者："虽然我很努力，但高考仍然很不理想，我知道是我太没用了。"		发现护理问题，作出护理诊断	
护士："哦，是这样啊，您哪里感觉不舒服呢？" 患者："几个月前我发高烧，去医院做了多项检查，医生说是上呼吸道感染，现在烧已经退了。没能力的人连病都不放过，现在整天头晕，没力气，没精神，家里人让我继续复习，我想我是没法学习了。"	夸大了感冒的损害程度		
护士："医生给您做了相关检查，结果一切正常。" 患者："可是我不相信。觉得上课精神不集中了，学习达不到应有的效果。我现在焦虑不安，感觉无助，绝望。"	患者出现焦虑、抑郁情绪		
护士："我能感受到您的痛苦，给您看病的医生是我们医院的名医，他会帮助您，您别太担心。其实，感冒是常见病，一般不需要治疗就可以自愈，除非是症状严重，口服药物和休息就可以了，最重要的是要有良好的心态，别给自己太大压力。您有什么兴趣爱好吗？或者说有没有什么运动比较得心应手？" 患者："我喜欢足球，我是主力。" 护士："您很棒哦，您把踢足球的状态用在对待这次感冒和学习上，您的想法可能会不同哦！" 患者："嗯…也是哦……"		实施计划 介绍医生的医术，增加患者的安全感，介绍感冒的基本知识，给予科学指导 给予积极的信念	
			干预有效

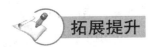 拓展提升

心理治疗促进癌症患者康复

情绪焦虑、抑郁、恐惧和担忧等痛苦是癌症反应，而且贯穿于生病的始终。如果患者的心理反应过于消极或负性情绪时间过长，对其治疗和康复极为不利。

治疗癌症不仅仅为了延长患者的生命，更重要的在于提高患者的生活质量，因此，治疗应既包括患者的躯体，也包括患者的心理。北京肿瘤医院近年来对癌症患者采用 5 种集体心理治疗的方法收到良好效果。

1. "认识癌症" 由肿瘤专科医生深入浅出地讲解癌症的有关知识，使患者了解癌症的基本知识，改变错误认识，从而改变自己固有的观念和心态。

2. "明星座谈" 组织癌症患者与抗癌明星座谈，请明星讲述自己治疗肿瘤、与疾病作斗争、身体康复的经历与经验。明星的现身说法往往会使患者得到很好的心理支持和治疗，增强患者战胜疾病的信心。

3. "冥想放松训练" 启发患者通过沉思冥想、放松心身的行为训练方式，达到改善焦虑、抑郁等不良情绪的目的。

4. "气功与康复知识讨论" 让患者讨论和交流如何通过练气功和其他康复方法进行功能锻炼，一方面逐渐恢复体能，另一方面获得良好的心境。

5. "面对自我" 引导患者紧密结合自己的情况，积极参与讨论，说出自己所面对的问题，如生活方式与肿瘤的关系，如何提高自己的生存质量等。

接受集体心理治疗的患者 10 ~ 12 名为一组，每周 1 ~ 2 次，每次 1 ~ 1.5 小时。一般来说，经过 1 个月左右的集体心理治疗，癌症患者的心理反应状态和认知程度会有明显改变，负性情绪得到缓解；可以改善他们的无助、绝望、焦虑和抑郁状态；表现为与疾病作斗争的精神增强。患者对上述方式容易接受，良好医患关系的建立，又进一步促进了患者对治疗的依从性，增强了患者战胜疾病的信心，有利于疾病的康复。

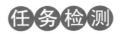 任务检测

一、选择题

1. 护士指导实施心理护理时（　　）

　　A. 实施前进行有关心理护理原理等方面的指导

　　B. 实施过程中护患间要不断交流

　　C. 注意患者对交谈信息的反馈

　　D. 调动和鼓励患者参与

　　E. 以上均是

2. 心理护理的基本程序不包括（　　）

　　A. 收集临床资料探索心理行为问题　　　　B. 分析确认心理行为问题

　　C. 实施干预方法　　　　　　　　　　　　D. 开展康复训练

　　E. 以上均是

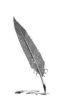

3. 下列不属于护理人员实施心理护理职责的选项是（　　）

   A. 心理护理与心理干预　　　　　　　B. 心理护理和行为指导

   C. 独立开展心理治疗和行为矫正　　　D. 心理健康教育

   E. 心理护理和干预效果

二、简答题

1. 简述心理护理的基本程序。

2. 简述心理护理的基本程序在临床护理中的意义。

三、案例分析

1. 患者张某，女，38 岁。一个月前因乳腺癌进行手术。术后一般情况良好，但近一周来该患者情绪低落，常常独自流泪，对自己的生存非常悲观，各种兴趣下降，睡眠浅，易早醒，甚至出现轻生念头。请问：该患者出现了哪种心理反应？护理人员应如何进行心理护理？

2. 患者王某，女，58 岁。因胆管结石收住入院，拟于某日上午 8 时 30 分进行手术，术前准备已完成。患者因精神高度紧张，自诉十分害怕，刚被推进手术室就大汗淋漓、心跳加快、室上性心动过速，导致手术改期。请问：该患者的心理反应是什么？护理人员应如何进行心理护理？

3. 患者李某，女，46 岁。患有浅表性胃炎，因惧怕胃痛而不敢进食，日渐消瘦，全身无力，认为自己患了胃癌，所以对子女也作了安排。请问：该患者出现了何种心理？护理人员应如何护理？

扫码"练一练"

（张　蓉）

扫码"学一学"

项目十三

认识患者心理

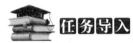

任务导入

一位急性心肌梗死的患者,经急诊入院在 CCU 病房治疗观察。期间患者及家属一直要求最好的医护人员用最好的治疗方法为其治疗。15 天后,医生经全面检查,他的各项指标基本正常,病情稳定,决定让他转回普通病房。这时患者及家属因担心病情恶化,再三要求医生让其留在 CCU,拒绝转出。

任务 1   体验患者角色

学习目标

1. 掌握患者角色适应不良的护理措施。
2. 熟悉患者角色的概念。
3. 了解患者角色适应不良的类型。

任务描述

一个人患病时,不管他是否愿意,就已经获得了患者身份,社会也期待他能够尽快进入、适应患者角色,表现出与患者角色相适应的心理和行为。但在现实中,患者往往表现出与人们所期待的角色行为不吻合的情况,出现许多心理和行为上的改变,导致角色适应不良。本任务通过相关知识介绍、情境角色扮演等,以实现护生对患者角色的概念、患者角色适应不良的类型及护理措施等有所认识。

一、患者角色的概念

角色(role),是一个社会心理学概念,是对某特定位置的行为期待与行为要求,是一个人在多层面、多方位的人际关系中的身份与地位,即角色是一个人在某种特定场合下的义务、权利和行为准则。每个角色都代表着一套行为的社会标准。每个人在社会中的一切行为都与各自特定的角色相联系。每个社会角色都应当履行一定的义务,同时也享有一定的权利。值得注意的是,所有的角色都不是由个人决定的,而是社会客观所赋予的。一个人在不同的时间、空间里，会扮演许多不同的角色。例如，我们现在在教室里是学生，回家是子女，逛商场时又是消费者，如果生病了，就成了患者。

患者角色（patient role），又称为患者身份，是指社会确认的患病者应具有的心理和行为模式。当一个人患病时，不管是否从医师那里得到证实，这个人就获得了患者角色。患者角色以社会角色为基础，也应当享有一定的权利和履行一定的义务。患者角色最初是由美国著名社会学家帕森斯（Talcott Parsons，1902—1979）1951 年提出来的。根据他的观点，患者角色有以下四个特点。

（1）患者可酌情免除一般的社会角色所承担的责任和义务，其免除程度取决于疾病性质及其严重程度、患者的责任心以及患者在其支持系统中所能获得的帮助等。如工人可以不上班，教师可以不上课，但一般应以医生的诊断作为患者角色成立的证明。

（2）患者对其陷入疾病状态是没有责任的，他们有权获得帮助。因为患者无法控制自己生病或不生病，也不能靠自己的主观努力而康复（服毒、自杀等例外），他们本身就是疾病的受害者，需要得到照顾，也有权利获得帮助。

（3）患者有希望康复的义务。生病是不符合社会的期望和利益的，患者应努力使自己痊愈，并为恢复健康作出各种各样的努力。

（4）患者有配合医疗和护理的义务。在疾病恢复的过程中，患者不能凭自己主观意愿行事，必须和有关的医务人员合作（按要求检查、治疗、休息等）并争取亲友情感上的支持。传染病患者有接受隔离的义务，以免引起疾病的扩散。

二、常见的患者角色适应不良

患者在原来的社会角色和患者角色相互转换过程中，有一个角色适应的问题。患者不能正常地行使其权利和义务，就会产生角色适应不良。很多心理社会因素都会导致患者的角色适应不良，一般的患者角色适应不良常表现为以下几种类型。

（一）角色缺如

指患者没有进入患者角色，意识不到自己有病，或对疾病持否认态度，这是一种心理防御机制的表现。常发生于由健康角色转向患者角色及疾病加重或恶化时。很多人在初次诊断为癌症或其他预后不良的疾病时，都有这种防御性心理反应。精神病患者也多否认自己有病。角色缺如的不良后果可能是拒医，贻误治疗时机，使病情进一步恶化等。导致角色缺如的原因主要有：①病情较轻，症状不显著，如食欲不振，容易被人们忽视；②对自己所患疾病缺乏认识或认为症状并未严重到需要治疗的程度；③害怕手术可能致残或影响身体形象，害怕麻醉引起并发症，担心药物副作用；④担心患者角色会影响工作、学习；⑤地域偏僻、交通不便、医疗资源匮乏等原因使其不能进入患者角色。

（二）角色冲突

指患者在适应患者角色的过程中，不愿或不能放弃原有的角色行为，与患者角色行为发生冲突，引起矛盾的心理现象。常发生在由健康角色向患者角色转换时，表现为焦虑、愤怒、茫然，不愿配合治疗和护理，这将不利于疾病的治疗和康复。导致角色冲突的常见原因主要是长期担任某种社会角色形成习惯，不能或不愿放弃其工作或家庭责任等，从而干扰患者进入患者角色。角色冲突多发生在 A 型行为者身上。

（三）角色消退

患者已经进入角色，但因某种原因导致患者过早地从患者角色转向常态角色。多发生在疾病中期，是角色冲突的再现。究其原因主要是家庭、婚姻、工作、学习等危机或经济条件等迫使患者放弃患者角色，不得不去履行其他的社会角色。

（四）角色强化

指患者"安于"患者角色，或自觉病情严重程度超过实际情况，从而"小病大养"。表现为对所患疾病过度关心，过度依赖医护人员，往往不承认病情好转或痊愈，诉说许多不易证实的主观症状，不愿出院，不愿摆脱患者角色重返社会常态角色。常发生于由患者角色转向社会角色时。其原因主要有患病后体力、能力下降，自信心减弱，依赖性增强，对承担原来的社会角色存在恐惧和不安，或者为了继续享有患者角色所获得的利益（如病假、亲友的照顾、他人的同情），或者以此来回避家庭和社会关系的矛盾等。

（五）角色异常

因缺乏对病情的正确认识和态度，产生悲观、失望等不良情绪，由此而出现行为异常。如四处求医，滥用药物，攻击行为和病态固执等，或坚决不执行治疗方案，重者出现抑郁厌世以自杀来寻求解脱。导致角色异常的常见原因有不堪疾病的折磨，常发生于久病或重病患者身上；患有某些被社会所歧视的疾病，如艾滋病；患有预后不佳的疾病，如癌症等。

三、患者角色适应不良的护理措施

为帮助患者尽快转换和适应患者角色，避免和减少可能出现的角色适应不良，护理人员可采取以下措施。

（一）角色缺如的护理措施

加强科普宣传，运用合适的方法，选择适当的时间、场合和方式，主动、热情地向患者介绍卫生保健知识、患者角色的义务、医院环境和医务人员情况，争取其家属、亲友、同事等社会支持系统的帮助，从而提高患者尊重科学、正确对待疾病和现实的能力，减轻心理负担，使患者能轻松进入患者角色。

（二）角色冲突的护理措施

护理人员应不断学习和掌握有效的沟通技巧，选择有利时机争取患者的信任，告知患者应享有的权利与义务，如可免除或部分免除正常社会职责的权利与寻求有效医疗、早日康复的义务等。使患者认识实现自我价值的前提必须是身体健康，积极寻求社会支持系统的帮助，分担其他角色所承担的职责，减轻其焦虑情绪，从而帮助患者缓解角色冲突，尽快恢复健康，重返社会生活。

（三）角色消退的护理措施

护理人员应掌握患者的有关生理、心理、社会方面的信息，了解可能导致患者角色消退的原因。针对具体原因，寻求社会支持系统的帮助，如电话联系患者的家庭成员、亲友、同事等解决其实际困难；暂时解除其常态社会角色所承担的责任，减轻其心理负担，使其安心接受治疗。

（四）角色强化的护理措施

护理人员实事求是地向患者介绍病情，向其说明病情已好转或已基本稳定，可适当承担常态的社会角色。根据患者的实际情况制定修养计划并给予指导，鼓励其进行适当的活动和锻炼，从而调动其主观能动性，增强其自信心，使患者在心理上逐渐摆脱患者角色，担负起正常的社会角色。

（五）角色异常的护理措施

护理人员应经常深入病房，观察患者的心理动态，了解患者在角色转换中有可能出现的种种心理问题，如悲观、焦虑等。告诉患者此类情绪反应是角色适应过程中的正常应激。同情、理解患者，满足其合理需求。引导患者树立正确的角色意识，嘱咐患者不用过于关注自己的身体状况，同时帮助患者取得社会支持系统的关怀，可根据实际情况鼓励患者适当参加活动，以转移其对疾病的注意力，减轻心理负担，争取早日康复。

 任务实施

患者角色适应不良的护理情境实施如表 13 – 1 所示。

表 13 – 1 患者角色适应不良的护理情境实施

病例呈现	护理人员收集信息	心理干预措施	效果评价
患者李女士因心肌梗死入院。护士："李女士，从现在开始的 24 小时，请您绝对卧床休息，包括吃饭、上洗手间等活动都得在床上进行。"		向患者及家属说明绝对卧床休息的必要性，以及卧床的时间、方式、注意事项；进行团体干预，请病情稳定的病友告知其卧床的必要性；协助患者采取舒适安全的卧位，适时更换体位；协助其进食、如厕等床上活动。注意保护患者自尊和隐私；介绍医院环境及规章制度等，取得患者及家属的理解	患者能很好地进入并适应患者角色
患者："没那么夸张吧，我以前也有过胸痛，吃点阿司匹林就好了。只不过这次痛得稍微久了一些。" 护士："您这次可别大意，心肌梗死和您以前的心绞痛可不同，特别是这 24 小时，得按医嘱绝对卧床休息。" 医生："李女士，经过在 CCU 的这几天治疗和观察，您的病情已经相对稳定了，下午我们就帮您转回普通病房继续观察治疗。"	患者根据其过去经验，没有认识到病情的严重程度，是患者角色缺如的表现	详细解释病情进程，说明转入普通病房的必要性；介绍普通病房医疗水平及硬件情况，解除患者后顾之忧；告知患者进行适时适当的活动对病情康复有利，逐渐减少患者对医护人员的依赖	患者能正确认识自己的病情，作出恰当的选择
患者："医生，能不能就留在 CCU 啊？毕竟普通病房的医疗水平、医疗设备等条件比你们这差太多了。" 患者："医生，我这病还得住院多久啊？" 医生："依您的情况，得在病房多观察几天，毕竟这才溶栓术后两天啊。而且后期的检查没做，我们不放心，您也不放心是吧？" 患者："可我着急出院呢，我儿子就快高考了，我得回家照顾他呢！"	患者拒绝承认病情好转，想继续留在医疗水平更好的 CCU，是一种患者角色强化的表现 患者因照顾其儿子的学习，承担母亲角色的职责，出现了角色冲突	解释继续住院观察的必要性及离院的可能后果；寻求社会支持系统的帮助，如丈夫、亲戚等帮助照顾其儿子	患者焦虑情绪得到缓解，能安心当患者，履行患者职责

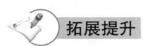拓展提升

患者的权利及义务

患者的权利及义务是指社会为患者这个特殊社会群体规定的权利和义务，其内容如下。

1. 患者的权利　免除一定社会责任和义务的权利；享受平等医疗、护理、保健的权利；知情同意的权利；自由选择的权利；保守个人秘密的权利；投诉的权利。

2. 患者的义务　早日康复的义务；配合诊疗的义务；遵守医院规章制度的义务；尊重医疗保健人员的义务；尽量避免转嫁经济和精神负担的义务；不提出超出社会、单位、家庭承受能力的要求的义务；传染病患者有自我隔离，防止疾病扩散的义务；支持医疗科研的义务。

患者的权利和义务是相辅相成的，权利是履行义务的保障，而履行义务是享受权利的条件。

3. 护理人员在保护患者权益中的作用　护理人员是健康的守护神，是保护患者利益的卫士。护理人员要明确患者的权利和自己的职责，自觉地履行自己的道德和义务，始终把患者的利益放在第一位。在保护患者权益中其主要作用有以下三方面。①尽职尽责，一视同仁。不管患者的社会地位高低、政治背景如何、相貌美丑，护理人员都应尽心尽责，一视同仁，维护每一个患者享有平等医疗护理的权益。②去除痛苦，解释说明。患者的痛苦来自躯体和精神两方面，前者可以通过药物治疗来解除和控制；而后者则需护理人员给予深切的同情、理解、关心才能减轻。而护士以通俗易懂的语言给予患者解释，也体现了护士对患者知情同意等自主权的尊重。③为患者保密，对社会负责。希波克拉底曾说过："凡我所见所闻，无论有无业务关系，我认为应保密的，我愿保守秘密。"而当患者利益与社会利益发生冲突时，护理人员应先立足于社会义务，并尽量说服患者服从社会利益。

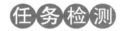任务检测

选择题

1. 患者安于已适应的角色，小病大养，该出院而不愿出院，此时患者的状态被称为（　　）

　　A. 角色缺如　　　　　　　　B. 角色冲突　　　　　　　　C. 角色减退

　　D. 角色强化　　　　　　　　E. 角色异常

2. 某人已被确诊为某病，而本人否认自己有病，此人的角色行为改变属于（　　）

　　A. 角色缺如　　　　　　　　B. 角色冲突　　　　　　　　C. 角色减退

　　D. 角色强化　　　　　　　　E. 角色异常

3. 患者49岁，因胆囊炎、胆结石住院治疗，术后第二天，得知自己的儿子因患急性阑尾炎住院术后需要照顾时，患者立即放弃自己的治疗去照顾儿子。患者的这种情况属于（　　）

　　A. 患者角色行为消退　　　　B. 患者角色行为冲突　　　　C. 患者角色行为强化

　　D. 患者角色行为缺如　　　　E. 患者角色行为适应

4. 最严重的角色失调是（　　）

　　A. 角色冲突　　　　　　　　B. 角色失败

C. 角色不清 D. 角色中断

E. 角色减退

（邓清红）

任务2 聆听患者的心理需要

学习目标

1. 掌握患者心理需要的内容。
2. 了解患者心理需要的特点。

任务描述

需要通过动机决定一个人的情绪和行为。护理人员在关注患者的情绪和行为时，要重视在情绪和行为背后起作用的需要。患者除具有健康状态时的各种需要外，还具有特定的需要内容，需要的主导地位也可发生较大的变化。本任务通过相关知识介绍、情境角色扮演等，以实现护生对患者的心理需要的内容及其特点有所了解。

一、需要的内容

（一）生理的需要

患病后，患者的饮食、呼吸、排泄、睡眠及躯体舒适等基本生理需要的满足将受到限制或威胁。不同种类的疾病及病情严重程度对生理需要的影响不一样，如食管癌患者因吞咽困难无法满足饮食需要，必须被动地借助一定的仪器进食；而需要限制饮食的糖尿病患者可能需要防范其"偷吃"。

（二）安全的需要

安全的需要是患者最基本和最重要的需要，也是患者求医的最终目的。患者的不安全感一方面来自患者对疾病的自身感受和担心，另一方面来自医疗机构和医生。医院的环境、条件，医护人员的个性、医疗作风、医患关系等，都有可能影响患者安全感的满足。

（三）归属与爱的需要

由于患者角色的特殊性，丧失或减弱了社会角色，其归属与爱的需要也相应丧失或减弱。患者离开了熟悉的家庭和工作环境，进入陌生的医疗环境，再加上疾病的折磨，他们往往更需要他人的情感支持，产生更强烈的归属动机。需要得到新环境人际群体的接纳、认可和欢迎，需要有人与之"同病相怜""患难与共"，需要寻求同伴的精神支持，需要和谐的人际氛围。研究发现，患者若能与医护人员、病友建立和谐的关系，其亲属陪伴的需求强度可明显减低，精神需求也同样能得到满足。

因此，护理人员在病房中营造相互关怀的氛围是心理护理的重要内容。护士应协调病友间的关系，组织好医护人员与患者的正常交往，介绍病区环境，减少患者的陌生和孤独感。

护士应从细微之处关心患者，多与患者沟通，了解其需求，安慰患者，使患者感到温暖。

（四）尊重的需要

尊重需要的满足会令人自信，感觉有价值。患者由于患病使原来的社会角色丧失或减弱，进入患者角色，处于被动地位，迫切希望被认识、被重视、被尊重。尤其是慢性病、生活和工作能力受损的患者，此需求尤其强烈。有些患者自觉对他人毫无价值，甚至成为家人的累赘和负担，其自尊需求可进一步增强，对别人如何看待自己尤为敏感，自尊心易受伤害。如患者大多反感医护人员用床号称呼他们。多数患者希望得到一视同仁的对待，而有些具有较高社会地位的患者，希望保持自己在人际关系中的优越地位，常会有意无意地显示自己的身份，或夸大自己的社会地位，以求得特别关注和较好医疗待遇。

（五）患者的自我实现需要

患病后最难以满足的是自我实现的需要。其主要表现在患者的个性和发展、个人能力的发挥等方面常常感到力不从心，成就感下降，特别是一些意外事故致残者，其自我实现需要受挫更严重。

（六）安抚的需要

患者因处于疾病状态，不仅身体虚弱，在情感上也特别脆弱，即使平时意志比较坚强的人此时也会显得软弱。患者往往出现情绪不稳定，易激惹、爱哭、任性、过分担心病情、行为幼稚、心理承受能力降低等。因此，他们特别需要他人的同情、安慰。护士应同情理解患者，及时发现患者不良情绪背后的原因，运用良好的沟通技巧，在护理工作中对患者体贴入微，使患者得到安抚。

（七）活动和刺激的需要

医院的环境相对于外界社会环境显得寂静和单调，大多数患者入院后，尤其是重病患者，面对的是单调、机械的世界：白色的墙壁、白色的工作服、每天循环往复的病情询问、服药、检查等。患者的活动空间受限，内容枯燥，个人的爱好和消遣不同程度的受限。加之病友之间交流减少，患者终日只有卧病在床，有度日如年之感。适当的活动和刺激对机体恢复健康有益。医护人员可根据患者的具体情况和医院的客观条件，组织安排适当的活动，如读报、下棋、看电视、听音乐及其他文娱活动，改善患者的精神状态。有条件的医院，可以在硬件设施上改善医院的环境，如病室内的装修，色彩搭配，工作服的款式、颜色，增加电脑、多媒体等配备。

（八）信息的需要

患者在适应新环境、新角色时，需要大量的信息。尤其是有关疾病的信息、如诊断结果、治疗方案、自身疾病的进展和预后、医院的规章制度、医疗水平、医护人员的工作能力、甚至医德医风等。若不能及时得到相关的信息，患者会感觉惶惶不安，陷入茫然和焦虑之中。护士应理解患者，了解不同的患者在不同的疾病阶段中最需要的信息，耐心给予患者解释，满足其信息方面的需要。

二、需要的特点

由于患者处于特殊情景下，心理需要有一定的特点，了解其特点，有助于护士更深入掌握患者需要的规律。

（一）需要的内容错综复杂

人的心理需要结构是多维度的，常多层次、多内容交错并存。在疾病状态下，患者身受疾病的折磨、面对陌生的环境、担心疾病的预后等，可使患者迸发多种高强度的心理需要，如安全感、归属感、急切获取病情信息、择优求医等，呈现出心理需要的错综复杂。

（二）主导需要的不稳定性

患者的主导心理需要常随病情的变化而发生改变。当病情严重时，生理和安全需要变得突出，自我实现的需要暂时被搁置；病情好转时，爱与归属的需要迅速上升；处于恢复期的患者，对信息的需要可由以病情为主转向以家庭、工作单位和国家大事等信息为主。

（三）心理需要的特异性

每个患者都是活生生的个体，其生活经历和主观认知存在较大差异，在特殊的患者角色背景下，其生理需要可能引起较一般人更多的心理变化。例如，通常健康人意识不到吃饭、呼吸、喝水、排泄、睡眠等的重要性，而有些疾病可导致患者的生理需要特别强烈，如哮喘患者对空气的需要、尿潴留患者对排泄的需要、禁食患者对饮食的需要等。如果不能恰当地满足患者的这些需要，会给患者心理造成极度恐慌，导致强烈的不安全感。护理人员应该警醒地认识到这一点。

 任务实施

患者心理需要的护理情境实施如表 13－2 所示。

表 13－2　患者心理需要的护理情境实施

病例呈现	护理人员收集信息	心理干预措施	效果评价
患者："医生，我知道你们医院在这方面是最好的，我慕名而到这里，就是花光所有钱，甚至欠债都行，请您一定要治好我这病啊。" 医生："您放心，既然到了这里，就安心治疗，其他不要多想，我们一定会尽心尽力的。"	患者一旦患病，康复的需要就是第一位的，所以他们选择最好的医院，最好的医生，用最好的医学手段，都是对康复愿望的强烈表达	以支持性心理疗法安抚患者情绪，满足其求医求治的康复愿望	患者能安心接受诊疗，情绪稳定
患者："王护士，我昨天的查血报告出来了没有啊？正常不正常？真是急死人了。" 护士："您稍等，我这就去帮您取昨天的血液检查报告，取回来我一定第一时间跟您说的。"	患者需要多种信息，特别是有关病情的，患者更加关注	及时就诊断、治疗等信息与患者及家属沟通，满足他们的信息需要	患者愿意与医护人员沟通，达到信息畅通
患者："王护士，我这都在病床上躺一周了，能不能下床走走啊？感觉越躺越没劲。" 护士："先生，您现在的情况是可以下床活动的。但要注意安全，最好在家属陪伴下活动。您也可以去我们的会客厅下下棋或者去阳光室晒晒太阳。"	患者有社交的需要，也有活动与刺激的需要	保持与患者及家属的信息沟通渠道畅通，以便就各种信息达到无障碍交流，在疾病的不同进程，满足患者的不同信息需要	
患者："刚好有朋友来看望我，可以陪我一起去。您看，她还给我带了一束漂亮的鲜花呢。" 护士："这花真漂亮！您朋友可真有心！但是，您的哮喘也有可能因为这花粉而再次复发，所以病房里还是不要摆放鲜花了，对您的病友也不利，您觉得呢？" 患者："行，我明白了，听您的，不摆就是了。"	患者有相关知识及尊重的需要	根据医院条件，提供合适的活动场所与活动项目 教会患者恰当的活动方式 满足患者合理的要求以真诚的态度满足患者相关知识及尊重的需要	患者的活动与刺激的需要得到满足，同时，患者被尊重的需要得到满足

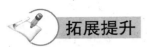 **拓展提升**

患者的心理需要

1. 门诊患者的心理需要　①尽快就医的需要；②明确诊断的需要；③妥善治疗的需要。

2. 急诊患者的心理需要　①快速、及时得到救治的需要；②亲友陪伴和心理支持的需要；③尽快得知诊治结果等信息的需要；④突出的安全需要。

3. 住院患者的心理需要　①安全与早日康复的需要；②被接纳和关心的需要；③人格尊重与隐私保密的需要；④就医环境良好的需要；⑤提供信息的需要；⑥适度活动与刺激的需要；⑦自我成就感的需要。

任务检测

一、选择题

1. 患者，女，55岁，职业为某公司总经理，护士为其治疗时喊床号，引起不悦，该患者未能满足的需要是（　　）

　　A. 工作的需要　　　　　　B. 安全的需要　　　　　　C. 家庭支持的需要

　　D. 尊重的需要　　　　　　E. 生活自理的需要

2. 患者，女，68岁，因病情危重入住 ICU，第二日病情平稳后，对护士说"我想见孩子、老伴，心里憋得慌"，该患者存在（　　）

　　A. 自我实现的需要　　　　B. 尊重的需要　　　　　　C. 爱与归属的需要

　　D. 安全的需要　　　　　　E. 生理需要

3. 患者，女，48岁，因患乳腺癌接受了乳腺癌根治术，患者术后常有自卑感，不愿见人。护士应特别注意满足患者的（　　）

　　A. 生理的需要　　　　　　B. 安全的需要　　　　　　C. 爱与归属的需要

　　D. 尊重的需要　　　　　　E. 自我实现的需要

二、案例分析

患者，男性，60岁，其妻因胃癌逝世已半年，独居。现因胃痛前来就诊，被收治入院，由护士带到病房，并告知吃饭、就寝、探视时间等一些规定后，便转身离去。他躺在病床上一边等医生来检查一边想，自己的病不知会怎样，不知能否治愈，同时联想到妻子的病。一个小时过去了，没有任何人跟他说一句话。想出去给儿子打个电话，但又不敢离开。想问一下，看着医生、护士匆匆忙忙，一张张陌生的脸，几次想开口，又咽了下去。好不容易等到医生来检查，检查完后，医生面色凝重，说要通知家属前来。

请问：1. 该患者此时的心理活动有哪些变化？他需要什么？

　　　2. 作为一名护士，我们该怎么做？

（邓清红）

任务3　解决患者常见的心理问题

学习目标

1. 熟悉患者常见的心理问题。
2. 了解患者的心理变化。

任务描述

　　人在患病的情况下，不仅机体的生理功能发生改变，而且认知、情绪、意志等心理活动也会发生一系列变化，乃至对人格特征产生严重的影响。心理行为变化发展到一定程度，可能形成明显的心理问题，影响疾病的诊治、护理和康复。本任务通过相关知识、情境角色扮演等，以实现护生对患者心理变化的了解，并熟知患者常见的心理问题。

一、患者的心理变化

（一）认知活动变化

　　准确的感知、记忆和思维的前提是适当的心理平衡，而疾病所引起的心理应激反应会破坏人的心理平衡，直接或间接地损害患者的认知功能，甚至造成认知功能障碍。

　　1. 感知觉异常　感知觉的指向性、选择性、理解性和范围都会发生改变，出现感知迟钝或过敏，甚至错觉、幻觉或定向障碍。

　　2. 记忆和思维异常　许多患者有不同程度的记忆力减退，包括近期记忆和远期记忆等。思维方面，可表现为逻辑思维能力受损，分析判断能力减弱。如有些患者在医疗决策上，即使面对不太重要的抉择也往往瞻前顾后，犹豫不决；有的患者甚至不愿思考，请医生和家属代为抉择。

　　3. 过分猜疑　患者的猜疑可能泛化到医疗的整个过程。患者往往变得特别"小气"，如怀疑家人和医护人员是否对自己尽心，对别人的建议往往将信将疑，甚至会曲解别人的意思，整天胡思乱想，惶惶不安。有的患者甚至可能产生偏执观念或一过性的妄想。

（二）情绪活动变化

　　患者面对疾病的威胁，必然引起心身紧张，产生各种情绪变化，常见的有焦虑、恐惧、抑郁、愤怒等。在各种心理变化中，情绪变化是大多数患者在病中不同程度地体验到的最常见、最突出、最重要的心理变化。患者对疾病的认知评价和其情绪反应的表现和强度有密切关系。

（三）意志活动变化

　　治疗过程也是患者为达到康复目的而进行的意志活动。在这个过程中，患者会发生意志行为的变化。首先，有些患者表现为意志行为的减弱。其原因有疾病的影响因素，也有诊疗中医护人员、家属、同事的关怀和照顾的因素，许多患者变得盲从、被动、缺乏主见，甚至接受一些迷信的说法；有的患者稍遇困难便动摇、妥协，失去治疗的信心；还有的患者缺乏自制力、情感脆弱、易激惹等。其次，可表现为自我控制能力下降。此时患者比较敏感多疑，对疾病耐受力下降，常因一些小事而大发脾气，或因躯体不适而大喊大叫。

（四）人格行为变化

一般认为，人格具有稳定性，但稳定是相对的，在患病情况下，一个人的人格也有可能发生变化，甚至出现一些本不鲜明的人格特征。

1. 虚弱抑郁型 表现为情绪低落、灰心丧气、愁眉不展，轻微的刺激就能引起烦躁不安。

2. 疑病型 患者常读医书，自认为是"半个大夫"，把医书中叙述的疾病状况想象成是自己的症状，同时又到处求医，不相信检查结果和治疗建议，不放弃患者角色。

3. 精神衰弱型 患者意志减弱、敏感多疑，对疾病充满恐惧、坚信自己的处境很坏，并等待着一切严重的后果。

4. 癔症型 患者往往极度夸大和描述自己的病情，认为自己的痛苦是任何人都没遇到过的。

5. 漠不关心型 患者通常否认自己有病，态度漠然，总是用合理化方式加以解释，以表明自己不会得重病，甚至拒绝体检和医疗措施。

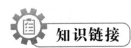 **知识链接**

患者的人格类型

前苏联学者按照患者的人格表现将其对疾病的认识和态度归纳如下。

1. 精神衰弱型 指对疾病充满不安和恐惧，坚信自己的处境极坏，并等待一切严重后果。患者失眠、多梦，意志减弱。

2. 疑病型 患者有一定的医学知识，常读医书，常把医书中叙述的症状想象成自己的，敏感多疑；患者到处求医，尽管多次检查都找不到疾病的证据；患者不相信检查结果，不放弃患者角色。

3. 歇斯底里型 患者的最大特点是极度夸大地描述自己的病情，逢人便说自己的病多么不一般。他们认为，自己的痛苦任何人都没有遇到过，始终诉说自己身体不适，企图引起周围人的关注。

4. 漠不关心型 患者通常否认自己有病，甚至拒绝体检和医疗措施，有时面对严重疾病，患者情绪仍然很高，表现得像正常人一样。

（五）自我概念变化与紊乱

自我概念包括自我认识（自我评价）、自我体验（自信与自尊）和自我监控，对个人的心理和行为起着重要的调控作用。由于患病，个体常发生自我概念变化，对自我以及自我能力的评价处于紊乱状态，出现情景性自我贬低。主要表现为自尊心和自信心下降，自我价值感丧失，有无能为力感。有些患者对存在的或感知到的躯体结构或功能改变表现出羞辱感、窘迫感、厌恶感。如截肢患者对损伤的躯体部分不看也不摸，故意遮盖或故意暴露，严重时可出现自伤、自残甚至自杀行为。

（六）其他心理变化

临床上患者的心理还会出现一些其他的变化，如心理防御机制的表现、情感反应等。

总之，患者患病时心理变化是多样而复杂的，护理人员必须准确把握不同患者的心理变化特征，有针对地采取相应的心理护理措施，提高临床诊疗效果。

二、患者常见的心理问题

当一个人患病时，原有的心理平衡被破坏，轻者可使患者感到挫折，重者则导致严重的心理应激反应，从而引发心理问题。

（一）焦虑

焦虑是个体面临一种模糊的非特异性威胁和不知所措的不愉快体验，表现为对未来的莫名担忧、唯恐受挫，是临床患者最常见的情绪反应。对于患者来说，原因不明、诊断不清、担忧有危险性的特殊检查和治疗或者疾病的预后和转归等都会使他们陷入焦虑。常表现为坐立不安、辗转难眠，并出现一系列交感神经系统兴奋的症状，如心率增快、血压升高、呼吸加快、心悸、出汗、面色苍白、皮肤湿冷等症状，进一步发展，可出现副交感神经系统活动增强，如腹痛、腹泻等。常见的焦虑有以下三种。

1. 期待性焦虑　即感到即将发生但又未能确定的重大事情时的不安反应。常见于为明确诊断、初次住院、等待手术、疗效不显著等情况的患者。

2. 分离性焦虑　患者住院，与他所熟悉的环境或心爱的人分离，便会产生分离感而伴随情绪反应。依赖性较强的儿童和老年人特别容易发生。

3. 阉割性焦虑　是一种面对自我完整性的破坏和威胁时所产生的心理反应。最易产生这类反应的是手术切除某脏器或肢体的患者，有的患者即使面对抽血、穿刺、引流等诊疗检查也视为躯体完整性的破坏。

（二）恐惧

恐惧是个体面临某个已知的威胁或处于某特定危险的情境中而产生的情绪反应。与焦虑不同，恐惧有明确具体的对象，往往是现实中一种无力摆脱的危险事物。伴随恐惧感的产生，机体内部交感神经系统也进入兴奋状态，导致患者心率加快、心慌、心悸、血压升高、呼吸急促、尿频尿急、肢体颤抖、烦躁、失眠、易激动、坐立不安、健忘，并有恐怖、惧怕、不安的感受，伴发逃避行为。临床上以儿童和手术患者出现恐惧最为常见。

（三）愤怒

愤怒是患病时常见的一种负面情绪，多发生于一个人在追求某一目标的道路上遇到障碍、受到挫折的情况下。患者常表现为生气与激惹，甚至产生攻击行为。攻击的对象可以是引起愤怒的对象，如医护人员、亲属等，患者往往将愤怒的情绪向他们发泄，以弥补内心的不平；也可以是患者自己，表现为攻击自身。医患、护患冲突也易引起患者的愤怒。

（四）抑郁

抑郁是以情绪低落为特点的消极情绪状态。在病情重、病程长及性格内向、易悲观的患者身上多见。在抑郁状态下，患者会有忧愁、压抑、悲观、失望、沉默、绝望等不良心境，并产生消极的自我意识，如自我评价下降，自信心丧失，自卑感增强。在行为方面，患者会出现言语减少、兴趣丧失、回避人际交往等特点。在生理方面会出现食欲减退、睡眠障碍、性欲降低、内脏功能下降及自主神经功能紊乱的症状。严重抑郁状态会使患者有轻生倾向。

（五）退化

退化也称幼稚化或依赖，是患者进入患者角色后，其行为有时表现出与年龄、社会身份不相符，退回到幼稚阶段的模式。如依赖别人的照顾、自己力所能及的事也不愿做、只对与自己有关的事感兴趣、要求别人优先考虑自己、对身体的轻微变化特别敏感等。退化并不完全是有害的反应，适度的退化是一种重新整合的过程，有利于疾病的康复。

（六）孤独

孤独是指人体感觉到需要或希望与他人接触，却无力实现这个愿望的消极情绪反应，又称社会隔离，可伴有不安全感。表现为烦恼、焦虑、恐慌、陌生、无聊、谨小慎微、不愿与人接触，盼望亲友探视。长期孤独会使患者感到凄凉、被遗弃，变得情绪低落、消极悲观、退缩冷漠，依恋心理较强的儿童和老年患者表现尤为明显。

（七）猜疑

猜疑是一种缺乏根据的消极自我暗示，常影响个体对客观事物的正确判断。患者常显得异常敏感，对检查、诊断、治疗等整个医疗过程都可能产生猜疑。如怀疑诊断的正确性，不按医嘱治疗，担心发生医疗事故，听到别人低声细语，就以为是在谈论自己的病情严重或无法救治。对别人的好言相劝半信半疑，甚至曲解别人的意思，主观夸大自己病情的严重程度。还有些患者文化程度低，缺乏科学的生理、病理知识，往往以封建迷信的观点来解释自己生理机能的异常，不配合治疗。

（八）否认

否认与固执常同时发生，是指患者怀疑和否认自己患病的心理状态，常见于预后不良疾病的患者，或者不否认患某种疾病，但否认疾病的严重程度。否认是一种心理防御机制，可在一定程度上缓解心理应激反应，避免过度的担忧和恐惧。但是不顾事实的否认会贻误病情的诊治。大多数患者的否认心理会随着病程的延长而逐渐消失。

（九）自尊紊乱

自尊紊乱是指个体屡遭失败后，对自我以及自我能力评价过低的现象，产生自卑感。表现为患者缺乏自我意识，自我否定，自我评价过低，扩大自己的劣势，掩盖自己的优势；遇到新事物及新情景时，犹豫不决；一旦失败，总是找借口，把责任推给他人或环境；对批评过于敏感。

（十）过高期待

过高期待是指一个人患病后，为了尽快康复，总是对医务人员抱有过高的期待。他们寄托于医术高超的医生，寄托于护理工作的创新，寄托于新方、妙药的发明，幻想医疗奇迹的出现。他们希望用最新的设备、最先进的技术、最有效的药物为其治疗，期待病情好转，甚至期待起死回生。期待心理是患者渴望生存的精神支柱，是一种积极的心理，客观上对治疗有益。但有时患者的期待一旦落空，便会产生挫折感，进而消极被动接受诊治或抵制诊治。过高期待是医疗纠纷的常见原因。

（十一）遵医行为问题

遵医行为问题患者不能很好地理解或记忆医嘱内容，给治疗带来困难，甚至产生不良后果。尤其是多种药并服时，容易发生药物剂量、服用方法、服用时间的错误。

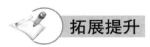 **拓展提升**

对待疾病的积极态度会减轻病痛

  人本主义心理学家指出：因患病而悲观者，应转变观念。得病确实是一种不幸的事情，但并不意味着必定与死亡相联系，也不一定会把我们从有价值的社会生活中排除出去。由于身体得病，以往所熟悉的世界就变成了病态世界，这种情况才是不幸的。如果我们坚持抗争，情况就会完全改变，就能在疾病中看到崭新的未来。人本主义心理学认为，疾病可以使我们陷入悲观孤独的深渊，也可以帮我们打开通向健康和幸福的大门。

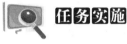 **任务实施**

  患者心理问题的护理情境实施如表 13 – 3 所示。

表 13 – 3　患者心理问题的护理情境实施

病例呈现	护理人员收集信息	心理干预措施	效果评价
患者："医生，我已经住院十多天了，各种检查也都做了那么多了。我到底得了啥病啊？很严重吗？家属瞒着我，医生瞒着我，连隔壁床的家属都背着我指指点点。我到底怎么了？"	猜疑心理		
医生："赵女士，您的病已经确诊。通过这十多天的接触，我们都看得出来，您是一个很坚强、有担当的人，您的家属也同意直接告诉您诊断结果。您作好准备要知道了吗？"		关注患者心理变化，根据患者的性格特点决定是否告知其病情	通过这些心理干预措施，患者能较好地适应患者角色，情绪稳定，能恰当地配合医疗护理工作。患者的心理需要得到满足，心理问题得到适当地缓解，人格得到应有的尊重
患者："是的，您就直接说吧。没什么是我不能接受的。"			
医生："您的诊断结果为卵巢恶性肿瘤，也就是俗称的卵巢癌。"			
患者："这不可能！一定是你们搞错了！怎么可能是卵巢癌呢？"	否认心理		
医生："您的心情，我们都能理解，很遗憾，我们也希望诊断是错的，但是……"		同情、理解患者，以同理心安抚患者	
患者："这不可能！我从没做过亏心事，还经常献血、捐款。一定是老天爷惩罚我！他在惩罚我！"	愤怒心理		
（过了两天）			
患者："医生，我还可以活多久？你们一定有办法的，对不对？你们医术这么好，一定有办法救我对不对？现在科技这么发达，我也上网搜了很多资料，手术也好，化疗也好，都可以。我肯定有救的，是吧？"	恐惧心理 过高期待		
医生："我们很理解您的心情，实施其他治疗手段的可行性，我们正在研究。当务之急是您一定要冷静，才能很好地配合后续治疗……"		以严谨的科学态度帮助患者；理性、客观地对待患者	

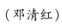

任务检测

选择题

1. 某孕妇，28岁，进入分娩状态，护士发现其在宫口开大3厘米后，出现烦躁不安，对于自然分娩没有信心，一再要求剖宫产。该护士针对此孕妇应采取的最主要的护理措施是（　　）

    A. 提供心理支持，减轻焦虑　　　　　B. 教会孕妇用力的方法

    C. 鼓励孕妇多进食，恢复体力　　　　D. 作剖宫产准备

    E. 检测胎心

2. 患者，女，68岁，因慢性胆囊炎、胆石症发作，拟手术治疗，进入手术室的陌生环境后患者常出现的心理反应是（　　）

    A. 担心　　　　　　B. 烦躁　　　　　　C. 恐惧

    D. 沉默　　　　　　E. 焦虑

（邓清红）

扫码"练一练"

扫码"学一学"

项目十四

完成不同年龄阶段患者的心理护理

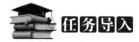 **任务导入**

患儿小小，女，3 岁，肺炎高热，在急诊病区的输液室内，因害怕打针，而哭闹不止，看到护士走了过来，情急之下，挣脱父母的约束，跑向院外；手术室，24 岁的青年因外伤胫骨骨折急需手术治疗，却在为即将到来的研究生复试而忧心忡忡；留观室，42 岁的女性患者，因诊断不明需留院观察，但挂念正读高三的孩子，反复要求请假回家；抢救室，70 岁的脑出血患者，因为经济原因怕拖累子女要求放弃抢救。

任务1　对儿童期患者实施心理护理

学习目标

1. 掌握儿童期患者的心理特点。
2. 能根据儿童期患者的心理问题，针对性地实施心理护理。

任务描述

儿童患者入院后，由于年龄小，对疾病缺乏基本认识，住院治疗使其与亲人分离，常会出现一系列心理变化。但不同年龄阶段和不同疾病的儿童心理反应差异较大，因此，本任务通过知识介绍、情境角色扮演等，以实现护生针对儿童的不同心理活动特点，掌握有针对性的心理护理措施。

不同年龄阶段的患者，患病后的心理特点因其各自的生理、心理、文化及个人经历不同而不同。所以，在临床护理工作中，应针对不同年龄阶段患者的心理特点，有针对性地进行心理护理，有效地预防并及时地解决心理问题，这是心理护理的主要目标。

一、心理反应

1. 分离性焦虑　焦虑是以不祥、不安、担忧为主的一种情绪体验。儿童从 6 个月起，开始建立起"母子链接"的关系，在这种以母爱为中心的关系上保持着对周围环境的安全感和信任感。一旦儿童因病住院被迫与母亲和家人分离，已经建立起来的"母子链接"即被打破，加之陌生的医院环境，导致儿童对环境的安全感和信任感降低。年龄较小的儿童常常出现哭闹不止、拒食、睡眠障碍或拒绝治疗现象；年龄稍长的儿童也会因分离性焦虑而出现冷漠、呆板、吸吮指甲、尿床和消极不合作等退缩行为。

2. 恐惧 当个体的安全遭到威胁，便会引起恐惧。医院陌生而特殊的环境（例如，医护人员白色的工作服、各种治疗措施、抢救的紧张气氛等），都可导致儿童心理紧张、恐惧。个别儿童误将检查治疗带来的痛苦误认为被父母抛弃或受到惩罚。患儿的恐惧不安表现为沉默、违拗、不合作、哭闹不休、逃跑等。

3. 发脾气 患儿在入院初期因离开父母，要求得不到满足或活动受到限制时就会发脾气，表现为大哭大闹、躺在地上打滚、冲撞、打人、咬人等。患儿发脾气时，护理人员应保持冷静，可采取暂时隔离法或操作性行为矫正法处理，并进行适当教育，不可姑息迁就，也不可采用体罚。

4. 行为退缩 患儿住院后，由于对医院的恐惧、焦虑和疾病带来的痛苦以及父母的过度关注、过分照顾等原因，都可能导致儿童出现遗尿、拒食、哭闹、过分依赖等退缩行为。

5. 抑郁自卑 因病情严重和久治不愈等原因，患者会丧失继续治疗的信心。年龄较长的患儿，由于惧怕疾病会影响学业、成为家庭的负担以及外貌改变被同学耻笑等，而拒绝别人探视。因住院治疗，长期不能上学，学龄儿童会担心影响学习成绩，从而加重忧虑，表现为沉默不语、孤僻、悲伤，甚至自杀等现象。

6. 反抗 表现为拒绝住院治疗，乘人不备逃跑；对医护人员不理不采，或故意叫喊，摔东西，拒绝接受各种诊疗措施；对前来探视的父母十分怨恨，面无表情，沉默抗拒；有的父母因患儿病情过分紧张、焦虑，对其过分照顾，在其面前夸大病情，对医护人员要求过高或加以指责，家长对医护不满的心态可导致患儿对医护的愤怒或抗拒。

7. 睡眠障碍 睡眠障碍包括入睡困难、夜惊、梦魇、睡行症。

（1）入睡困难 大多因入睡不良习惯如需父母抱着睡或因医院陌生的环境所致。

（2）夜惊 患儿在入睡一段时间后突然惊醒，瞪目起坐，大叫哭喊，躁动不安，气促出汗，表情恐怖，意识朦胧。多与以下因素有关：初次离开父母进入陌生环境，外伤，意外事件所致的焦虑不安，白天过于兴奋等。

（3）梦魇 在夜间熟睡时，突然做恐怖的梦而惊醒，伴有紧张、出汗等。它不是病态，而是在浅睡时发生恶梦，一般不需治疗。

（4）睡行症 也称夜游。睡眠中突然坐立，穿衣起床走动或做复杂动作，表情茫然，意识朦胧，数分钟或更长时间后自己重新上床睡觉，次日不能回忆。

二、心理护理

（一）心理护理的原则

1. 优化病室环境 病房的布置应符合儿童的心理特点，配备玩具如塑料滑梯、木马等。墙壁颜色鲜艳多彩，可用卡通画装饰，室内设置一些儿童喜欢的装饰物。护理人员工作服应选择色彩柔和的颜色，如粉色或绿色，患儿服装印有卡通人物或动物图案等。有条件的医院可以设立母子病室，减轻患儿离开亲人的孤独和恐惧心理。

2. 缓解患儿的恐惧情绪 护理人员在非治疗性沟通过程中，应用亲切的语言、和蔼的态度与患儿进行情感交流，取得患儿的信任。在实施治疗护理操作前，用儿童熟悉的语言解释、鼓励，说明治疗的目的与方法，切忌恐吓、强迫患儿顺从治疗。对患儿配合治疗的积极表现，应及时给予赞扬和鼓励，增强其勇气，克服恐惧。此外，操作时动作要敏捷、细致、轻柔，避免增加患儿的痛苦。

3. 维护患儿的自尊　尊重患儿的人格，保护患儿的自尊心。在医疗护理过程中，防止讥讽、训斥，多使用安慰、鼓励语言，以满足患儿自尊的需要。根据儿童的心理特点，选择影视作品中儿童患者作为榜样，或在病区患儿中树立榜样，鼓励患儿遵守医院的规章制度，提高遵医行为。对他们的优点、好人好事要及时肯定和表扬，给予积极关注，强化他们自尊、自爱的心理。

4. 加强与患儿家属的沟通　当儿童住院后，患儿的家人可能产生焦虑情绪。在患儿面前夸大病情、对医护人员提出不合理的要求，甚至无故向医务人员发泄不满情绪。家属的这种心态直接导致患儿对医护人员的信任感下降从而影响患儿的遵医行为。因此护理人员要对患儿家属进行疾病知识宣教，并给予他们情感支持，指导家属正确对待患儿病情变化，定期探视，与医护配合，使医疗护理措施顺利实施。

（二）不同年龄阶段患儿的心理护理

1. 婴儿期　婴儿对母亲的依恋，是出生后逐渐形成的。婴儿渴望与母亲相互间的接触和抚摸是一种天然需要，即"皮肤饥饿感"。婴儿生病时，皮肤饥饿感比平时更强烈，需要母亲的搂抱、亲吻与爱抚，并从中获得心理上的满足。婴儿期患儿住院最好有母亲的陪伴，这样容易适应医院的环境，消除因母子分离引起的焦虑。护理人员对母婴分离的患儿，应做到兼护理人员与母亲的角色于一身，应设法满足患儿的这种需求，如经常把他们抱一抱、拍一拍，或抚摸头部、后背，与他们讲话、微笑等。这些都能使患儿大脑的兴奋和抑制变得十分和谐、自然，使他们产生如同在母亲身边一样的安全感、依恋感，有利于使患儿很快地适应环境，消除不良情绪。同时，对疾病的迅速康复也有积极的意义。

2. 幼儿期　幼儿能有意识地进行感知和观察，有一定的分析判断能力，但由于知识经验和认识能力有限，往往会有以自我为中心、自制力差、固执、任性等表现。对此期患儿，护理人员应主动接触，根据患儿的心理特点采取适当的沟通技巧，介绍医院环境，解释治疗护理的目的。游戏是幼儿的基本活动，也最适合他们的身心发育。在病情允许的情况下，可组织患儿做游戏、讲故事，使患儿感到快乐，对个性敏感、内向及有退缩行为的患儿，给予积极关注和鼓励，使患儿更好地适应环境，配合治疗护理。

3. 学龄期　学龄期在儿童心理发展上是一个重要转折时期，这一时期的儿童已进入小学阶段，是智力发展最快的时期。这时期的患儿理智感、荣誉感、友谊感及责任感都得到了发展，但辨别力仍不完善，而且随着自我意识与社会意识的迅速增长，易出现好奇心强、情绪波动大等反应。针对患儿的心理特点，护理人员应做好入院宣教，鼓励、引导患儿坚强、自制、勇敢面对疾病，在病情允许情况下，独自承担自我照顾的任务。在住院期间，鼓励他们开展读书、学习、讲故事、下棋、唱歌、跳舞、做游戏等，以丰富其精神生活。此外，还应注意培养患儿的良好情感，在医院集体生活环境中，要提倡病友之间互相帮助，团结友爱。在治疗过程中，鼓励患儿要坚强、勇敢。

任务实施

对儿童期患者实施心理护理如表 14 – 1 所示。

表 14 – 1　对儿童期患者实施心理护理

病例呈现	护理人员收集信息	心理干预实施	效果评价
患儿，1 岁，住院期间每天都让妈妈抱着，寸步不离，但是在一次醒来后，发现妈妈不在身边，大哭不止	分离性焦虑	护士将其抱起，边哄边轻拍，并且微笑地跟患儿讲话，给予安全感	
患儿，3 岁，刚入院，见到穿白大褂的医生即害怕躲避，并且不配合护理操作，见护士来到病房，一边向后退，一边说："我很乖，不要给我打针"	对环境陌生，对白大褂恐惧，害怕疼痛	护士主动接近，态度和蔼，解释生病住院的道理，鼓励患儿要勇敢	
患儿，9 岁，入院后长期接受激素治疗，导致肥胖，出现"满月脸""水牛背"，因而拒绝同学探望	由于外貌、体形的变化，拒绝别人探视	在患儿的治疗过程中，积极肯定和表扬其优点，增强其自尊心	能根据患者的心理特点、产生原因进行护理，沟通有效
患儿，独生子，入院后，爷爷、奶奶、爸爸、妈妈非常担心孩子的病情，每天轮流监督护士的治疗行为，生怕有差错发生，结果患儿经常拒绝接受治疗	家属的焦虑情绪影响到患儿对护士的信任	对患儿家属进行理解，并积极沟通，进行疾病知识宣教，给予他们情感支持	

 拓展提升

住院患儿的退行性行为分析及护理

患儿，男，3 岁，因发热待查入院，由护士接入病室，当时表现乖巧，能接受护士的安排，1 小时后提出要见妈妈，当再次返回病室后表现与刚入院时截然相反，对身边医护人员厮打抓咬、拒绝合作、拒食、躁动不安、尿床等。

患儿很难正确理解疾病与住院的关系继而出现退行性行为，这是儿童逃避压力常用的一种行为方式，具体护理措施如下。

1. 护士首次接触患儿时，先和父母谈话，使患儿对护士有一个熟悉的过程，以消除或减少陌生心理，不要突然从父母怀抱中把患儿强迫抱过来，而增加患儿恐惧心理。

2. 对处于婴儿期的患儿要有适当的环境刺激，如颜色、声音等。使此期患儿在护理中得到感情上的温暖和感觉上的刺激，了解患儿住院前的习惯，可将患儿习惯的奶瓶、水杯或患儿喜爱的玩具和物品带到医院，以减轻陌生感，使之尽快适应住院生活。对不能自行进食的患儿应有耐心，可少量多次逐渐喂给，让其逐步适应。

3. 尽可能满足患儿住院前的爱好及生活习惯，并耐心讲解医院内的生活、周围环境，使其对陌生环境有所了解，减少焦虑情绪。护士应了解患儿惯用的词汇及表达方式。医护人员的面部表情、动作、态度、语调等也会影响患儿的情绪和心理变化，要使患儿有机会适当地表现其自主性，某部位活动受到限制时，要尽可能用其他方式进行代替，不要过分限制其活动，但要注意采取安全措施。鼓励其主动向护理人员表达自己的意愿。

4. 护士排班相对固定，保证护理连续性，以满足患儿感情上及其他方面的需要。要给患儿舒适的接触，如怀抱、抚摸等。

5. 对年长患儿可以简要讲解疾病的知识，治疗的必要性及方式。进行体格检查及各种操作时，需照顾到患儿的自尊心。患儿出现异常行为及异常临床表现要及时处理，使其感到安全和被重视。鼓励患儿与同伴、同学联络，允许他们来院探视，交流学习进展情况。根据病情帮助患儿继续学习。

6. 密切护士与患儿的关系，多鼓励其表达自己的真实想法，尽量满足其合理要求，增强患儿的信任感。执行任何操作前应做好解释，以减少疑虑，确信住院不是受惩罚。

任务检测

一、选择题

1. 1 岁患儿住院后，只要看不见妈妈的身影，就会大哭寻找妈妈，属于哪种心理反应（　　）

　　A. 恐惧　　　　　　　B. 分离性焦虑　　　　　　C. 抑郁

　　D. 自卑　　　　　　　E. 退行

2. 6 岁患儿住院后，能很好地配合治疗护理，但是连续数天出现尿床行为，属于哪种心理反应（　　）

　　A. 恐惧　　　　　　　B. 分离性焦虑　　　　　　C. 退行

　　D. 自卑　　　　　　　E. 抑郁

3. 患儿见到"白大褂"即开始躲避哭泣，属于哪种心理反应（　　）

　　A. 退行　　　　　　　B. 分离性焦虑　　　　　　C. 恐惧

　　D. 自卑　　　　　　　E. 抑郁

4. 患儿在入睡一段时间后突然惊醒，大叫哭喊，躁动不安，表情恐怖，属于哪种心理反应（　　）

　　A. 夜惊　　　　　　　B. 分离性焦虑　　　　　　C. 恐惧

　　D. 自卑　　　　　　　E. 抑郁

5. 10 岁患儿住院后长期治疗，怕担心学习被落下而变得寡言少语，时常哭泣，属于哪种心理反应（　　）

　　A. 退行　　　　　　　B. 分离性焦虑　　　　　　C. 恐惧

　　D. 自卑　　　　　　　E. 抑郁

二、简答题

1. 如何对分离性焦虑患儿实施心理护理？

2. 简述儿童患者心理护理的原则。

（李　密）

217

任务2 对青少年期患者实施心理护理

学习目标

1. 掌握如何为青少年期患者进行心理护理。
2. 了解青少年期患者的心理特点。

任务描述

　　青少年期是心理发展迅速但尚未成熟的阶段，是人生中宝贵的黄金时期。此期，青少年精力充沛、心理变化错综复杂，要面对诸多挑战。当患病时，情绪表现强烈而不稳定，会出现明显的两极性，因此本任务通过知识介绍、情境角色扮演等以实现护生了解青少年患者的心理特点，多给予情感支持、耐心疏导，最终掌握心理护理措施。

一、心理反应

　　心理学上常把11、12～14、15岁（少年期）和14、15～28岁（青年期）称为青少年期。儿童进入青少年阶段，由于性腺逐渐发育成熟，第二性征诸方面发生了显著变化，心理上也随之产生动荡不安和骤变。

（一）矛盾冲突

　　少年期是儿童幼稚与成熟、独立与依赖、主动与被动等矛盾交错的时期，他们既有成人的成熟，又有孩童的幼稚与盲目，感情难以自控。此期患者由于疾病的痛苦和体弱、诊疗的不良刺激，易产生焦虑、忧郁、闷闷不乐、睡眠不良；也有的患者怕耽误了学习，怕休学、留级等而忧心忡忡；重病的患者还有悲观失望的痛苦和对死亡的探究心理。

（二）震惊与否认

　　青少年期是人生朝气蓬勃的时期，富于理想与抱负，憧憬未来，追求美好的求学、职业、婚姻和家庭，身体健康是实现愿望的基础。而一旦出现健康问题，将严重影响其实现理想与抱负。尤其是突然得知患有严重疾病时，多数患者往往会非常震惊而采取否认的心理防御机制，会认为"不，这不会是我，那不是真的!"以此极力否认，拒绝接受治疗，难以适应患者角色。

（三）恐惧与焦虑

　　青少年期对自身健康十分关注，对疾病和身体改变异常敏感。一旦得知患病，情绪容易从一个极端走向另一个极端，一方面表现出极度的恐惧与焦虑，对疾病反应强烈，为疾病可能导致的后果过度担忧；另一方面，若病情稍有好转，就盲目乐观，中断治疗。若病情迁延，情绪则容易强烈而不稳定、焦虑、脾气暴躁，甚至出现攻击行为。

（四）悲哀与抑郁

　　青少年期患者如果病情严重、病程迁延，会感到生活权利被剥夺，从而失去生活的信心。患者常常情绪低落，整日沉浸在悲伤的情绪中，担心学业、工作、恋爱、婚姻会受到影响，情感变得脆弱，对治疗采取消极的态度，甚至有自杀的想法。

（五）孤独与寂寞

青少年人活泼好动，渴望自由，需要刺激和新鲜感。住院后，离开熟悉的环境和朋友，每日生活重复、单调，容易感到孤独、寂寞。入住隔离室或重症监护室的患者，其孤独与寂寞的情绪尤其严重。

二、心理护理

（一）提供心理支持与心理疏导

对于少年患者，护理人员除了对他们精心治疗和细心照料外，还应注意调整其情绪状态，尤其对慢性和重病患者应予以心理支持，鼓励其树立信心，保持乐观态度。要尊重患者的人格，维护其自尊心，满足他们对疾病了解的需要，亲切和蔼、恰如其分地向患者解释病情，指导他们以良好的情绪配合治疗和护理。同时还要满足患者学习的需要，为他们在病房继续学习创造条件，使他们治病、学习两不耽误，从而解除患者的后顾之忧，减轻焦虑；同时，要针对青年人的个性特点，给予关心、支持、启发和引导，使其正确对待疾病和压力。对有不良情绪的患者，要作好心理疏导，采用恰当方式帮助他们宣泄不良情绪，提高应对能力。

（二）调动积极主动性

青少年一般较重视自我评价，自尊心强，希望得到他人的肯定和尊重。护理人员在护理过程中应充分调动患者的积极性，在提供各种信息的前提下，请他们参与护理计划和康复计划的制订，并给予鼓励，使其树立战胜疾病的信心。

（三）消除孤独、寂寞感

青少年较注重友谊，具有向群性，有共同的语言、兴趣和爱好。护理人员应协助患者建立良好的医患关系、护患关系、病友关系。尽量把他们安排在同一病室，有利于相互交流、增进友谊、激发生活乐趣、消除孤独感。

（四）丰富住院生活

护理人员应指导青年人在病房内开展读书、学习和讨论等活动，并可根据情况开展适当的娱乐活动，如下棋、听音乐、看电视、玩扑克等，丰富住院生活，满足青少年渴望刺激的心理需求。

 任务实施

对青少年期患者实施心理护理如表 14 - 2 所示。

表 14 - 2　对青少年期患者实施心理护理

病例呈现	护理人员收集信息	心理干预实施	效果评价
患者，男，12岁，白血病，一天治疗完后悄悄离开病房。家人和医护人员四处寻找，最后发现其躲在厕所里哭泣。当看到找他的医护人员时，失声痛哭："我不想死！"	患者悲观失望，开始探究死亡	护士对其表示理解，鼓励其树立信心，保持乐观态度，帮其找到榜样的作用	

续表

病例呈现	护理人员收集信息	心理干预实施	效果评价
患者，（肺癌术后）："护士，我还能活多长时间？" 护士："为什么担心这个问题？" 患者："哎，我刚工作才两年，还有一腔热情，无处施展了，可悲啊。"	患者担心疾病预后不良，悲观、抑郁	护士对其表示理解，与患者共同制定护理计划和康复计划，并给予鼓励，使其树立战胜疾病的信心	
隔离室，患者："天天在这里，也出不去，闷死了。" 护士："没住院前，平时一般都做什么？" 患者："以前生活可丰富多彩了，常找朋友打球、唱歌、下象棋……现在闷在这里，快憋疯了。"	患者被隔离，感到孤独寂寞	安排同病种患者住一病室，安排娱乐活动	能根据患者的心理特点、产生原因进行护理，沟通有效

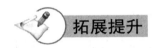 **拓展提升**

心理障碍青少年实施归因训练及心理护理的方法

归因是人们对自己或他人行为结果的分析和认识，并推论其原因或指出其性质的过程。归因是一种普遍存在于社会生活中的认知或心理现象，同时也是人们探索导致自己成败、苦乐、得失和荣辱的一种常规的心理活动。健康的归因活动能够帮助人们找到失败的原因，从失败中吸纳教训和经验；而不健康的归因和活动却会逐渐把人们引入歧途，使其变得焦虑、抑郁、精神崩溃等。心理障碍是导致青少年产生急性心因反应、惊恐障碍、癔症、强迫症、焦虑症、抑郁症等问题的主要原因。

归因训练的护理人员首先要对患者的疾病形成正确的认识和评估，以关爱的态度来对待青少年患者，将归因训练与临床治疗相结合。在这一训练过程中，逐渐唤起青少年内心的正确认知和积极归因，消除其消极情绪，从而提高临床治疗的效果，归因训练的着眼点在于对于患者内部状态的维度认知、方法控制和原因探究。归因训练的方法主要是问卷调查法，护理人员通过对存在心理障碍的青少年患者的自身特点和个人经历进行充分的了解和分析，通过调查问卷的结果提供针对性的归因训练。经过归因训练消除患者内部稳定的、不可控的错误的归因方法，掌握积极的归因方法，改变其行为和情绪，将患者逐渐引入良性循环。

大部分存在心理障碍的青少年患者都会经历较长的病程，且病情易反复发作，进而出现注意力不集中、睡眠障碍、精神萎靡、冷漠、缺乏活力、自暴自弃、悲哀等临床症状，对治疗过程缺乏足够的信心，甚至出现对治疗过程和疗效的抵触和怀疑心理。为了缓解患者的不良心理，树立其对于治疗的积极性和信心，提高治疗的依从性，因此，护理人员需要充分列举适当的经历挫折和失败后最终成功的例子，并保持足够的耐心，用不懈努力和百折不挠的精神和成功的事例来鼓励青少年患者。通过护理人员积极的心理护理和循序渐进的教导，逐渐改变患者对于疾病的归因和认知，使其形成对于自己所患疾病的正确体会和认识，排除已有的无望感与无助感给患者带来的困扰，使其认识到自身的能力，从而积极配合康复和治疗。

任务检测

一、选择题

1. 患者，男，25 岁，诊断肺癌明确后，大声反对："不可能，我的身体平时很棒，我还是校篮球队队员，怎么可能得肺癌，肯定诊断错误！"该患者属于何种心理反应（　　）

    A. 矛盾冲突　　　　　　　B. 震惊否认　　　　　　　C. 恐惧

    D. 悲观　　　　　　　　　E. 孤独

2. 患者，女，24 岁，住院后，一直担心自己的研究生入学考试而经常失眠，该患者属于何种心理反应（　　）

    A. 矛盾冲突　　　　　　　B. 焦虑　　　　　　　　　C. 恐惧

    D. 悲观　　　　　　　　　E. 孤独

3. 患者，男，13 岁，入院后一直想念学校丰富多彩的生活，想念自己的同学和朋友，感觉医院的生活单调无聊，该患者属于何种心理反应（　　）

    A. 矛盾冲突　　　　　　　B. 焦虑　　　　　　　　　C. 恐惧

    D. 悲观　　　　　　　　　E. 孤独

4. 患者，男，20 岁，入院后，一方面知道生病要积极配合治疗，另一方面又认为自己年轻力壮，病情减轻后即可以出院，该患者属于何种心理反应（　　）

    A. 矛盾冲突　　　　　　　B. 焦虑　　　　　　　　　C. 恐惧

    D. 悲观　　　　　　　　　E. 孤独

二、简答题

如何针对青少年不喜欢孤独、寂寞的特点进行心理护理？

（李　密）

任务3　对中年期患者实施心理护理

学习目标

1. 掌握如何为中年期患者进行心理护理。

2. 了解中年期患者的心理特点。

任务描述

中年期是人的一生中承担责任最大的阶段。因为中年人是家庭的支柱、社会的中坚力量，既要承担事业上的重担，又要肩负赡养老人、抚育儿女的重任，集诸多事务于一身，可谓"人到中年，诸事劳形，万事累心"。知识仍在积累增长，经验日益丰富，然而人体生理功能却在不知不觉中下降。心理能力的继续增长和体力的逐渐衰减，是中年人的身心特点。中年人患病后承受着来自社会和家庭的双重压力，心理活动更加沉重和复杂，所以护理人员应了解中年患者的家庭和职业特点，根据其心理状况，实施针对性心理护理。

一、心理反应

（一）回避

中年人有着强烈的工作责任感和事业心，患病后可能轻视病痛，对疾病抱着无所谓的态度，甚至在病中仍坚持工作，或疾病没痊愈就要求出院。有些患者担心生病后原有的职位被他人替代或子女的学业受影响，常常隐瞒病情，回避事实。

（二）猜疑

患病加大了中年人原本沉重的心理负荷，使个体容易处于应激状态，导致生理功能和心理的稳定性发生紊乱。特别是处于更年期的女性患者，对很多检查会产生不必要的顾虑和思想负担，怀疑患有严重疾病。这种多疑的心理反应常使患者出现严重不适如心神不安、食欲减退、失眠等。

（三）抑郁

中年人患病后，由于疾病的原因担心给家人带来困难，给工作带来麻烦和损失，害怕成为家人的累赘，影响对老人的赡养和对孩子的养育。因此，常常表现为忧心忡忡，甚至自责自罪，有时甚至出现轻生念头。

二、心理护理

（一）主动关心患者

护理人员应主动给予患者关心，当好患者的"参谋"和"顾问"。如协助患者与其工作单位、家庭取得联系，及时反映患者的需求，消除他们的后顾之忧；嘱咐家属、子女定期来医院探望，汇报工作、学习和生活等情况，减少患者的牵挂。

（二）正确引导患者

护理人员应引导患者接纳和认真对待疾病，使之认识到当务之急是治疗疾病，身体恢复健康是家庭和事业的根本。对忧虑的患者，可向他们介绍有关疾病的诊断、转归、检查结果等；勇于面对现实与未来，以平和的心态看待世事，以消除患者的疑虑，增强治疗信心；引导其正确看待疾病对家庭、事业的影响；鼓励他们发挥主观能动性，配合诊治。

（三）尊重患者人格

中年人是家庭、社会的中坚力量，其突出的心理特点是希望被尊重。护理人员在与其交往中，言谈要有礼貌，多征求和倾听他们的意见和要求，尽量使患者满意。当患者做错事情，如不服从治疗、违反规章制度等，护理人员应以友善的态度加以开导或善意地进行批评，注意恰当用词、方式委婉，尽量维护其自尊心。

（四）纠正患者不良行为

中年人往往有较稳定的行为模式和不利于治疗的生活习惯，如吸烟、喝酒、熬夜、特殊的饮食嗜好等，护理人员应采用适当的心理治疗方法帮助他们矫正或训练。

（五）合理安排工作与生活

指导患者劳逸结合，积极参加娱乐活动，陶冶情操，舒缓心情。如果病情允许，也可将工作带到病房，并为之创造适当的工作条件，这样能起到调节身心的作用，帮助患者从疾病的困扰中解放出来。

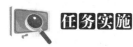 **任务实施**

对中年期患者实施心理护理如表 14 – 3 所示。

表 14 – 3　对中年期患者实施心理护理

病例呈现	护理人员收集信息	心理干预实施	效果评价
患者，48岁，疑似乳腺癌入院。 患者："护士，我想请假回家，我的孩子今年高考需要照顾，父母年迈也离不开我。" 护士："您的疾病还未确诊，一会儿还要去检查呢。"患者："平时我根本没有什么感觉，应该是小问题，我真的挂念孩子和老人。"	患者需要承担家庭照顾者的角色，忽视了患者角色	护士对其表示理解，嘱咐家属、子女定期来医院探望，汇报工作、学习和生活等情况，减少患者的牵挂	能根据患者的心理特点、产生原因进行护理，沟通有效
护士："已经晚上十点了，该熄灯休息了。" 患者："孩子要参加高考，每天晚上我都陪他到十二点，所以这么早我还真睡不着。" 确诊乳腺癌，需要实施乳腺切除手术。 护士："手术拟定在后天进行。"	患者有熬夜的不良生活习惯	帮助患者减少对子女的牵挂，若病情许可，每天安排合适的运动量，入睡之前热水泡脚，饮一杯热牛奶倾听其述说心中的焦虑，并表示理解和同情，让她体会到她不是孤立地承受痛苦；同时对患者进行必要的健康教育指导工作，指导患者进行术后系统康复训练，唤起她们的勇气和信心	
患者："我不想做手术，否则术侧胳膊就丧失活动能力了。而且切除之后，我会受到别人的歧视。"	患者担心疾病预后不良，悲观、抑郁		

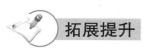 **拓展提升**

乳腺癌患者心理问题及干预措施

资料显示，乳腺癌患者的心理障碍发生率远高于其他恶性肿瘤。主要表现为：①失去了女性第二性征，减少了性吸引力，怕引起性生活障碍影响夫妻关系及家庭稳定性；②由于形体缺陷而失去生活的信心。心理干预的主要措施包括以下几点。

1. 取得患者的信任　患者入院后，护理人员应以热情、真诚的态度和同情心去关心体贴患者，主动与其沟通，使患者感到被关心和重视，从而建立起良好的护患关系，取得患者的信任。

2. 给予心理支持　护理人员应以饱满的情绪感染患者，以坚强的意志来增强患者对手术治疗的信心，鼓励患者倾诉、宣泄自己的情感并深表理解和同情。用心理评估的方法诊断其心理问题，以便及早给予干预，减轻焦虑、恐惧和抑郁情绪，树立战胜疾病的信心。

3. 针对性健康指导　耐心讲解手术方式和术后早期功能锻炼的重要性，尤其讲明手术的安全性及治愈率很高的可能性，以消除焦虑、恐惧心理，同时向患者阐明心理因素对疾病康复有重要作用，保持积极乐观的心态会促进身体的康复，鼓励患者提出有关治疗康复方面的问题，并耐心解答。

4. 争取亲人的支持　调查表明，家庭支持和心理自理行为呈正相关，丈夫和孩子是乳腺癌患者的主要支持者。日常生活中的相互帮助，丈夫和孩子的爱、理解和关心都会给乳腺癌患者以被支持的感觉。因此，家庭要给患者创造倾诉发泄的机会，一旦患者把积压在心头的怨恨倾诉发泄出来，其焦虑、抑郁、悲观情绪就会趋向缓和。在平时工作中，护理人员对患者家属要给予安慰和关怀，让他们了解患者的心理特点，使家庭为患者创造更和谐的生活气氛，帮助患者增加战胜癌症的信心和决心，从而以积极的心态配合治疗。

任务检测

一、选择题

1. 患者，在外企工作，查体时发现输卵管结石，建议入院治疗，但却担心职位被他人顶替，此属于何种心理反应（　　）

  A. 回避   B. 猜疑   C. 抑郁

  D. 焦虑   E. 否认

2. 患者，女，48岁，入院诊断未明确前，接受了多项检查，因此害怕自己得了不治之症而哭泣，此属于何种心理反应（　　）

  A. 回避   B. 猜疑   C. 抑郁

  D. 焦虑   E. 否认

3. 患者为家里的主要经济支柱，入院后，担心父母无人赡养，子女无人教育，而忧心忡忡，少言寡语，此属于何种心理反应（　　）

  A. 回避   B. 猜疑   C. 抑郁

  D. 焦虑   E. 否认

二、简答题

1. 如何对更年期猜忌多疑的女性患者实施心理护理？

2. 患者入院后，因住院费用多而担忧，该如何从心理方面减轻患者的忧虑？

（李　密）

任务4　对老年期患者实施心理护理

学习目标

1. 掌握如何为老年患者进行心理护理。

2. 了解老年患者的心理特点。

任务描述

  老年是人生的特殊阶段，在身体逐渐衰老和社会角色急剧转变的过程中，形成了老年人独特的生理与心理特点。老年人患病后更会产生一系列的心理反应。本任务通过相关知识介绍、情境角色扮演等，以实现护生能综合老年人生理、心理和社会适应方面的特点，对老年人实施心理护理，做到有的放矢。

一、心理反应

（一）自尊心强

老年人都有一定的社会阅历，在家庭中需要被尊敬、认同，同时性格往往固执、刻板，喜欢他人顺从自己。患病后希望得到护理人员的重视与尊重，不愿听取年轻护理人员的意见。有时自尊心过强，不愿接受他人的帮助，如杜绝别人搀扶等。

（二）恐惧

老年人常常由于疾病导致身体衰弱，对病情估计较悲观，往往会联想到死亡，而老年人最大的恐惧就是面对死亡。

（三）自卑

老年人尽管能够理解衰老是自然界不可抗拒的规律，但由于慢性病长期缠身，迁延难愈，担心无人照顾及昂贵的医疗费用拖累子女，常出现自卑、自责的心理，甚至消极悲观、自暴自弃。少数家庭经济条件差的老年人甚至会有自杀念头。

（四）退行

部分老年人，患病后会出现情感和行为幼稚退化，情绪容易波动，过度依赖他人，因小事哭泣或发脾气，或为照顾不周而生气。

（五）孤独

老年人因离退休、体弱多病、社会角色改变等使其社交机会减少，若精神生活空虚，缺乏亲属、子女探望，便会产生孤独心理。空巢老人孤独感更为严重。

二、心理护理

（一）满足尊重需要

老年患者突出的心理要求是受到重视和尊敬，护理人员要理解老年患者的心理特点，尊重其地位和人格，使用亲切、尊敬的称谓，与他们谈话时要有耐心。老年患者一般都有不同程度的健忘、耳聋和眼花，有时会答非所问或记错事、认错人，护理人员要给予谅解，回答问题时，态度要和蔼，说话速度要慢，声音要大一些。

（二）建立舒适、安全的疗养环境

护理人员应为老年患者提供安静、安全、整洁、舒适的疗养环境。根据老年患者的特点，调节病室的物理环境（如设置扶手、手杖等），病区设施应安全、便利，使他们获得安全感和独立感；在不影响病情的情况下，照顾老年人的饮食习惯和生活习惯；适当安排户外活动、读报和娱乐活动，活跃和调节老年人的精神生活，减少孤独感。

（三）纠正不良认知

为老年人讲解疾病与保健的基本知识，鼓励与引导老年人重新规划生活，保持乐观愉快的心情，克服不良认知，积极配合治疗和康复。

（四）提供社会支持

老年人患病后都希望受到关注，所以护理人员应建议亲人、朋友和同事多来探望，携带平时老人喜欢吃的食物，使老人感到温暖，同时带来晚辈们工作、学习等方面的喜讯，减少孤独感；并为其介绍乐观对待疾病的老年朋友，发挥榜样的作用。

任务实施

对老年期患者实施心理护理如表 14－4 所示。

表14－4　对老年期患者实施心理护理

病例呈现	护理人员收集信息	心理干预实施	效果评价
患者，62 岁，脑出血，出现右侧肢体瘫痪的后遗症 患者："护士，您说我这以后不能动了，听说躺的时间长了，皮肤就容易破，感染后不就死了吗？" 卧床两周后，护士："今天，医生说可以进行功能锻炼了，让我来帮助您，好吗？" 患者："我现在都不能自己下地大小便，太没用了，锻炼也没用。" 几天后，患者："护士，现在我住院费用花了多少钱了？" 护士："哦，等我回去查一查再告诉您，好吗？" 患者："哎，得了这病，花了不少钱，给孩子增加了这么多负担。不行我出院吧。" 一个月后，护士："您要上厕所吗？让我来扶您。" 患者："不用啦，我才 62 岁，治疗了一个月，我应该能自己去厕所了。"	患者患病后导致活动受限，身体虚弱，担心死亡 患者因生活无法自理而自卑 患者因医疗费用而自责 患者对疾病恢复情况缺乏认识，并且因为强烈的自尊心拒绝再接受帮助	为其讲解疾病与保健的基本知识，积极配合治疗和康复的重要性，鼓励其保持乐观愉快的心情 尊重并理解患者的感受，介绍乐观对待疾病的老年朋友，发挥榜样的作用 调整不良认知 介绍医疗费用报销比例，建议子女多来探望，对老人多关心支持，为子女介绍康复治疗的重要性，增加社会支持系统的力量 理解患者自尊需要，说明目前患者的自理能力尚未完全恢复，共同制定康复计划，让其对康复充满信心	能根据患者的心理特点、产生原因进行护理，沟通有效

 拓展提升

心理护理诊断案例

案例 1：患者张某，男，68 岁，因心肌梗死发作，送至急诊科抢救。患者面色苍白，双目紧闭，表情痛苦。抢救过程中，护理人员与患者进行简单的交谈，患者主诉心前区持续性剧痛，"心慌，疼，上不来气，快要死了"。根据该患者的主观体验和症状、体征表现，对此例患者可作出"恐惧"的心理护理诊断。

案例 2：患者孙某，男，65 岁，乙肝病史 10 年。此次因腹胀、纳差 3 个月，皮肤黏膜黄染 1 个月入院。经医生诊察，患者被诊断为肝硬化失代偿期，有大量腹水，低蛋白血症严重。患者自入院已有 3 个月，由其老伴和儿子轮换日夜陪护。老伴患有高血压，由于长期缺乏休息并且精神高度紧张，已多次发病；儿子在工厂工作，白天上班，晚上来替换母亲，几个月下来精神状态极差，导致工作屡次失误，已被老板警告。对上述患者及家属的资料进行分析，得出"照顾者角色障碍"的心理护理诊断。

案例 3：患者高某，男，65 岁，因呼吸衰竭经气管插管，呼吸机辅助通气。由于无法说话表达自己的意愿，护理人员在与其交流时，请他用眨眼睛的方法表示同意，从而获知他的感受。经心理护理评估此例患者的状况，做出"语言沟通障碍"的心理护理诊断。

案例 4：患者王某，男，59 岁，诊断为结肠癌，需实施癌肿切除手术入院。患者感到心情沉重，悲观绝望，丧失生活兴趣，不思饮食，有时朝家属大发脾气，摔东西，经常失眠。经收集资料进行心理护理评估，做出"预感性悲哀"的心理护理诊断。

任务检测

一、选择题

1. 空巢老人入院后，缺乏家属照料，看到别人家属来探视亲人而感到落寞，此属于何种心理反应（　）

　　A. 自尊心强　　　　　　B. 恐惧　　　　　　　　C. 自卑

　　D. 退行　　　　　　　　E. 孤独

2. 老年患者，心衰发作时，端坐卧位，大口呼吸，表情痛苦，说："快救救我，我会不会死掉？"此属于何种心理反应（　）

　　A. 恐惧　　　　　　　　B. 焦虑　　　　　　　　C. 退行

　　D. 孤独　　　　　　　　E. 自卑

3. 老年患者，在一次晨间护理时，护士善意地提醒："老大爷，以后啊，东西不能随便乱放"，随即患者感到受到了批评而像孩子一样哭了起来，此属于何种心理反应（　）

　　A. 恐惧　　　　　　　　B. 焦虑　　　　　　　　C. 退行

　　D. 孤独　　　　　　　　E. 自卑

二、简答题

老年患者入院后常出现何种心理反应？该如何护理？

三、角色扮演

患者请根据以下情境，女，21岁，由朋友发现口服大量氯硝安定后急诊送入院，患者神志清楚，情绪激动："让我死，我不想活了，某某某，我恨死你了！"

护士："小林，请您安静一下，您服了一瓶药，还喝了酒，现在已经三个小时了，现在我需要给您洗胃，把胃内的药物吸出来，减少吸收，现在要从嘴里插根管，稍微难受，忍耐一下，好吗？"

患者："不要管我，不要给我洗胃，让我死。"

护士："来医院就要听医生护士的话，这些药物对您大脑有严重影响，时间长了您会吸收更多，您要好好配合，心里不痛快也不能用这种方法折磨自己，再说，无论发生什么事情，总有方法解决的，我知道您现在心里肯定很难受，但是您这种做法不可取，也是很自私的，对自己和父母都不负责。"

患者一边哭，一边用手挡住护士的手，牙关紧咬两分钟，吐出少量呕吐物。

护士："您吐出的大多是药，这么长时间已经在您体内吸收了。洗胃不会太难受，忍一忍，好好配合我，这样少痛苦些。"

患者安静下来，配合护士洗胃。

护士："想吐就吐，肚子不舒服就指一下，很快就好，坚持一会儿，洗了胃一会儿输液，让药物再尽量排泄掉，好好休息就会好起来，不用担心。"

15分钟后，洗胃完毕，为患者静脉输液，给予相应治疗，观察生命体征，患者洗胃后，表情淡漠，无力，体虚，但情绪基本平稳。护士继续给予安慰、陪伴。

扫码"练一练"

（李　密）

项目十五

完成不同疾病阶段患者的心理护理

任务导入

患者张某，女，45岁，因左乳腺肿块入院，病理活检诊断为左乳腺癌。当患者得知诊断时，立即否认自己患此病，拒绝接受任何的治疗护理。数天后，患者情绪缓和，同意接受乳腺癌根治术，但在手术前一天晚上，却因担心手术是否能成功而失眠。手术后，患者因为失去了女性特征，变得郁郁寡欢。术后第三天，患者因担心伤口疼痛而拒绝功能锻炼。临近出院时，患者又为能否适应之前的工作，家庭能否接纳自己，出院后自己能否坚持功能锻炼而担心。

任务1　对疾病早期患者实施心理护理

学习目标

1. 掌握疾病早期患者的心理护理。

2. 了解疾病早期患者的心理特点。

任务描述

疾病早期患者的心理状态，由于疾病种类、病情、病程、职业、年龄、经济状况、文化程度、个体心理特点等的不同，患者的心理反应也会因人而异。因此，护理人员应该根据患者不同的心理需要，给予尊重、理解、同情和关心。本任务通过相关知识介绍、情境角色扮演等，以实现护生对疾病早期患者心理特点的了解，掌握此阶段患者的心理护理。

一、心理特点

疾病早期指患者已有自觉症状或体征，尚未得到医生的明确诊断或已有明确诊断，也进行了相应的治疗，但患者对自己的疾病将信将疑，或者虽已认识到自己已患疾病，却未能完全进入患者角色这一初始时期。此阶段患者的心理具有以下特点。

（一）侥幸与否认

否认或降低疾病严重程度是自我对威胁性事件的正反应，这是在急性应激情况下自主出现的，并非在威胁情境中学到的。一向健康的人，当突然得知自己的诊断时，会幻想医

·228·

生的诊断是误诊，要求重新化验、重新诊察，甚至到别的医院复查。一般患者在诊断后的几天内，会逐渐接受现实，度过否定期；若否认持续存在，便是不良性否认，则需要给予更多的关注和心理支持。

（二）抱怨与自责

患者承认自己生病时，产生一系列抱怨行为。首先是找病因，为什么疾病会发生？继而埋怨别人没有照顾好自己，家人对自己关心不够，随后埋怨自己忽略自己的身心体验，患者多以情感脆弱、愤怒、哭泣为主要表现；有些患者认为疾病是一种处罚，有负罪感，开始反思自己，患者多表现安静，沉默寡言。严重时，患者的自责转为对自我的否定和攻击，需给予心理支持防止其郁闷。

（三）自得与满足

若病程较短，预后较好，患者可从患者角色中获益，如暂时离开紧张的工作岗位；不必承担家庭责任；感受他人的关怀、重视和照顾；成为亲友或家庭中被关注的对象。因此，虽然患者体验到生理上的痛苦，但心理上却得到满足，表现得情绪兴奋，愿意谈自己的病情及预后。

（四）矛盾与依赖

虽然身体患病，患者不愿意承认，但还想通过网络了解或向医务人员打探疾病信息，探究身患何病。此外，有的患者因为经济原因，一方面想治愈疾病，另一方面，又害怕因病返贫，因而想放弃治疗。此外，平时患者可以照顾自己，患病后需要他人的照顾，尤其期待亲人的关怀、重视和照料，若亲人照顾不周，患者则容易委屈哭泣。

（五）陌生与孤独

患者初入院，对医院的环境、医务人员及规章制度不熟悉和不适应，容易产生陌生和孤独感。

此期，患者最突出的心理需要主要体现为尊重和安全的需要，患者盼望得到热情接待，希望医务人员一视同仁；期望有经验、负责任的医护人员为其看病、提供照顾，期盼身体早日康复。

二、心理护理

心理护理的重点是给予较多的心理支持，协助患者正确认识和对待病情，减少患者的紧张情绪，使之初步适应医院的环境，较好地配合治疗与护理。

（一）有效沟通

在疾病初期只有通过良好的言语和行为才能与患者建立相互信任的护患关系。所以，患者刚入院时，护理人员应礼貌、热情地接待患者，安排整洁、安静、舒适的病室环境；主动与患者沟通，了解患者的感觉，给患者以安慰；向患者介绍科室的环境、医院的制度以及主治医师的情况，由此与患者建立良好的人际关系。

（二）满足各种需要

在不违反治疗原则的情况下，尽量满足患者的生活需要，适当遵从患者原有的生活习惯和爱好；对病情严重、生活不能自理的患者，协助其做好生活护理；对患者不愿提及的生理缺陷或其他隐私，应严守秘密，减少关注，维护其自尊；帮助患者与病友相处，消除或减轻其陌生感和孤独感。

（三）提供疾病相关知识

向患者提供必要的医学知识，是疾病开始期患者心理护理的主要任务。实践中如何把握知识的深度和广度要视患者的文化程度以及患者对疾病信息需要的迫切程度而定。一般来讲，对文化程度高或者迫切想了解病情的患者，可多介绍疾病主要临床症状、体征及预后，帮助他们根据已掌握的医学知识，体验疾病的各种感受，使他们尽快并适应患者角色并稳定情绪。

（四）心理支持和疏导

鼓励患者表达感受，倾听其诉说，帮助患者宣泄恐惧、忧虑等负性情绪；鼓励恢复期的病友现身说法，解除患者的顾虑。加强患者的社会支持系统，鼓励家属和亲朋探视，使患者感受到关心与重视，从而获得心理支持。

（五）认知干预

护理人员要能敏锐地觉察到患者的各种心理反应，帮助其理清思路，找出问题，指导患者提高认知和应对能力，鼓励他们表达自己的情感，在聆听过程中，多表示对他们的理解，及时赞扬他们对疾病态度上的积极方面，帮助患者尽快进入角色，正视疾病，积极配合治疗和护理。

 任务实施

对疾病早期患者实施心理护理如表 15 - 1 所示。

表 15 - 1　对疾病早期患者实施心理护理

病例呈现	护理人员收集信息	心理干预实施	效果评价
患者："护士，诊断结果出来了吗？是什么疾病？" 护士："出来了，结果显示是糖尿病。" 患者："不可能，我父母没有得这个病的，而且我也不胖，怎么可能是糖尿病？"	患者突然得知诊断结果，否认诊断事实	理解患者，给患者时间接受事实，不随便戳穿其心理防御机制	
患者："护士，我觉得对不起自己。" 护士："为什么这样说？" 患者："都是因为我平时对饮食太不注意了，经常大鱼大肉而且爱吃甜食，所以得了这个病。感觉对不起自己也对不起家庭。"	患者觉得生病对不起自己和家人，责怪自己	鼓励患者表达感受，倾听其诉说，帮助患者宣泄，纠正不良认知	
患者："我好想家。" 护士："这不是刚住院才两天吗？" 患者："在医院什么都不熟悉，做检查都不知道地方，也没有朋友，还有这么多制度约束着。"	患者缺乏朋友，对环境和人员陌生，产生孤独感	积极主动地介绍医院的环境，鼓励患者家属来探视，加强支持系统力量	
患者："护士，以前有个朋友得了糖尿病，出现烂腿、失明，最后死掉了，太可怕了。我是不是也会那样？" 护士："那平时应该好好控制血糖，您说的都是糖尿病的并发症。" 护士："再坚持一下，等血糖控制好了，您就可以出院了。"	患者将自己的情况与记忆中患有相同疾病的人相比，预想自己也会有同样的结果，产生恐惧	介绍疾病康复治疗的相关知识，帮助患者从科学的角度认识自己的疾病	能根据患者的心理特点进行护理，干预措施有效
患者："出院？我不想回去工作，那么紧张，回家以后，还得照顾一家老小，在这里住着也挺好的，虽然每天测血糖扎手指头，但是也算无忧无虑，内心还是挺安宁的。"	患者从住院中获益，不想出院	理解患者工作压力大，鼓励、加强其应对工作、生活的信心与责任心	

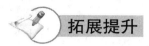

拓展提升

否认的原理和心理护理

一、否认的原理

对病情否认是临终患者常见的心理反应，是一种自我防卫心理。是一种特殊的心理反应，中枢神经正常清醒地活动着，但由于所发生的事情过分尴尬、痛苦、难为情，于是把部分心理经验压抑到意识不到的境界中去，好像被排除、遗忘或体会不到。否认事实的真相，相信没有这个事实，以躲避心理上的痛苦。否认可以暂时保护患者，使其有时间慢慢承认疾病或损伤的存在，减轻忧伤悲痛的情绪。但过度否认不但影响患者配合治疗及与医护之间的沟通交流，还使患者产生强烈的沉闷和孤独感，表现出拒绝谈及病情的逆反心理。帮助患者接受现实，对稳定患者情绪，配合治疗，解决未了事宜，建立支持型的人际关系有积极作用。

二、心理护理

（一）关爱患者

与患者建立相互信赖的护患关系，面对患者的否认，我们不应过早地勉强患者放弃否认，可以维持他的一线希望，更多地去关爱患者，护理人员与患者交谈时应注意谈话技巧。同时坦诚、耐心、仔细地倾听患者的意见，让患者说出他所了解的自己的情况及医生跟他讲过什么。鼓励患者询问与疾病有关的知识，让患者确信，只要他准备好了，护理人员可以随时和他交流病情与心理状态，会随时给他支持和帮助。

（二）不作过多指点

靠患者本身的能力，逐渐从周围病友、医护人员处了解病情，不作过多指点。鼓励患者多接触病友，积极参加康复训练，听从医生的指导，理智看待自己的问题。这种方法虽然见效慢，但可根据患者的不同人格特征使患者自己找到合适的途径接受现实，认知变化进展平稳。随着对病情深入细致了解，缓慢进入接受期。

（三）允许患者逐渐缓慢接受

对问题不要讲的太多，太严重。适当将病情分几部分、数次告诉患者，使之思想上有一个适应过程，这样不至于患者因接受打击而抑郁。一切要顺其自然地发展，不要操之过急，允许患者有适应、领悟和认知转变过程。

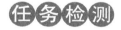

任务检测

一、选择题

1. 新入院患者在得知自己诊断之后，即朝家属发火："都是因为平时你工作太忙，家里家外我一人操心，生气上火才得病的!"，此患者属于何种心理反应（　）

　　A. 否认　　　　　　　　B. 指责　　　　　　　　C. 自责

　　D. 获益　　　　　　　　E. 依赖

2. 患者住院后，虽然感受疾病带来的身体的痛苦，但是依然感觉脱离繁忙的工作岗位，同时有亲朋好友来探望而高兴，此患者属于何种心理反应（　）

　　A. 否认　　　　　　　　B. 指责　　　　　　　　C. 自责

D. 获益   E. 依赖

3. 患者入院后，感到自己是需要被关心的对象，力所能及的事情也需要家属及护士帮忙，此患者属于何种心理反应（　　）

A. 否认   B. 指责   C. 自责

D. 获益   E. 依赖

4. 患者住院后，一方面否认自己患病，另一方面又侧面打听自己的诊断、治疗及预后，此患者属于何种心理反应（　　）

A. 否认   B. 矛盾   C. 自责

D. 获益   E. 依赖

二、简答题

1. 疾病初期患者心理反应包括哪些方面？

2. 该如何对疾病初期患者实施心理护理？

（李　密）

任务2　对疾病发展阶段患者实施心理护理

学习目标

1. 掌握疾病发展阶段患者的心理护理。

2. 了解疾病发展阶段患者的心理特点。

任务描述

经过一段时间的诊断、治疗和护理，多数患者的病情逐渐好转，患者的心理反应较前一阶段而言，更为缓和。慢性疾病患者因病程较长、病情反复发作而情绪不稳，期间加强心理护理有利于增强治疗效果，缩短病程，促进康复。本任务通过相关知识介绍、情境角色扮演等，以实现护生把握疾病发展阶段患者的心理反应特点，掌握此期患者的心理护理。

一、心理特点

（一）接受与适应

此期患者已接受患病的事实，逐渐适应医院的生活；患者变得顺从，与医护人员关系和谐，并形成依赖，迫切要求康复以早日解除病痛；患者开始关注身体体征的变化，询问自己的体温、脉搏、呼吸、血压等情况，咨询病情和治疗方案，急切想知道各项检查结果。

（二）担心与焦虑

有些患者的情绪随着病情发展而变化，时而高兴，时而失望，急躁、紧张、焦虑等负性情绪也时常出现。急性病患者担心疾病迁延不愈成慢性病；术后的患者常减少活动量，避免切口裂开或出血等意外；病情反复急性发作、迁延不愈又无特效药治疗的慢性疾病患者，常因病痛折磨而陷入无奈、焦虑的状态。

（三）沮丧与厌倦

主要见于患慢性疾病的患者。患者可因疾病需长期治疗且经久不愈，甚至终生忍受病痛而陷入沮丧、失望等心境；有的患者认为给家人和亲朋造成沉重的经济和照顾负担而失去生活信念，悲观厌世。

（四）安全与友爱

安全是患者的心理需要，也是患者求医的目的。每个患者都希望尽快地治愈疾病、平安康复，机体不留有任何后遗症和并发症；希望与医护人员、病友友爱相处等。

此期，患者主导心理需要主要表现为身体安全、病情和友爱的需要。患者希望得到有效的诊疗，获得病情变化的信息，希望早日恢复健康，希望与医生、护理人员及病友建立良好的人际关系。

二、心理护理

重点是保持良好的护患关系，加强与患者的沟通，调节患者的不良情绪。

（一）密切护患关系

生活护理能拉近护患距离，增进护患情感交流，所以护理人员应继续协助患者的生活护理，关心患者的起居，鼓励患者适当活动，使患者感到温暖，尽量满足患者的心理需要，尊重患者，维护已建立的良好护患关系。

（二）提供疾病信息

及时将病情好转的信息反馈给患者，消除患者的顾虑，增强其战胜疾病的信心。沟通过程中注意应用积极暗示性语言，鼓励患者为早日康复作出努力。提醒患者的亲友在探视时话题不宜集中在病情方面。可利用间歇或专门时间开设健康教育讲座，宣传相关疾病的知识，说明疾病的演变过程，减轻患者的心理压力。

（三）消除负面情绪

对患有严重疾病的患者，除加强基础护理和减轻躯体痛苦外，也要消除患者心理上的焦虑不安和恐惧感。可根据病情的具体情况和心理承受能力，适当地将疾病的诊断、治疗措施、效果和预后告诉患者，以取得积极效应。而对性格孤僻、焦虑、疑病特质的患者，最好不要完全告知疾病的真实情况，否则会引起患者极度紧张、恐惧、焦虑或因沉重的心理打击而一蹶不振，甚至发生意外。

 任务实施

对疾病发展阶段患者实施心理护理如表 15-2 所示。

表 15－2　对疾病发展阶段患者实施心理护理

病例呈现	护理人员收集信息	心理干预实施	效果评价
护士："王先生，到了测餐后血糖的时间了。" 患者："最近我的血糖控制的怎么样啊？" 护士："餐后血糖一直控制在 8.0 mmol/L 左右，算是不错的了。" 患者："哦，我一直注射胰岛素，想问问有没有口服药能替代？"	患者接受疾病诊断，关注病情的变化	与患者多进行有效沟通，维护稳定的、信任的护患关系	能根据患者的心理特点进行护理，干预措施有效
患者："现在医院给我配餐，还天天打胰岛素，血糖才控制的这么稳定。" 护士："对呀，所以出院之后饮食上自己也要控制，同时还要学会自己注射胰岛素。" 患者："哎，以后再也没有口福享用美食了，而且自己给自己打胰岛素，也太难了吧？我怕学不会啊。"	患者担心享用不了美食，学不会自己注射胰岛素	介绍几道糖尿病患者可口的饭菜，推荐糖尿病食谱，教给患者注射胰岛素的方法	
患者："护士，是不是糖尿病是种相伴一生的疾病？得了就再也好不了了啊？" 护士："糖尿病不可怕，可怕的是并发症，所以通过饮食、运动再加上治疗可以保持血糖平稳。" 患者："还真是一辈子得了，一辈子都得治，我怎么这么倒霉啊！"	患者得知糖尿病需要终生用药后变得沮丧	介绍疾病康复治疗的相关知识，讲解保持血糖稳定的重要性，给予患者积极的信念	
患者："我原来的主治医生呢？怎么换人了？" 护士："哦，他今天休班了。" 患者："值班的这个大夫这么年轻，会给我看病吗？"	患者对年轻医生缺乏安全感	介绍医生的医术及学习、工作经历，增加患者的安全感	

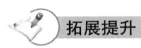 **拓展提升**

该如何策略地告诉癌症患者的病情

据统计，每年我国有 152 万家庭将要承受"癌"这个坏消息带来的沉重打击。美国联邦法律规定，患者有权了解自己的病情，医生不能以任何理由隐瞒病情，患者对自己疾病的知情权将使他可以充分安排自己剩余的时间，处理好财产遗嘱及有关事宜。由于东西方文化背景、价值观和思维方式的差异及历史原因，在对待"坏消息"方面的认识也存在很大差异。那么，该如何策略地告诉患者疾病的坏消息？

一、医护人员需因人而异，运用渐进原则，使患者变压力为动力

究竟要不要将疾病的坏消息告诉患者，要视患者的心理状态、承受能力、文化层次、家属意愿等而定。

对于文化层次较低的患者一般可采取"隐瞒病情""避重就轻"的方法。比如，肺癌告诉他是"肺炎""肺结核"，肝癌告诉他是"肝硬化"等。尽量减少患者的"知情"机会，避免患者情绪低落，丧失治疗信心。如果患者为心理稳定、心理承受力较强的知识分子，如果开始时就隐瞒病情，随着病情进展，患者往往会对医院的医疗产生怀疑，甚至拒绝配合治疗，这种不良的情绪降低了他们后期的生存质量。我们可以与患者进行试探性的交谈，告诉患者"病情不像您想的那么简单，可也不是我们预料的那么糟。"而对于患者来讲，经过第一次谈话，就可能已经知道了病情，当能面对肿瘤的时候，反而会轻松很多。

有的人提起"化疗"二字，很容易联想到癌症，护理人员可以做以下解释："您的疾病，有一部分病变病理上看不太好，为了防止这种病变进一步向恶性发展，大夫要您化疗。"一句话使

患者既了解了自己的病情，又把一个坏消息传递给了他。殊不知，当人们坦然面对肿瘤的时候，原来的压力就已经变成了战胜肿瘤的动力了。

二、患者应消除恐惧，面对现实以求精神解脱

目前很大一部分癌是可以治愈的，但"癌"这个字眼太刺耳，太直截了当。患者宁可说自己的病变"不太好"，也不愿意把自己和癌症划上等号。从心理学角度看，短暂多次的弱信号刺激较快速刺激更易被接受。这就要求逐渐地将坏消息告诉患者。一旦恐惧消除便可以从容面对，冷静地、理性地面对各种坏消息。相信今后更多的患者会临"癌"不惧，不再谈"癌"色变。

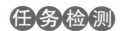

任务检测

一、选择题

1. 糖尿病患者担心疾病最后会出现糖尿病足、失明等并发症，而难以入睡，郁郁寡欢，此属于何种心理反应（   ）

    A. 适应　　　　　　　　B. 焦虑　　　　　　　　C. 沮丧

    D. 厌倦　　　　　　　　E. 恐惧

2. 糖尿病患者得知需要终生用药，疾病要伴随一生，而灰心失望，此属于何种心理反应（   ）

    A. 适应　　　　　　　　B. 焦虑　　　　　　　　C. 沮丧

    D. 厌倦　　　　　　　　E. 恐惧

3. 患者担心误诊，希望得到医生正确的诊治，得到护理人员细致的照护，此属于何种需要（   ）

    A. 爱与归属　　　　　　B. 生理需要　　　　　　C. 安全需要

    D. 自我实现需要　　　　E. 尊重需要

二、简答题

1. 疾病发展阶段患者具有哪些心理特点？

2. 该如何为疾病发展期患者进行心理护理？

（李　宓）

任务3　对疾病恢复期患者实施心理护理

学习目标

1. 掌握疾病恢复期患者的心理护理。

2. 了解疾病恢复期患者的心理特点。

任务描述

患者经过医护人员的精心治疗和护理，即将离开治疗和休养环境，从患者的生活转变到健康人的生活中去，患者角色、心理都会发生变化。本任务通过相关知识介绍、情境角色扮演等，以实现护生把握疾病恢复期患者的心理反应特点，掌握此期患者的心理护理。

恢复期是指患者经过治疗和护理，身体逐步康复，生活逐步恢复正常的过程。此期间，患者的心理因为病情、病种、个性特征、文化层次、经济状况等原因，表现不一，有些心理状态可致恢复期延长。护理人员应采取有效措施，加强指导，协助患者身心早日康复。

一、心理特点

（一）兴奋与欣慰

有些患者因病痛减轻或消除，自认为病愈而产生兴奋情绪，甚至不听从医护人员的劝说，私自减少用药、停药或过多活动；多数患者为身体的逐步康复，即将离开治疗和休养的环境，回到正常的生活中而感到欣慰。

（二）焦虑与忧伤

主要表现在对其疾病预后的关注上，如疾病恢复不彻底而形成慢性迁延性疾病者，以及疾病或外伤遗留残疾者，都会担忧今后的学习、婚姻、生活、工作能力和社会适应等受影响，担心能否胜任原来的工作、出院后能否得到家庭、单位的接纳和照顾，所以产生焦虑、忧伤情绪。

（三）悲观与绝望

主要见于意外创伤造成永久性严重残疾的患者，因为残疾对未来人生造成了重大影响，一旦联想到今后人生的艰难、漫长，患者往往不知该如何度过而感到悲观、绝望，严重时可产生轻生念头。这种心理反应会导致患者放弃必需的功能锻炼从而使康复过程延长，结果可导致"小残大废"，最终局部的残疾成为终生背负的沉重包袱。

（四）依赖与退缩

久病后患者依赖性增强，安逸于患者角色，认为患病后不能多活动，不能工作，还能得到他人的关注和照顾。有些患者伴随退缩表现，如肺癌术后患者因为害怕疼痛而不敢咳嗽导致坠积性肺炎，脑血管意外患者因为害怕疼痛而拒绝功能康复锻炼；有的患者怀疑身体尚未痊愈，害怕疾病反复而拒绝出院。急危重症患者可能对重症监护病房产生依赖。

此期，患者的主导心理需要主要表现为获得外部世界信息的需要。随着身体的康复，患者的心理活动逐渐由自身转向外部世界，关心社会大事，迫切希望了解工作单位及亲朋好友的信息。部分患者的自我实现需要上升为主导需要。

二、心理护理

此期的护理重点是提供心理支持和健康咨询，帮助患者恢复自主生活的能力，提高适应能力，恢复社会角色功能，使者从生理、心理和社会三方面获得全面康复。

（一）提供知识与指导

通过健康教育和出院指导，说明疾病的转归，介绍出院后自我护理、保健常识及康复方法，指导患者出院后如何正确服药、巩固疗效、加强功能锻炼，以减轻因出院而产生的焦虑。对于目前还无法彻底治愈的患者，需要介绍疾病未来医学研究前景和近期展望，给患者以美好期待，使之树立美好生活的信心。

（二）心理支持与疏导

鼓励患者参与制订康复计划，克服依赖性，尽快恢复病前生活。对不能恢复病前状况者，给予精神上的安慰和疏导，帮助其面对现实，从焦虑和忧伤中解脱，建立乐观、积极的生活态度，做到心理上的康复。

（三）塑造自护行为

运用强化理论即操作条件反射理论，通过积极肯定、及时赞扬、奖励的方式强化患者的自护行为，消退依赖行为，指导患者在力所能及的范围内承担生活的责任，做力所能及的工作，提高适应生活及社会的能力。

（四）协助认知治疗

遗留残障的患者，特别是烧伤毁容或肢体残缺的年轻未婚者，会产生抑郁心理。护理人员应对患者实施认知疗法，帮助其建立正确的认知方式，正确面对目前的健康状态；用"身残志坚"的楷模事例鼓励患者树立信心，从绝望中走出来，适应新的生活方式；最大限度发挥自身潜能。同时应主动与患者接触，及时发现异常心理，加强监护，严防自杀行为。

 任务实施

对疾病恢复期患者实施心理护理如表 15-3 所示。

表 15-3 对疾病恢复期患者实施心理护理

病例呈现	护理人员收集信息	心理干预实施	效果评价
护士："经过这段时间的治疗和康复，恭喜您，明天就要出院了。" 患者："那以后，脑梗死会不会复发呢？"	患者出院前想了解疾病的转归和预防方法	向患者介绍出院后正确服药、巩固疗效的方法，以减轻因出院而产生的焦虑	能根据患者的心理特点、产生原因进行护理，沟通有效
患者："可是，这次梗死的比较严重，现在我的行动还是不方便，这么长时间的住院，我感觉与社会已经脱节了，不知道能不能适应工作，也害怕给家庭增加负担。" 护士："都会有适应的过程。"	患者因为长期住院担心无法适应工作，为家庭增加负担	肯定患者住院期间积极地进行功能锻炼，鼓励患者树立积极乐观的生活态度	
患者："我才50岁，还有十年退休，剩下的几十年人生该怎么过？别人会怎么看待我，是不是就真的废了？" 护士："回家后，还得坚持功能锻炼啊，很多像您这样的，出院后坚持锻炼，已经恢复得非常好了。"	患者不知道该如何度过漫长人生而悲观绝望	采用认知疗法，改变患者的不良认知，树立楷模的模范作用，增加面对生活、困难的信心	
患者："在医院，有你们帮助我做康复锻炼，回到家我自己不会啊，要不我不出院了，再住一段时间吧！"	患者害怕无人帮助自己康复锻炼而拒绝出院	教会患者及家属康复锻炼的方法，肯定患者的进步，消除患者的依赖	

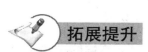 **拓展提升**

强化理论在长期住院患者护理管理中的应用

在病房管理中，应用强化理论来指导患者管理工作，对保障医疗、护理的正常进行起到积极作用。在实际应用中应注意以下六个方面。

1. 积极运用正强化方式，小步子前进，分阶段设立目标　如果目标一次定得太高，会使患者感到不易达到或者说能够达到的希望很小，这就很难充分调动患者为达到目标而作出努力的积极性。应对目标予以明确规定和表述，如帮助患者戒断碳酸饮料，在戒断期间允许患者自定目标，如果目标实现，及时给予表扬、鼓励，可结合病情说明目标实现的好处，必要时使用一些检查结果，更具有说服力。

2. 适当应用负强化（尤其是惩罚）手段　负强化应用不当会带来一些消极影响，可能使患者由于不愉快的感受而出现愤怒、悲观等心理反应，甚至发生对抗性消极行为。因此，在运用负强化时，应尊重事实，因人而异，讲究方式方法，处罚依据准确、公正并出示相关文件，这样可尽量消除其副作用。

3. 酌情应用自然消退　对一些角色行为异常的患者采取正、负强化往往不能取得良好的效果，此时面对患者的无礼要求就要尽量敷衍，患者自觉其要求无人理睬也就慢慢放弃。例如，一些老年患者在入院后往往会得到特殊照顾，初期很满意。日久就会习以为常，不断提出新的要求，并且越来越不满意，经常抱怨。此时就要灵活应用自然消退技巧，对他的特殊要求不否定、不支持，不久患者就会自己觉悟。

4. 注意强化的时效性　采用强化的时间对于强化的效果有较大的影响。及时强化可提高患者行为的强化反应程度，但须注意及时强化并不意味着随时都要进行强化。一定要在期望的行为或结果出现后强化，往往可取得更好的效果。

5. 因人制宜，采用不同的强化方式　因为人们的年龄、性别、职业、学历、经历不同及人的个性特征及其需要层次不同，所以不同的强化手段产生的效应会因人而异。因此，在运用强化手段时，应采用有效的强化方式，并随对象和环境的变化而相应调整。

6. 利用信息反馈增强强化的效果　信息反馈是强化人的行为的一种重要手段，尤其是在应用目标进行强化时。定期反馈可使患者了解自己的行为结果，既可使患者得到鼓励，增强信心，又有利于及时发现问题，分析原因，修正所为。

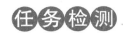

任务检测

一、选择题

1. 车祸导致高位截肢的患者，不知道该如何面对今后的人生和生活，而产生轻生的想法，此属于何种心理反应（　　）

　　A. 焦虑　　　　　　　　　B. 绝望　　　　　　　　　C. 依赖

　　D. 退缩　　　　　　　　　E. 恐惧

2. 患者在重症监护室内，经过治疗，病情稳定，需要转至普通病房，但患者认为监护室内的护士对其照顾无微不至，而拒绝转出。此属于何种心理反应（　　）

　　A. 焦虑　　　　　　　　　B. 绝望　　　　　　　　　C. 依赖

　　D. 退缩　　　　　　　　　E. 恐惧

3. 护理人员对于患者配合治疗及进步给予及时的肯定、赞扬、鼓励，这是应用何种心理学原理（　　）

　　A. 正强化　　　　　　　　B. 负强化　　　　　　　　C. 消退

　　D. 惩罚　　　　　　　　　E. 以上都不对

4. 患者出院前，反复说："不知道出院后回到工作岗位能不能再适应以前的工作，我有点害怕。"此属于何种心理反应（　　）

　　A. 焦虑　　　　　　　B. 绝望　　　　　　　C. 依赖

　　D. 退缩　　　　　　　E. 恐惧

二、简答题

1. 疾病恢复期的患者，最突出的心理需求是什么？

2. 长期住院，对医护人员产生依赖心理拒绝出院的患者，该如何进行心理护理？

3. 患者因害怕康复锻炼会带来疼痛，拒绝接受锻炼，该如何进行心理护理？

三、角色扮演

某医院，一位刚收治入院患者边走边对家属抱怨："现在医院结构太复杂了，这么多的病房，差点走错科室。"

护士站走出一名护士："您好，您是从普外科门诊过来住院的李强先生吗？"

患者："是的，你们医院结构太复杂了。"

护士："是的，刚建的病房大楼，确实比之前复杂了一些。我是您的责任护士，我叫李红，以后您有什么问题可以直接找我，下面我先带您到病房放下东西，再给您介绍一下医院环境，好吗？"

第二天，诊断结果尚未出来。患者："护士，根据您的经验，像我这种症状，是不是有可能是结肠癌？"

护士："李先生，您想了解病情和疾病诊断结果，我很理解您的心情，但是明天才能出结果，让我们再等等好吗？"

第三天，诊断结果：结肠癌。

患者："护士，诊断结果怎么样？之前家人一直告诉我是肠息肉的。"

护士："病情不像您想的那么简单，可也不是我们预料的那么糟，医生说您需要化疗。"

患者："我听说得了癌才要化疗，难道……"

护士："李先生，您得了肠息肉，但有一部分病变从病理上看不太好，为了防止这种病变进一步向恶性发展，建议要您先进行化疗。"

患者："好吧。"

化疗第二疗程中，患者："这个化疗怎么这么遭罪，恶心、呕吐，我也吃不下饭，头发也大把大把地掉。"

护士："我能感受到您的痛苦，一定要坚持吃饭，那样才能有耐力和抵抗力，掉头发只是暂时的，我们可以戴帽子，以后还会长出新的。再坚持几天，第二疗程就结束了，第一个疗程您表现的就很棒，非常坚强。"

患者："护士，我感觉这个病不是很好治，以后我是不是真的就没多少时间了？"

护士："您的担心我很理解，只要坚持下来，配合治疗，我们离出院的时间也会越来越近，在您这个年龄段，我们科室有很多像您这样的患者，经过治疗后，都痊愈出院了，都能继续工作和生活，给自己也鼓鼓劲加加油好吗？人一旦患病，最重要的是要有良好的心态，别给自己太大压力，好好配合治疗，以后还可以做很多事情。"

扫码"看一看"

扫码"练一练"

（李　密）

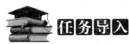

扫码"学一学"

项目十六

完成临床各科患者的心理护理

任务导入

　　护生小王是护理专业3年级的学生，作为实习护士的她在一家综合医院进行为期1年的实习，在这一年中她将不同疾病患者的心理护理方法记录在实习日记中。

　　2014年1月20日　今天是我在呼吸内科病房实习的第5天了，3床的王奶奶患有慢性阻塞性肺气肿已经近10年，是这个病房的老患者，平日里王奶奶总是对这里的护士客客气气的，今天不知怎么了，因为对其实施雾化吸入的时间比平时晚了一些，她很生气大声指责护士还向护士长投诉。

　　2014年2月5日　昨天晚上病房里来了一位急性阑尾炎患者，入院时患者面色苍白，腹痛剧烈，一直问我："要不要做手术？太疼了，我不会要死了吧？"我一直在床旁安慰他，协助医生为患者打术前针、备皮、建立静脉通路并不时与他交谈，最后终于打消了他的顾虑。

　　2014年5月12日　我在产科实习已经1个多月了，在这里我护理了很多产妇。今天我遇到了一位准妈妈，她来病房时羊水已经破了，产妇情绪非常激动，一直要求医生给她进行剖宫产术，但医生建议她自然分娩。为此她和家属很不理解，护士长和医生一直在与他们沟通，最后他们采纳了医生的建议，母子平安。

　　2014年11月10日　亮亮已经高热4天了，肺部的炎症还没有消退，因为不舒服他总是发脾气，妈妈给他做了很多好吃的他也不吃，于是我给他讲故事和他做游戏，他竟把饭都吃了。

　　2014年12月10日　6床的张爷爷患胃癌，这是他第三次到医院进行化疗了。和前两次不同，这次他不再像以前一样总是笑嘻嘻的了，他不太愿意和护士讲话，总是望着窗外。他担心这次化疗的效果，担心做手术能否成功，担心自己年龄大了会熬不过手术。为了使张爷爷高兴起来，我一直在他床边和他说话。

任务1　对内科患者实施心理护理

学习目标

1. 掌握内科患者心理护理的护理方法。

2. 熟悉内科患者的心理问题。

3. 了解内科患者的心理特点。

4. 能为内科患者实施心理护理。

任务描述

患有内科疾病的患者多病情迁延不愈，因此常会出现沮丧、不安等心理问题，长期住院也会使患者产生揣测多虑、烦躁厌倦的心理特点。作为护理人员，我们可以根据患者的不同行为表现制定有针对性的整体护理方案，采取多种手段解决患者的心理问题。本任务通过知识介绍、任务实施等介绍内科患者的心理特点、常出现的心理问题等内容，运用情境教学法，指导护生为内科常见疾病患者实施有效的心理护理。

一、内科患者的心理特点

（一）积极心态

当个体受到疾病威胁时，经常会出现不安感、无助感和隔离感三种心理状态。但当患者入院治疗接受医护人员专业的帮助和服务时，可以在一定程度上获得安全感；另外患者在和病室病友的交流过程中也可以消除隔离感和无助感。一般情况下患者会对医院的条件和医护人员的医疗水平寄予厚望，会表现出良好的合作态度，遵守医院的规章制度，配合医生的治疗，也愿意和护理人员进行沟通。这些正性的心理反应可以帮助患者提高恢复健康的信心。护理人员应关注患者的心理状态，对其正性的行为表现予以肯定，帮助患者客观地认知疾病，指导患者建立有效的心理防御机制。

（二）消极心态

患病本身意味着个体脱离了健康状态进入疾病状态，在一定程度上会影响个体日常的生活，给个体带来不同程度的身体不适感受。因为治疗的需要患者需要入院，这意味着患者离开他所熟悉的环境，进入新的环境，陌生感和剥夺感油然而生，因此住院本身对患者就是一种应激。患者由于入院会将注意力由外部世界转向医院，转向自身的感受和体验，消极心理活动就会出现。有些消极心理经过家人的关心照料或医护人员的专业照护可以得到缓解，但有些不良的心理活动会持续较长时间甚至出现情绪不稳定、焦虑、脾气暴躁等负性心理活动。

1. 认知过程 认知过程是个体获得知识经验的过程，包括感知觉、学习、记忆、思维、注意五个方面。由于感知觉受到情绪和性格的影响，患者对疾病状态的体验各有不同，甚至出现主观感觉增强或异常，影响个体对疾病的认识。例如，住院患者对注射时疼痛的感觉会有所不同，当病室一位患者主诉某护理人员注射技术好疼痛感不明显时，病室其他患者多会认同，此现象又称为"继发效应"。因此护理人员应在临床工作中区分"疼痛感"和"情绪痛"，抓住患者心理给予正性鼓励。

2. 情绪和情感过程 护理人员在工作中应通过患者的动作表情及时掌握患者的情绪和情感变化，患者的情绪主要表现为以下几个方面。

（1）焦虑 住院患者最常遇到的心理问题就是焦虑，在评估患者焦虑反应时，护理人员应考虑到引起患者焦虑反应的刺激因素。在对焦虑患者进行心理护理过程中，护理人员应考虑引起焦虑的不同原因，有针对性地进行护理。如患者处于轻度焦虑时，常处于对事物的高度关注状态，此时护理人员可以多向患者讲解疾病相关知识、疾病预防知识和自我护理等知识，培养患者的兴趣，帮助患者提高应对能力，缓解焦虑心理；患者处于中度焦虑时常表现为不安、紧张、注意力高度集中，怀疑别人的对话是在讨论自己，怀疑家属或医护人员隐瞒自己的病情，患者会运用很多防御技巧来减轻焦虑，如否认等。护理人员在此时应注重心理支持，同患者多沟通，鼓励患者讲出焦虑的原因，帮助其排除困扰；重度焦虑时，患者多表现为精神过度紧张，感到无法控制自己的情绪，多数患者的不良情绪表现为对家属的照顾不满意、对医护人员的工作不满意、脾气暴躁、生活懒散等。此时护理人员应主动接近患者，帮助其找出引起焦虑的原因，耐心与患者交谈，客观地分析可利用的积极因素。如可以通过一些成功案例帮助患者建立战胜疾病的信心，使患者领悟到克服焦虑不应逃避现实。

（2）抑郁　个体患病后，由于病程较长，或迁延不愈，或丧失劳动能力无法正常生活，或由于疾病原因造成形象受损影响其社会形象，患者常常会对未来生活产生失落感和无助感，出现沮丧、悲观，甚至产生厌世情绪。患者表现为整日愁眉不展、闷闷不乐、少言寡语、苦闷、抑郁等，有时也会表现为脾气暴躁，拒绝治疗甚至自杀行为。护理人员在护理此类患者时应细心观察。如某些感情较脆弱、敏感胆怯的患者，由于长时间患病无法治愈，内心遭受巨大考验，他们或由于无法获得有效的社会支持和心理支持，或由于长时间忍受剧烈疼痛的经历，引起大脑功能失调，导致精神错乱甚至精神疾病。部分患者会出现自杀倾向，此类患者表现为对事物厌烦、漠不关心甚至敌视，拒绝治疗，频繁交代后事等。在护理此类患者时，护理人员应做好患者心理疏导工作，主动关心患者，询问患者情况及需求是至关重要的。护理人员可以通过语言和非语言沟通的方式鼓励患者，如用鼓励的眼神注视患者，允许患者适度发泄不满，鼓励患者倾诉等。由于患者多属于敏感内向的性格，所以护理人员应从言语交谈等方面不断鼓励患者，帮助他们建立战胜疾病的信心。对于严重抑郁伴有自杀倾向的患者可以给予药物治疗。

（3）意志过程　有自觉性的患者会充分认识到主动地控制自己的行为，对争取最佳的治疗效果起决定性的作用。他们会配合医生的治疗要求，放弃原有的不良生活习惯如酗酒或吸烟，病愈后依然遵医嘱按时复查等。但有些意志行为较弱的患者由于缺乏信心，认为住院就是病情加重的结果，因此他们多会拒绝就医，不按医嘱服药。有的患者入院后期待家属、朋友、医护人员能够对自己多多照顾，愿意成为大家关注的中心，一旦不符合他的期待就会发脾气；有的患者入院后会表现出胆小多疑、缺乏主见、患得患失、过分依赖他人的行为；有的患者入院后变得顺从、被动。不同患者会出现不同的表现，护理人员如何根据患者的个性特点因人而异地采取有效措施，端正他们对疾病的态度，改善其不良情绪，建立良好的自我管理和自我控制能力，是工作中的重点。

3. 个性　由于每个人的个性不一样，当个体获知自己患病后，会呈现出不同的表现。疾病同样会影响个体原有的行为模式和情绪反应。洛赫林按照患者的个性表现将其对疾病的态度分为虚弱抑郁型、精神衰弱型、疑病型、歇斯底里型、漠不关心型。如疑病型患者常常怀疑自己身患绝症，主诉症状十分逼真，拒绝接受他人的意见，对自己患病深信不疑，常常会主动就医，多处问诊。对于这样的患者护理人员可以利用患者的这一特性，通过积极的心理暗示结合药物治疗，增强心理协同效应。而漠不关心型患者和疑病型患者表现不同，他们多数对自己的病情漠不关心，认为自己身体健康，拒绝检查及治疗，部分人会不重视自己的病情变化。对此护理人员可以通过交谈引起患者及其家属的重视，共同调动患者的主动性积极配合治疗。

二、内科患者的心理问题

内科患者多由于患有慢性疾病，患者大多患病时间较长，病情迁延不愈，又称为慢性病患者。一般认为临床患者病情超过 3 个月，症状相对固定，即可称为慢性病患者。如患有高血压、糖尿病、心脏病、慢性呼吸系统疾病者等都属于慢性病患者。慢性病的发病率在我国呈逐年增长趋势，已经严重影响人们的身心健康，对慢性病患者进行包括心理干预在内的综合干预措施对有效控制慢性疾病的发展可以起到关键性的作用。慢性病患者的心理问题包括以下几个方面。

（一）沮丧心理

慢性病患者由于长期治疗但疾病无法治愈，病情反复发作，常产生沮丧不安心理。部分患者表现出灰心丧气、悲观失望、脾气暴躁等。

（二）多疑敏感

病情迁延不愈反复发作，可导致患者出现多疑敏感。一种患者常因治疗效果不明显或对疾病缺乏正确的认识，认为自己的病比医生说的严重得多，常怀疑别人在议论或隐瞒自己的病情；另一种患者是不相信自己患病，因此会出现拒绝就医。

（三）焦躁厌烦

有的患者由于经济拮据或中青年患者由于就医影响工作而造成经济困难，因此出现情绪急躁、失眠、易怒等情况；有的患者常会表现出悲观厌世的行为如抑郁、自责甚至出现自杀行为。

（四）药物依赖

慢性病患者需要长期服药以控制病情，有时出于治疗的需要，治疗方案会有所变化，如用药时间、用药剂量甚至用药种类发生改变，这都会使部分患者出现紧张担心，甚至拒绝执行医嘱或擅自服药情况。

 任务实施

对内科患者实施心理护理情境如表 16 - 1 所示。

表 16 - 1 对内科患者实施心理护理情境

病例呈现	护理诊断	护理目标	护理措施	护理评价
患者："护士，都这么晚了您怎么还不给我做雾化呀？" 护士："您别急，我马上就去准备，今天医生给您换了药，所以晚了一些。" 患者："你们就是对我不重视，还找理由，去找护士长来。"	焦虑、脾气暴躁，认为医护人员不重视自己，与病情反复、担心疾病的预后以及对环境陌生有关	短期目标：患者在两天之内心情逐渐放松，焦虑的程度减轻 长期目标：患者在治疗期间无焦虑情绪出现，能够主动积极地面对疾病	向患者介绍病室环境、主治医师和责任护士，多与患者沟通介绍成功病例来鼓励患者增强其治疗的信心 鼓励患者说出焦虑的心理，并给予心理安慰	患者在住院治疗期间情绪稳定，能够说出焦虑的原因，并且能够积极配合地治疗及护理
护士长："最近您的情况有些好转了。您看您现在胸闷气短的情况是不是缓解减多了，X 线片显示您的病灶处炎症已经得到了很好的控制，医生给您开了新药，刚刚护士去药房为您领药去了，我们大家都希望您快点好起来，很重视您的病情变化呢，您放心吧。" 患者："我现在是觉得好多了，那你们也不能不管我。" 护士长："您放心吧。"	知识缺乏	短期目标：尽快使患者对疾病的相关知识有一定的了解； 长期目标：患者能够述说疾病的相关知识	向患者及家属讲解疾病的相关知识，鼓励患者提问并给予适当的解答	患者情绪平稳，已基本了解有关疾病的相关知识，紧张情绪减轻，可以配合护士治疗

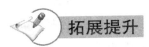拓展提升

内科老年患者创新性心理护理

病例1：患者，女，68岁，以心源性晕厥首次入院。患者以为自己患了严重的心脏病或是脑血管病，因此焦虑不安。

1. 焦虑不安　这是老年住院患者最常见的心理问题，在每个患者身上都不同程度地存在，但以首次住院的患者入院第一周最为明显。他们对自己所患疾病，严重程度，何时才能治好等尚不清楚，因此焦虑不安，表现为烦躁不安、食欲下降、睡眠不佳等。

2. 护理原则　解释 – 支持 – 放松训练。针对患者提出的问题予以认真的解释，使患者了解自己的病情；护理人员指出焦虑不安产生的原因及不良影响，指导患者进行放松训练（自我按摩、简易保健操等）。患者均能接纳护士的意见，在较短的时间里消除或减轻这种心理，睡眠及饮食状况会有明显改善。

病例2：患者，男，68岁，临床诊断为慢性阻塞性肺气肿。患者少言寡语，不喜与人交流，缺少活动，经常卧床休息。护理人员主动同他交谈，鼓励其同病室的患者集中活动，并向患者讲解多活动和与人交往的益处和方法，鼓励他多和别人接触。经过一段时间，患者已和病友们建立了感情，不再感到孤独寂寞了。

1. 孤独寂寞　多见于住院时间较长且缺少亲人陪护的患者。这类患者多性格内向，不善交往，很少言语，其他患者亦不愿同其交往，加之很少人前来探视，患者感到非常孤独，十分寂寞，表现为无所事事、情绪低沉、常常卧床等。

2. 护理原则　消除孤独寂寞的最好方法是鼓励患者与病友建立有效的感情交流。这类患者虽表面沉寂，但内心情感丰富。在护理上要主动与患者接触，交流思想，首先成为患者交往的对象，然后帮助患者与其他病友建立交流的通道，还可引导患者参加一些切实可行的活动，如读书、下棋、打太极拳等。

任务检测

一、选择题

1. 一般情况下，护患关系发生摩擦时，主要责任人是（　　）

　　A. 医生　　　　　　　　B. 护理人员　　　　　　　　C. 患者

　　D. 患者家属　　　　　　E. 护理人员和患者

2. 护患关系的实质是（　　）

　　A. 满足患者需求

　　B. 促进患者的配合

　　C. 规范患者的遵医行为

　　D. 强化患者的自我护理能力

　　E. 帮助患者熟悉医院的规章制度

（3～5题干共用）

患者，女，81岁，退休干部，因冠心病住院治疗，住院前3天与护理人员关系融洽。

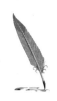

第四天，年轻护士张某在为其进行静脉输液时，静脉穿刺 3 次均失败，更换李护士后方成功。患者非常不满，其女儿向护士长抱怨。从此，患者拒绝张护士为其护理。

3. 针对此患者的特点，最佳的护患关系模式为（　　）

    A. 指导型　　　　　　　B. 被动型　　　　　　　C. 共同参与型

    D. 指导 – 合作型　　　　E. 主动 – 被动型

4. 护患关系发生冲突的主要因素是（　　）

    A. 角色压力　　　　　　B. 责任不明　　　　　　C. 角色模糊

    D. 信任危机　　　　　　E. 理解差异

5. 护患关系冲突的主要责任人是（　　）

    A. 患者　　　　　　　　B. 张护士　　　　　　　C. 李护士

    D. 护士长　　　　　　　E. 患者女儿

6. 一位护理人员在与一位患者交流的过程中，当患者谈到住院以来的高额费用时异常激动不满。为了缓解患者的情绪，护理人员此时可采用的交谈技巧是（　　）

    A. 倾听　　　　　　　　B. 核实　　　　　　　　C. 提问

    D. 阐释　　　　　　　　E. 沉默

7. 一位慢性病经常住院患者在静脉输液时提出由护士长来为其输液，因为担心新护士的操作水平不高，面对患者的这种要求，该新护士应当首先（　　）

    A. 说服患者不用担心，告诉患者自己会尽力

    B. 不作解释，直接给患者输液

    C. 不满患者的要求，与患者据理力争

    D. 找有经验的高年资护士为患者输液

    E. 找家属让其劝说患者同意为其输液

8. 患者，女，68 岁，因病情危重入住 ICU。第二日病情平稳后，对护士说“我想见孩子，老伴，心理憋得慌”，该患者存在（　　）

    A. 自我实现的需要　　　B. 尊重的需要　　　　　C. 爱与归属的需要

    D. 安全的需要　　　　　E. 生理需要

二、角色扮演

[案例1]　患者，男，68 岁，已婚。1988 年以来反复咳嗽、咳痰，有时伴气短，每日痰量约 10 ~ 20 ml，为白色泡沫样，需青霉素等药物治疗方可缓解。曾多次到地方医院就诊，经常服用止咳、化痰、平喘药。此次于入院前一天因受凉，上述症状又发作，咳黄色脓性痰，不易咯出，于今日送入医院就诊，医生诊断为慢性支气管炎、肺气肿、肺源性心脏病（COPD 合并心脏病），入院后给予一级护理，低盐饮食。患者由于平素喜高盐饮食，不予配合，经常私藏咸菜等高盐食品，当护理人员发现要求暂为保管时，情绪激动，拒绝治疗要求出院。

请进行角色扮演，并完成相应的护理工作。

[案例2]　患者，男，45 岁，某大学教授，博士生导师，国家重点学科带头人，国家重大科研攻关项目首席科学家，平素身体健康，婚姻美满，家庭和睦，孩子年幼。他在一次例行健康体检中，被确诊为晚期肝癌。一向事业顺利、家庭和美的他无法接受残酷的现

实，陷入了极度的绝望。此时，面对这位患者，护理人员通常有以下几种典型的做法。

护士甲：十分同情，关注该患者的处境，想用满腔热情帮助患者，减轻意外打击造成的巨大心理压力，她侧重为患者采用了"树立共产主义人生观"的宣教。

护士乙：凭借丰富的临床经验，引用心理治疗的基本技术，用"解释、安慰、保证"等方法，苦口婆心地劝慰患者，用"早期可以治愈"的话语给患者增添生存的希望等。

护士丙：了解此类患者面对突然打击时的强烈情绪及反应大多比较短暂，边守候在患者身边，边观察患者的情绪反应。她及时与患者做适度的沟通，较充分理解患者的内心冲突，同时运用各种方法收集患者的信息，基本判定该患者具有知书达理、热爱家庭、热爱生活等特点，打算选择适当时机，进一步通过临床观察和必要的心理测验，对其人格特征做更深入的了解（内向或外向，乐观或悲观），选择适用于该患者的心理危机干预对策。

请分组进行角色扮演；表演结束，分组讨论，比较以上三种做法。

（李静静）

任务2　对外科患者实施心理护理

学习目标

1. 掌握外科患者心理护理的方法。
2. 熟悉外科患者的心理问题。
3. 了解外科患者的心理特点。
4. 能为外科患者实施心理护理。

任务描述

外科患者是指那些患病较急、病情较重、经过外科治疗预后较好的患者。传统观点认为只要对外科患者采取及时有效的治疗，患者可以很快痊愈，不需进行心理护理。但随着护理心理学的不断发展，我们发现外科患者如外科手术患者、烧伤患者、透析患者同样需要专业的心理护理，这样可以缓解患者紧张焦虑的心理状态，有助于帮助患者恢复健康。本任务通过知识平台、任务实施等介绍外科常见疾病患者的心理护理，运用情境模拟的教学方法介绍阑尾炎手术患者围手术期的心理护理方法，指导护生为外科患者实施有效的心理护理。

一、外科患者的心理问题

（一）手术患者常见的心理问题

手术对于患者来说是一个严重的心理应激，会对其身体造成严重的创伤进而引起患者强烈的心理恐惧。这些心理恐惧感会影响患者的日常生活，同样也会影响手术的成功。患者产生顾虑的原因多种多样，如对手术方式不了解，对术中失血有顾虑，对术后恢复情况有怀疑等。有些患者会对手术产生惧怕心理，而这些不良情绪会影响术后患者病情恢复的好坏。一般情况下，手术患者常见的心理问题有以下几种。

1. 焦虑　从医学的角度来说，焦虑在一定程度上对治疗疾病具有积极意义，但过度焦虑则被认为是一种心理问题。手术患者最常见的心理问题就是焦虑，当然不同手术阶段患者表现出的焦虑程度也会发生相应的变化。曾有心理学者采用焦虑调查表（STAI）对手术前患者进行了 3 次连续测试，结果发现手术前夜患者的焦虑水平最高。这说明手术对患者来说是一种极大的心理应激。

2. 恐惧　恐惧是由于某种危险因素引起的消极反应和情感体验。引起患者手术前恐惧的原因如下。

（1）对医院环境的陌生，比如在陌生的环境中进行身体检查，病房内穿着白衣的医护人员，病室病友的不良回忆等。

（2）对术前的各项护理准备工作恐惧，如手术备皮；术前有创性护理操作，如静脉采血；术前置管，如留置导尿管等。

（3）对手术的惧怕，如听病友说术后伤口疼痛、麻醉术后的副作用等，部分患者会表现为血压升高、心跳加速、末梢循环不良、食欲下降、睡眠障碍等情况；

（4）害怕手术预后不好，担心由于手术造成的功能受损，个人形象改变等。

3. 抑郁　疾病多伴有健康和生活自理能力的丧失，因此患者多会有不同程度的抑郁表现。有的患者少言寡语，对外界事物不感兴趣，不喜欢与人交流；有的患者情绪不稳定，经常哭泣，拒绝治疗；有的患者甚至会出现自杀倾向。如果这种不良情绪不能够及时得到纠正，则会影响患者术后的恢复。

（二）烧伤患者的心理问题

烧伤患者事前大部分没有躯体上的疾病，往往由于意外的突发事件造成严重烧伤而影响患者的躯体健康甚至个人形象。这种突发的意外导致患者心理失衡，常表现为焦躁、抱怨、不安等。因此患者会出现紧张和恐惧心理。

部分患者由于烧伤情况较严重，疼痛感较强烈。患者经过多次换药或多次手术后，对疼痛的惧怕感会越来越强烈，有的患者会因为惧怕疼痛而拒绝换药甚至拒绝治疗、出现自杀行为。

患者经过治疗后进入康复期，但由于伤口逐渐愈合出现瘢痕增生，患者的行动和肢体功能会受到不同程度的影响；有的患者还会有外貌的改变，这时患者极易产生悲观绝望和害怕的心理，部分患者表现出悲观失望、自怨自艾，对生活丧失信心等情绪，甚至出现绝望心理。

（三）透析患者的心理问题

1. 矛盾心理　对于透析患者来说，不透析就意味着死亡，透析就意味着生存。在死亡与生存之间患者往往存在着强烈的矛盾心理，继续透析会加重家庭的经济负担，患者本身也会由于疾病觉得痛苦；不透析意味着无法继续生存。因此患者会产生矛盾心理，出现抑郁、烦躁等情绪。

2. 抑郁心理　美国心理学家对 127 个透析中心的 3478 名患者进行随访调查发现有 0.63% 的人自杀，其中 22 人主动要求停止治疗，两者占调查总人数的 1.3%，远高于正常

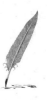

人群中的自杀死亡率。Collin 等也报道透析患者的自杀率为非透析人群的 5～20 倍。透析患者由于肾功能丧失、生活质量下降、身体承受巨大的痛苦、经济压力过重、家庭结构发生改变及生命安全受到威胁等原因，表现为拒绝治疗、自暴自弃。这往往是自杀的先兆，因此护士对患者的抑郁情况应采取积极的措施加以防范。

二、外科患者的心理护理

（一）手术患者的心理护理

1. 术前心理护理 手术对于患者来说不论大小都是一种较强的应激。患者会出现不同程度的生理反应如血压升高、心率加快、末梢循环不良等情况，部分患者会由于过度紧张引起不良的心理反应。针对患者的不同心理生理反应，护理人员可采取以下措施。

（1）术前进行心理疏导，向患者解释手术方案和手术目的，鼓励患者提问，耐心适度向患者解释。

（2）术前进行康复训练指导，如腹部手术患者术后由于伤口疼痛不敢咳痰而情绪焦虑，护理人员可以指导患者学习有效咳嗽、咳痰的方法，如咳痰时用手按住伤口以减轻伤口疼痛，缓解患者紧张惧怕的心理。

（3）对由于术前要进行导尿术或鼻饲而情绪紧张的患者，护理人员应在操作前耐心解释该项操作的目的、方法并指导患者如何配合以减轻不适感；对由于极度惧怕手术而心理负担较大的患者，护理人员可以鼓励患者倾诉，表达其紧张惧怕的原因。如对惧怕手术失败的患者，护理人员可以请权威人士与患者交谈，让患者了解手术的安全性和权威性，消除患者的疑虑。

（4）利用继发效应，病室病友间的交流对于缓解患者的不安情绪具有积极的作用。护理人员可以鼓励术后恢复的患者向准备手术的患者介绍术后经验，以消除患者的顾虑，增加他们的安全感。

2. 术中的心理护理 患者进入手术室后，由于对手术室环境陌生会出现紧张不安心理。护理人员应在护理过程中态度严肃认真，在手术过程中不可窃窃私语或谈笑风生，以免造成患者的恐惧心理。

3. 术后的心理护理 手术患者经过手术麻醉苏醒后，意识到自己已经完成手术会出现庆幸心理。他们多急于了解手术效果和自己疾病的真实情况，护理人员应耐心向患者解释手术效果等，同时指导患者如何配合治疗以减轻疼痛感。由于个体差异，不同患者会对手术伤口有不同程度的疼痛感，部分患者会出现焦虑情绪，待疼痛感减轻后又担心预后，如什么时候拔出尿管、什么时候下床活动等，因此护理人员应及时告知患者手术情况和恢复情况等，帮助患者克服不安和抑郁情绪。部分患者由于惧怕伤口疼痛拒绝离床活动，这样会造成肠道功能恢复不良，影响患者恢复，护理人员在护理此类患者时可以通过准确评估患者的性格和气质特点，主动关心他们的心理情况，鼓励帮助患者下床活动。对于需要经过较长时间才能恢复的大手术患者，护理人员可以适当隐瞒实情，鼓励患者积极应对。如截肢患者，肢体的丧失会引起患者悲观失望、自卑等负性心理，因此护理人员应向患者解释清楚手术方案并指导患者如何应对肢体缺失的问题，同时给予患者相应的关心、同情和支持，帮助他们建立重新生活的信心。

（二）烧伤患者的心理护理

1. 对畏惧疼痛的患者　在护理烧伤患者时，护理人员应向患者和家属详细介绍烧伤创面进行换药的目的、方法和意义，向患者解释尽管换药会不同程度的引起疼痛，但换药对于创面尽快恢复，降低感染机率和促进伤口早日愈合起积极的作用，鼓励患者积极应对换药时的疼痛。同时护理人员在进行换药、静脉输液等护理操作时尽量做到动作轻柔，操作熟练准确以减轻患者的痛苦。

2. 对悲观绝望的患者　在护理严重烧伤患者时，护理人员应密切观察患者的心理反应，对于患者的情绪波动予以重视。尤其是对烧伤后肢体功能障碍患者和面部烧伤患者，护理人员应主动与患者交谈，了解患者的不安心理，鼓励其正确对待疾病。对肢体功能障碍者，护理人员应鼓励其进行有效的功能训练，建立对抗疾病的信心；对于面部损伤引起外貌改变的患者，护理人员应鼓励患者表达自身焦虑的原因，安慰患者消除其病态心理，鼓励患者多参加社交活动，多参加力所能及的活动，与他人多交流，重新找到兴趣点，增强其对生活的信心，并有计划地帮助患者进行心理疏导和行为锻炼，重新回归社会。

（三）透析患者的心理护理

1. 建立良好的护患关系　护理人员首先应不断学习透析的理论知识，了解透析患者的心理特点以及影响患者心理的原因，以良好的精神面貌、专业的理论知识、娴熟的护理技巧取得患者的信任。在护理工作中护理人员应积极主动地了解患者的心理变化，及时调整会影响患者心理变化的外在因素。如患者未能很好地控制饮食，食用过量的食盐，造成病情恶化从而引起恐慌心理。护理人员应首先了解患者情况，针对部分患者由于饮食习惯的改变无法适应低盐饮食依然按照原有习惯进食的情况，护理人员不应过分责怪患者，应善意地劝导，让患者了解食用过量盐对其疾病的影响，并指导患者可以通过增加其他调味剂来代替食盐的方法以减少钠盐的摄入，通过此方法来帮助患者适应治疗方法。在整个治疗过程中护理人员应及时了解患者对治疗的意见、看法，通过不断沟通了解患者的意图和需求，从而获得患者的信任。

2. 生活护理　透析患者由于需要长期透析以维持生命，部分生理功能和社会功能丧失，他们往往需要家属的照顾，同时透析费用也会给患者家庭带来不小的经济负担，他们多会认为自己是家庭的累赘，产生自责、敏感多疑的情绪。因此，护理人员应与患者及其家属进行沟通，详细了解患者的家庭状况，了解患者对治疗方案、治疗效果的认识，及时帮助患者及其家属解决生活中的问题。另一方面护理人员也应该将患者的治疗情况及时反馈给患者及其家属。对于自理能力较差的患者应指导家属如何对患者进行居家照顾，如在饮食上的护理方法等，从而多方面帮助患者。

3. 健康教育　透析患者需长时间接受透析，由于部分患者缺乏相关知识，常常会出现不同程度的心理问题，因此做好健康教育对维持患者的身心健康极为重要。首先，护理人员应对透析初期的患者进行健康教育，指导其认识到透析是一个长期的过程，不可急于求成。如护理人员向患者讲解透析的目的、方法、作用以及所患疾病需要透析的时间等相关知识，解除患者由于长时间透析引起的焦虑、紧张心理。同时对于经济困难者，指导患者通过从事一些力所能及的事情增加经济收入，体现自身价值，保持健康的心理状态积极应对疾病。最后告知患者在辅助治疗上应注意的问题，如饮食的要求、体重的控制、静脉造瘘的自我护理等，调动患者的主动性配合治疗，使其做到心中有数，增强其对抗疾病的信心。

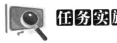 **任务实施**

对外科患者实施心理护理情境如表 16-2 所示。

表 16-2 对外科患者实施心理护理情境

病例呈现	护理诊断	护理目标	护理措施	护理评价
患者："护士,我疼得都快要死了,医生怎么不管我?"	焦虑,与环境陌生及感觉健康受到威胁有关	患者3个小时内焦虑的情绪有所缓解,心情逐渐放松	向患者讲述手术成功的例子,减少紧张、焦虑,增强信心 鼓励患者说出自己的焦虑,并给予心理上的安慰,让患者及家属主动提出问题并主动给予解决	患者在住院治疗期间情绪稳定,能够说出焦虑的原因,并且能够积极配合治疗及护理
护士："您别急,医生已经看过您了,您是急性阑尾炎。我们准备马上为您手术,别担心。" 护士："您别着急,您的情况我们已经跟医生沟通了。您交的押金可以支付治疗费用,医保也会帮您支付一部分。" 患者："真的吗,那我就放心了。"	紧张	缓解患者紧张、焦虑心理	向患者解释医疗过程中的费用有一部分医保会报销,并告诉患者医生会尽可能使用药效好、费用低的药物,以降低患者经济负担	患者可以接受手术,紧张情绪缓解

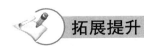 **拓展提升**

肾移植患者的心理特点

肾移植患者的不良心理反应率约为1/3,主要是焦虑与抑郁,严重的也可出现自杀,甚至在术后一年,社会心理适应不良者仍可达20%以上。若移植肾的供体是活着的亲属时,不良反应率高,有的报道可达57%;而供体为死者时,不良反应率约31%。这种现象值得进一步研究。

一、器官移植的心理反应

主要是对植入的心理排斥和心理同化。

1. 心理排斥 多见于术后初期,患者对移植器官有"异物"感,从主观上的机能不协调感觉到为生命担忧而恐惧不安;有时排斥心理来源于人际关系矛盾,即供体与受体个人间的矛盾。曾报道一例肾移植后情况良好的患者,在三月后突然获悉移植肾来自其平时深恶痛绝的亲属,自此患者陷入很深的抑郁,随之肾功能不佳,肾衰竭而死。有的患者对移植肾有厌恶感或有自罪感(靠别人的器官生存)。临床观察表明,心理排斥与生物排斥有关。但心理生理中介机制不明,从现代观点来看,可能是通过心理免疫系统来实现的。

2. 心理同化 患者喜欢打听供体的情况,甚至在康复后仍想方设法详细了解,并因之发生心理的改变。如移植男性肾的女患者有男性化,移植女性肾的男患者有女性化的表现。曾报道一例豪放爽朗、不拘小节的男青年,因车祸两侧肾切除后,移植了一位女性文科大学生的肾脏。患者得知后,在日常生活中,时时处处以文科女大学生的要求约束自己,变得温文尔雅、彬彬有礼,与移植前判若两人。

二、心理反应的原因

尾崎(1987)将影响肾移植患者精神症状的各种因素归纳为三类:①直接起因是由排斥反应与病前性格相结合所致;②躯体因素是由透析、尿毒症和药物所致;③心理因素包括供体的选择,ICU的管理以及对移植肾的心理相容过程。

任务检测

一、选择题

（1~3题共用题干）

患者，男，69岁，农民，文化水平较低，胃癌术后。护士在探视时间与其进行交谈，在交谈过程中，护士手机来电，护士立刻将手机关闭，患者感到伤口阵阵疼痛，并很烦躁，患者的女儿轻声安慰，最终交谈无法进行下去，不得不终止。

1. 影响此次护患沟通的隐秘性因素是（ ）

    A. 患者伤口疼痛   B. 患者为文盲   C. 护士未关闭手机

    D. 患者女儿在场   E. 患者年龄较大

2. 导致这次交谈失败的个人生理因素是因为患者（ ）

    A. 文化水平较低   B. 情绪烦躁   C. 年龄较大

    D. 伤口疼痛   E. 女儿在场

3. 针对此患者的特点，最佳的护患关系模式为（ ）

    A. 指导型   B. 被动型   C. 共同参与型

    D. 指导－合作型   E. 主动－被动型

4. 患者，男，50岁。诊断为"冠心病，心绞痛"，拟择日行主动脉－冠状动脉旁路移植手术。术前护士发现患者一个人默默地对着窗户发呆，神情非常无助。护士耐心询问患者得知，患者一方面担心手术发生意外，另一方面担心不手术会有心肌梗死的风险，所以非常恐惧，此时护士采取的措施除外（ ）

    A. 告诉患者手术没有任何风险

    B. 指导患者放松的方法，作好术前心理准备

    C. 请患者家属一起作好患者的思想工作

    D. 告诉患者手术对缓解病情，防止病情恶化有重要作用

    E. 指导患者进行术后康复练习

二、角色扮演

如果您是一名护士，请就以下情境对患者进行心理疏导。

患者，男，45岁，因右髌骨粉碎骨折接受手术治疗，患者术后由于伤口疼痛一直焦虑不安，因惧怕疼痛不配合医护人员进行康复治疗，总觉得自己的腿要残废了，情绪低落。

（李静静）

任务3　对妇产科患者实施心理护理

学习目标

1. 掌握妇产科患者的心理护理方法。
2. 熟悉妇产科患者的心理问题。
3. 了解妇产科患者的心理特点。
4. 能为妇产科患者实施心理护理。

任务描述

随着生物－心理－社会医学模式的确立，妇产科患者的心理护理越来越受到重视。妇产科患者由于妊娠、分娩、肿瘤或其他疾病使其处于强烈的应激状态，往往会造成躯体和精神的双重障碍。本任务通过介绍妇产科患者的心理护理知识，运用情境模拟的教学方法介绍分娩期产妇的心理问题及护理方法，指导护生为妇产科患者实施有效的心理护理。

一、妇产科患者的心理问题

（一）孕妇的心理问题

当孕妇确知自己怀孕后首先会表现出欣喜，但喜悦过后由于角色的转换以及身体的变化其情绪会转为不安、恐慌。孕妇往往会出现以下几个问题：①对即将到来的分娩产生顾虑，她们通过交流，了解分娩是一个痛苦而漫长的过程，往往由于过分担心分娩过程中的疼痛，表现出焦虑、恐惧、不安等情绪；②担心难产、手术预后，常表现出犹豫不决；③担心胎儿发育，怀疑胎儿是否有畸形、担心胎儿健康状况等。

（二）产妇的心理问题

1. 紧张和害怕　产妇在进入产程后由于进入产房或手术室，面对助产士和护理人员往往会表现出紧张、害怕的心理。尤其是一些高龄且文化程度较高的产妇，常会因为自己的年龄问题怀疑是否可以顺利分娩而表现出害怕、多疑；相反，对于一些年龄较轻且文化素质较低的产妇，她们对分娩过程中出现的疼痛准备不足，往往会表现出大声吵闹、过分激动等紧张、恐惧情绪。

2. 担心与盼望　产妇在进入产房后，会担心是否可以顺利分娩，助产士的技术是否精湛，孩子是否健康平安，此时她们往往需要亲人能够陪伴在自己身旁。

（三）妇科肿瘤患者的心理问题

1. 恐惧绝望心理　调查显示，约51.3%的癌症患者有不同程度的恐惧心理。当患者获知自己患有癌症时，由于担心病情的恶化常担惊受怕、惶惶不可终日。在治疗过程中部分患者由于治疗效果不明显、放化疗带来的痛苦经历和躯体的不适进一步感受到恐惧害怕，担心死亡的来临。患者由于思想负担过重，极易出现悲观失望、自暴自弃甚至轻生的念头。

2. 焦虑多疑 同一调查显示，大约有28.6%的患者表现出焦虑多疑的情绪。她们对自己的身体变化极为敏感，担心癌症转移，总是怀疑有不好的事情发生，听到别人的对话就怀疑是在讨论自己的病情等。对于初期获知自己患病的患者，她们多表现出怀疑、否认的态度，他们会多次检查且希望检查结果有误。

3. 接受配合 当患者经过多方检查发现自己确实患有肿瘤后，多数患者经过长期的心理调整后会呈现平静接受的态度。部分患者会妥善安排自己的工作和生活，她们会积极配合医生进行治疗，希望通过治疗可以减轻病痛。

二、妇产科患者的心理护理

（一）孕妇的心理护理

由于怀孕，孕妇要承受生理和心理的变化，她们希望获得丈夫和家人的关心和照顾，多会表现出依赖、脆弱、情绪不稳定、对家人有过多的要求等情况。此时护理人员可以指导家属了解孕妇的心理变化和心理需求，同时可以通过孕前指导，介绍孕期自我护理知识等解除孕妇的顾虑。

（二）产妇的心理护理

1. 关心、爱护产妇 护理人员应热情周到地护理每一位产妇。当产妇进入病区后护理人员应该主动向孕妇介绍病区环境以减少由于陌生而引起的紧张、害怕心理，使她们感受到家的温暖，同时对于孕妇提出的疑问可以耐心解释解除她们的顾虑，增加她们对医护人员的信任感。

2. 态度和蔼、技术精湛 护理人员在为孕妇进行检查时态度要和蔼，注意保护患者的隐私。护理人员应认真检查孕妇的情况，如产程、宫缩情况、胎头下降情况等。对于产妇由于疼痛情绪激动大喊大叫，护理人员不可过分斥责患者，应理解并耐心指导产妇通过深呼吸等方式减轻疼痛，同时指导产妇配合助产士顺利分娩。

3. 妥善处理突发事件 如遇紧急情况，护理人员应马上通知医生，及时进行处理。护理人员应酌情向产妇介绍情况，有条不紊地处理突发事件，避免造成产妇过重的心理负担。如遇过度紧张的产妇，应嘱其不可过度激动以免影响子宫收缩而导致产后出血。

（三）妇科肿瘤患者的心理护理

1. 避免患者产生过度恐慌的心理 护理人员应根据患者的情况采取相应的护理措施。对于家属要求隐瞒病情的患者，护理人员可以配合家属对患者适度隐瞒病情，避免造成患者的过度恐慌影响治疗；对于已知自己患病的患者，护理人员应根据患者的气质类型和所处的特殊心理阶段，耐心向患者解释疾病的相关知识。对于患者的疑问及时解答，解除患者不安紧张心理，排除不利于治疗的心理社会因素。

2. 做好心理辅导 对于极度悲观的患者，护理人员应因人而异找出患者悲观、失望的原因，做好心理安慰。当患者获知自己患有不治之症时，往往表现出悲观、绝望，她们或整日闷闷不乐或放弃治疗。护理人员应向患者介绍疾病治疗的方法与进展，多向患者介绍成功案例，请同病室患者向其介绍治疗经验，以增强患者对抗疾病的信心，主动配合治疗。

3. 药物治疗结合心理疗法 化疗是一个漫长而痛苦的过程，患者往往由于病痛而出现不同程度的心理问题，他们或表现出悲观失望惧怕化疗，或表现出自暴自弃拒绝治疗。研究发现通过一系列的心理护理，大部分肿瘤患者能够正确面对现实，积极地配合治疗，最终取得比较满意的疗效。如护理人员可以通过向患者讲解化疗药物的作用，如何应对化疗药物产生的不良反应等，使患者在化疗过程中可以正确面对自己的感受，最终达到最佳的治疗效果。

4. 积极沟通，鼓励患者家属参与 器官切除，内分泌发生变化常会使妇科肿瘤患者出现焦躁、情绪激动的情况。此时家属的陪伴与支持会在一定程度上缓解患者的不安情绪。护理人员可以经常与家属沟通，使他们了解到患者的一些不良表现是由于自身器官缺失而自卑，担心家庭破裂所致，鼓励家属理解、安慰、关心患者，使患者感受到家庭的温暖。

 任务实施

对妇产科患者实施心理护理情境如表 16 - 3 所示。

表 16 - 3　对妇产科患者实施心理护理情境

病例呈现	护理诊断	护理目标	护理措施	护理评价
产妇："我羊水破了，快点给我做手术吧，疼死我了。" 护士："请您放松，医生建议您自然分娩。" 产妇："我要做手术。" 护士："您和孩子的情况都很好，可以自然分娩的。"	焦虑	短期目标：患者 3 个小时内焦虑的情绪有所缓解，心情逐渐放松 长期目标：患者在住院治疗期间焦虑情绪得到缓解	陪伴患者向其解释病情及治疗、检查方法使其放松 产妇的主管护士要经常巡视病房，了解产妇的心理状态，及时帮助其解决生活上的不便，增加其与医护人员之间的相互信任	产妇焦虑情绪得到缓解
产妇："太疼了，不行不行。" 护士："自然分娩对您和孩子都有好处，您放心，这里的医生水平很高的，也有缓解疼痛的措施，请您放心。" 孕妇："好吧。"	情绪激动，不配合医生治疗	短期目标：使患者在手术前对分娩有一定的了解；可以配合手术	耐心解答患者的问题，给患者讲解妊娠及分娩情况 分享成功案例及应对措施，如深呼吸、数数、抓紧护士的手等	产妇情绪稳定，可以配合医生、助产士

 拓展提升

妇科患者常见心理问题

一、急躁不安、挑选医生型

多见于一些病程长，自认为病情复杂的患者。常表现为坐立不安或来回踱步，认为别人诊疗是占用了她的时间，不断询问就诊号码，围观医生诊断，遇到与自己类似的患者又急于知道结果。她们特别愿意到高年资医生那里就诊，怀疑年轻医生的技术，害怕男医生诊疗。

二、忧郁多疑型

多见于一些中年或更年期的患者。中年面临的问题多、负担重，又是许多疾病的好发年龄。常对多项检查顾虑重重，担心患病后给家庭、工作带来许多困难和损失，牵挂父母和子女的抚养及自己是否成为配偶的负担等。一时得不到确诊又怀疑自己患绝症，常表现为食欲不振、失眠、固执、爱挑剔等，严重者甚至发生精神失常。

三、紧张、羞怯型

多见于大龄青年或未婚先孕的人工流产者，她们多因为职业、经济、学习、工作过重，夫妻不和睦及社会因素等不能正确怀孕生育。常害怕刮宫的疼痛、怕出血或并发症，特别是未婚先孕者担心被熟人认出，常表现为紧张和难为情。

四、焦虑、恐惧型

常见于一些急危重症患者，她们是由正常的社会角色意外地进入急危重症角色，起病突然，发展迅速。患者缺乏足够的思想准备、受病痛和死亡的威胁，出现极度焦虑不安与恐惧，迫切渴望得到有经验的医生的诊治。

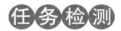

任务检测

一、选择题

1. 患者，女，75岁。20年前发现右侧乳腺癌，接受了乳腺癌根治手术和化疗。本次复发，患者住院期间很积极地配合医护治疗，对自己的疾病恢复很有信心。此患者的心理变化处于的阶段是（　）

  A. 否认期　　　　　　B. 愤怒期　　　　　　C. 协议期

  D. 犹豫期　　　　　　E. 接受期

2. 一名青年女性癫痫患者使用苯妥英钠和卡马西平进行治疗，她询问护士有关结婚生子的问题，护士回答最恰当的是（　）

  A. 如果打算要孩子，请医生为您换药

  B. 您的孩子肯定不会有癫痫的危险

  C. 在癫痫治愈之前不要考虑要孩子的问题

  D. 癫痫妇女一般很难受孕

  E. 不停药也可以怀孕

3. 患者，女，55岁，职业为某公司总经理，护士为其治疗时喊床号，引起其不悦，该患者未被满足的需要是（　）

  A. 工作的需要　　　　B. 安全的需要　　　　C. 家庭支持的需要

  D. 尊重的需要　　　　E. 生活自理的需要

4. 患者，女，32岁，子宫颈癌，拟手术治疗，患者情绪低落，沉默寡言，夜不能寐，护士应采取的最重要的护理措施是（　）

  A. 报告主管医生

  B. 让其爱人陪伴

  C. 鼓励患者诉说并给予疏导

  D. 向患者解释疾病知识与手术注意事项

  E. 联系精神科医生会诊

5. 某孕妇，28岁，进入分娩状态，护士发现该孕妇在其宫口开大3厘米后，出现烦躁不安，对于自然分娩没有信心，一再要求剖宫产。该护士针对此孕妇应采取的最主要的护理措施是（　）

A. 提供心理支持，减轻焦虑　　　　B. 教会孕妇用力的方法

C. 鼓励孕妇多进食，恢复体力　　　D. 做剖宫产准备

E. 检测胎心

6. 患者，女，50岁，乳腺癌晚期。患者情绪低落，护士与其交流时应该特别注意语言的（　　）

A. 趣味性　　　　　　B. 严谨性　　　　　　C. 规范性

D. 安慰性　　　　　　E. 礼貌性

7. 患者，女，48岁，因患乳腺癌接受了乳腺癌根治术，术后常有自卑感，不愿见人。护士应特别注意满足患者的（　　）

A. 生理的需要　　　　B. 安全的需要　　　　C. 爱与归属的需要

D. 尊重的需要　　　　E. 自我实现的需要

二、角色扮演

患者马某，女性，33岁，入院前因无意中发现右乳有肿物入院。近一月来，上述症状持续存在，为进一步治疗入我院外科。患者入院时查体：T 36.5℃，P 76 次/分，R 19 次/分，BP 140/80 mmHg，全身浅表淋巴结未触及肿大。右乳肿物表现为无痛、无红肿、质硬、表面不光滑、边缘不整齐，入院后完善各种检查考虑为右乳癌，拟手术治疗，患者入院后精神、睡眠、饮食、大小便均正常。患者年龄较轻，已婚，家庭经济状况良好，有医保无经济负担。患者对手术有畏惧心理，担心术后癌症复发，术后身体残缺。患者自卑，担心家庭破裂。

情境一

患者的朋友来探望患者，期间患者谈笑风生，说自己很好，但当朋友都离开后，患者站在窗口撕扯花瓣。护士问她在想什么，患者拿着花对护士说："您说我像不像这朵没有花瓣的花，残花败柳……"

情境二

患者的丈夫来看患者，带来了她平时爱吃的水果和食物。在和患者聊天过程中，丈夫给患者展示了功能型内衣，患者看到后大发雷霆，"你是不是故意的？你嫌弃我身体残缺了是不是？你巴不得我早点死是不是？出去出去，我不要你的同情！"

（李静静）

任务4　对儿科患者实施心理护理

学习目标

1. 掌握儿科患者心理护理的方法。

2. 熟悉儿科患者的心理问题。

3. 了解儿科患者的心理特点。

4. 能为儿科患者实施心理护理。

任务描述

儿童正处于生长发育的阶段，任何疾病都会影响孩子的健康成长，而且儿童作为一个家庭的主体一旦患病就会影响整个家庭的运转，对家庭成员造成心理影响。本任务通过介绍儿科患者的心理护理知识，运用情境模拟的教学方法介绍儿科患者心理问题及护理方法，指导护生为儿科患者实行有效的心理护理。

一、儿科患者的心理问题

（一）缺乏安全感

儿童离开家来到一个陌生的环境会引起不安的情绪。他们会因为环境的陌生，害怕与父母分离甚至被遗弃而表现出害怕、不安、大哭大闹。而疾病本身带来的痛苦也会让儿童产生悲观、害怕的情绪。很多孩子会用哭泣、吵闹等方式表达其不良情绪。

（二）不良行为

儿童患病后，父母会加倍关注爱护他们，给予他们过分的关注与照顾。患儿会很快适应新的角色，一旦父母没有满足他们的需求就会发脾气，骄横任性，甚至出现打骂父母、护理人员，破坏玩具等攻击行为。

（三）恐惧不安

患儿住院后因为治疗的需要会接受一些侵入性治疗，如打针、输液等，患儿因为害怕疼痛表现出拒绝治疗、拒绝住院、外逃、害怕看到医护人员、恐惧听到治疗车的声音等。有的患儿会由于害怕与父母分离而哭闹不止。

（四）焦虑抑郁

年龄稍大的患儿可以理解打针吃药的意义，因此他们多表现出可以配合治疗，但这些患儿也会由于治疗时间较长担心自己的病能否治愈，一些有痛苦经历的患儿会表现出逃避、焦虑、紧张、恐慌等情绪。有的患儿由于入院无法到学校学习，担心学习成绩而产生烦躁情绪。

二、儿科患者的心理护理

（一）熟悉儿童的心理特点

患儿入院后，由于对病室的陌生感会表现出格外害怕、焦虑、紧张的心理。护理人员此时可以主动接近患儿，哄抱患儿，与他们一起玩耍，消除患儿的紧张、焦虑心理。对于沉默寡言的患儿，护理人员可以主动和他们说话，给他们讲故事，取得他们的信任，改变患儿忧郁、孤独的心理状态。对护理人员有敌对情绪的患儿，由于此时其心理脆弱更需要保护，护理人员要以更大的耐心和爱心去照顾患儿。至于那些任性、固执的患儿要视具体情况给予正确指导，纠正患儿的不良行为。

（二）注重语言修养

护理人员运用语言能力的好坏直接关系到患儿疾病的恢复。不同的说话方式可产生不同的治疗效果。护理人员要避免运用指责、威胁等刺激性的语言，以免伤害他们，应多运用安慰性的鼓励言语给予患儿心理上的支持。另外，护理人员还要以慈母般的胸怀关心爱护每一位患儿，通过轻拍、搂抱、抚摸等方式使患儿感受到母亲一样的关爱，使患儿产生安全感，能主动与护理人员亲近，并积极配合治疗。

（三）注重暗示的作用

在临床上，积极的心理暗示对治疗起辅助作用，消极的暗示会给患儿增加痛苦。在治疗过程中，护理人员首先要做到庄重、有威信，使患儿在积极暗示中改变原有的心理，产生积极的心理效应。所以，护理人员应多运用积极暗示调动患儿的积极性。除此之外，护理过程中还可设法转移患儿的注意力，减轻其心理压力。

（四）娴熟的护理技术

护理人员通过娴熟的护理技术可以减轻患儿生理上的痛苦，帮助他们从惧怕治疗到乐于接受治疗，再到主动配合治疗，建立护理人员与患儿间的信赖感。这就要求护理人员在临床操作过程中，做到技术熟练、手法轻盈。其次，护理人员还要有敏锐的观察力。儿科病患的特点是变化快、病情急，又由于年龄较小无法有效表达他们的不适感受，只能靠护理人员的仔细观察。与此同时，护理人员还要从患儿的兴趣中了解他们的内心世界，解决他们的心理问题。所以，护理人员要有机智的头脑和敏锐的观察能力，以做好心理护理工作。

 任务实施

对儿科患者实施心理护理情境如表 16-4 所示。

表 16-4 对儿科患者实施心理护理情境

病例呈现	护理诊断	护理措施	护理目标	护理评价
患儿："阿姨，我妈妈呢？她在外面吗？您叫她进来好吗？"护士："亮亮，你妈妈没在病房外边，现在是治疗时间，她回家给你拿换洗衣服，一会就回来了。阿姨现在喂你把馄饨吃了。"患儿："我不吃，我不吃。"	焦虑，与环境改变、害怕治疗有关	陪伴患儿，给她讲故事使其放松 鼓励患儿表达不安的心理，及时奖励患儿如打针后给患儿一支棒棒糖作为奖励	短期目标：患儿 3 小时内焦虑的情绪有所缓解，心情逐渐放松 长期目标：患儿在住院治疗期间焦虑情绪得到缓解	患儿可以适应医院环境，焦虑缓解
护士："亮亮，你看你妈妈给你做的馄饨多香呀，你瞧这个小馄饨像不像小海螺，你把它吃下去让它在你的肚子里游泳多好呀。"患儿："是呀，我要多吃一些，让它们在我肚子里游泳。"	有孤独感，拒绝进食	通过讲故事的方式提高孩子对食物的兴趣 通过改善食品的种类、外观引起孩子的食欲	患儿在住院期间可以正常进食	患儿可以正常进食，情绪良好

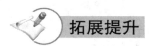

拓展提升

慢性疾病对儿童和青少年的心理冲击

一般把病程超过三个月以上者称为慢性病。据估计，有 30% ~ 40% 的人在 18 岁以前曾得过一种以上的疾病（包括视、听障碍；精神发育迟滞；言语、学习及行为障碍在内）。其中严重的慢性病占 7% ~ 10%，除感觉障碍外，最常见的是哮喘。

婴儿期的母婴接触对于婴儿的心理健康发展极为重要（Harlow 等，1966）。病婴由于经常住院与亲人分离，以及母亲对婴儿疾病的反应不够及时，造成母爱剥夺，使病婴缺乏安全感。6 ~ 7 个月的婴儿在与母亲分离时，就可体验到一种丧失感并表现沮丧。幼儿住院时受到疾病的冲击，家庭的过度保护可以抑制幼儿表达个人意志的机会；住院儿童与双亲分离所致的应激可因缺乏安全感而增强。幼儿常把治疗手段看作是一种惩罚。学龄期儿童在心理上正发展着一种统治感（sense of mastery），即一种预测及控制未来事件的需要和对道德态度及价值的评价。慢性病可以阻碍这种发展。到了少年期，像儿童一样仍处于发展时期，但又像成人一样要去应对一些面临的生活问题。在这样一个变动时期患慢性病可以引起折磨。在自我概念及躯体形象形成时，因为疾病或躯体变化的影响，少年可产生强烈的情绪反应。少年在慢性病期间也可出现一些成人样的应对反应——否认、理智化、代偿、愤怒等。但要记住，他们毕竟不是成人。

任务检测

一、选择题

患儿，女，7 岁。以先天性心脏病收入院第一天，拟行手术治疗。当天晚上夜班护士查房时患儿开始哭闹："我要爸爸妈妈，现在就要，离开他们我睡不着。"护士最佳的回答是（　　）

　　A. "你想爸爸妈妈了吗？我陪你说说话吧。"

　　B. "如果你乖乖睡觉，我就给你拿玩具玩。"

　　C. "你再闹的话，我就给你扎针。"

　　D. "你不许瞎闹，再闹灰太狼就来了。"

　　E. "医院有规定，你现在的情况父母不能陪床。"

二、制定心理护理方案

俊俊是一位患有白血病的 7 岁男孩，他在医院已经有近半年的时间了，一直是病房的开心果。每每有小朋友哭闹，他都会帮助劝导。但自从他看到隔壁病房的小朋友因为病情加重而死亡后，变得闷闷不乐，不再跑到其他病房和小朋友玩了。他现在总是一个人在病床上，说不敢去别的病房，害怕又有小朋友死去，害怕有一天他也会死。作为责任护士请您针对俊俊的情况制定一份护理方案。

（李静静）

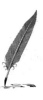

任务5　对临终患者实施心理护理

学习目标

1. 掌握临终患者心理护理的方法。
2. 熟悉临终患者的心理问题。
3. 了解临终患者的心理特点。
4. 能为临终患者实施心理护理。

任务描述

随着生物－心理－社会医学模式的发展，心理护理在疾病治疗中的作用日益显现。本任务通过介绍临终患者的心理护理知识，运用情境模拟的教学方法介绍临终患者的心理问题及护理方法，指导护生为临终患者实施有效的心理护理。

个体的死亡过程各异，反应也不相同，但在对濒死患者的心理研究中仍能发现其具有普遍的现象。美国心理学家库柏勒－罗斯通过研究，提出了临终患者一般经历五个心理反应阶段，即否认期、愤怒期、协议期、抑郁期和接受期。

一、否认期

当患者得知自己病重即将面临死亡时，其第一反应是"不，这不会是我"或"不可能"。患者可能会采取复查、转院等方式试图证实诊断是错误的。这些反应是一种心理防御机制，否认是为了暂时逃避现实的压力。患者为了避免家属过度悲伤，表面上会保持乐观的精神，假装不知道，但在真正了解他的人面前会诉说真情、哭泣，以减轻内心的痛苦。多数患者心理还期望着有新的治疗或奇迹的出现。

护理人员应明白，否认是抵御严重精神创伤的一种自我保护，不要揭穿患者的防御，但也不要对他撒谎，保持一种坦率、诚实、关心的态度，仔细地听患者讲他所知道的情况，要热心、支持和理解，使之坚信治疗仍有希望。对于癌症等预后不良的疾病，是否将其真实情况告诉本人，要看其心理承受能力。对于意志坚强，能够正确对待死亡的患者，将其真实情况告诉本人反而会激发他的斗志，有利于更好地配合医务人员进行治疗，有利于延长寿命，同时与他们公开谈论病情，有利于交流感情，给予心理支持。

二、愤怒期

在被证实诊断无误后，患者在情感上难以接受现实，痛苦、怨恨、嫉妒、无助等心理交织在一起，"为什么是我，这不公平！"患者往往把情绪发泄到护理人员或家属身上，甚至拒绝治疗，拔出针头和导管。此期应尽可能创造条件使患者得到最大满足，不要把患者的攻击看成是针对某个人，也不要用愤怒的表现去反击他，不要告诉患者"不应该这样"

"不应该那样"，让患者发泄他的愤怒和倾泻他的感情。当患者发脾气时，同情地劝解，可以说："我要是您也会发脾气的，那就一股脑地发出来吧！"在适当的时候尽量陪着患者，这样不至于使他感到你被气走了且会被你的爱心所感动。有1例肺癌男性患者由于较年轻，病前担任重要的领导职务，子女尚小，未完全安排工作，认为患病影响自己及孩子的前途，影响爱人的身体健康，感到内疚，认为老天不公，于是暴躁易怒，拒绝治疗。这时护理人员应主动关心患者，帮他翻身，处理大小便，并做其子女思想工作，多抽时间照顾父亲，用同情和婉转的方法解释，使患者减轻负罪感。

此期护理人员要理解患者发怒是源于害怕和无助，而不是针对护理人员本身。应为患者提供宣泄内心不快的机会，给患者宽容、关爱和理解，尽量满足其合理需要，但应预防意外事件的发生。

三、协议期

患者承认已存在的事实，但祈求奇迹发生。"是的，是我，但……"这时患者发怒暂停，为了延长生命，认为许愿或做善事也许能扭转死亡的命运，这个时期对患者是有益的，因为患者正在尽量用合作和友好的态度来推迟死亡的命运。此时更应主动地关心、体贴患者，认真观察病情，加强护理措施的实施，如及时补充营养和体液，做好基础护理和专科护理，请专家会诊。

护理人员应鼓励患者说出内心的感受，积极引导，减轻压力。主动关心患者，加强护理，使患者更好地配合治疗，以减轻痛苦。

四、抑郁期

当患者发现身体状况日益恶化，协商无法阻止死亡来临时，会产生强烈的失落感，出现悲伤、退缩、沉默、哭泣甚至自杀等。有1例患肺癌并广泛转移的女患者是位离休干部，老伴已去世3年。儿子儿媳都是工人，一边照顾母亲，一边上班，十分辛苦。患者疼痛难忍而时常发脾气，指责儿子儿媳对她关心不够，时常沉默、忧郁、哭泣，不愿多讲一句话。这时护理人员主动与她交谈，说明她儿子是孝顺的，只是因疲劳过度，可能在某些方面照顾不周，护理人员可以帮助照顾，给她做口腔护理、喂饭、擦浴等，并向患者原单位反映情况，找了个女青年专门照顾，减轻了儿子的负担，儿子儿媳也利用点滴时间陪伴母亲，送饭、洗衣、交谈，使患者情绪稳定。

护理人员应允许患者用忧伤、哭泣来宣泄情绪。给予患者精神支持，尽量满足其合理要求，允许家属陪伴身旁。应做好安全护理，预防自杀倾向。

五、接受期

这是临终的最后阶段，患者认为自己已经尽力，完成了人生的路程，表现出平静、安详，对周围事物丧失兴趣。此期患者对自己即将面临的死亡已有所准备，恐惧、焦虑和最大的心理痛苦已经消失，机体极度衰弱，常处于嗜睡状态。患者面临死亡，医护人员应以极大的责任心进行抢救，也应尊重患者的信仰，允许患者安静地接受死亡的现实，不要勉强与之交谈，过多地打扰患者。听觉是最后消失的感觉功能，和临终患者讲话时，必须注意语言亲切、清晰，不要耳语，避免在患者面前议论影响患者情绪的话。对于癌症患者，

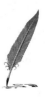

不要过分控制使用镇静药和麻醉剂，使患者较舒适地度过最后的日子，尽可能地提高其生活质量。

此期护理人员应尊重患者，给予其一个安静、舒适的环境，减少外界干扰；继续保持对患者的关心、支持，加强生活护理，让其安详、平静地离开人间。

 任务实施

对临终患者实施心理护理情境如表16-5所示。

表16-5 对临终患者实施心理护理情境

病例呈现	护理诊断	护理措施	护理目标	护理评价
患者："护士，这都是第三次化疗了，我的癌细胞控制住了没有？我现在觉得很不舒服。" 护士："张大爷，您现在的各项指标都很好，化疗的效果也不错。放心吧。"	与患者对癌症的恐惧，担心治疗效果和预后有关	护士要主动与患者交谈，向患者解释化疗的必要性，鼓励患者表达自身感受 根据患者的个体情况进行针对性的心理护理，并鼓励家属和朋友给予患者关心和支持	患者的焦虑，恐惧程度减轻。能够配合治疗	患者焦虑或恐惧程度是否减轻，情绪是否稳定
患者："我现在觉得胃疼更厉害了，你们是不是没告诉我实情呀？" 护士："大爷别紧张，您现在觉得不舒服与化疗药物的副作用有关，不是病情严重了，放心吧。一会儿我和营养科说一下给您做一些易消化的清淡饮食，好吗？您哪里不舒服告诉我们，我们会为您想办法，及时帮您的。" 患者："好吧。"	与缺乏疾病有关知识和化疗的相关知识有关	利用通俗易懂的语言向患者介绍化疗的目的及可能出现的副作用，减轻患者的紧张情绪	短期目标：使患者在术前对疾病的相关知识有一定的了解 长期目标：患者能够述说疾病的相关知识、化疗的配合方法及注意事项	患者了解了疾病的相关知识、化疗的方法及意义和注意事项

 拓展提升

临终患者家属的心理反应和护理

一、临终患者家属的心理反应

临终患者家属的反应主要表现为失落与悲伤。在他们感觉到自己的亲人即将离去时，他们也可能出现和患者相似的心理反应过程。他们在感情上难以接受即将失去亲人的现实，在行动上四处求医，以求奇迹出现。当看到亲人死亡不可避免时，他们心情十分沉重、苦恼和烦躁不安。

二、临终患者家属的心理护理

1. 护理人员有责任照顾患者的家属，关注患者家属的需要，提供患者与家属交流和保护隐私的环境。

2. 满足家属照顾患者的需要；鼓励家属与患者在一起表达情感；倾听患者家属的感受；向家属介绍患者情况；指导家属对患者的生活照料；满足家属本身的生理需求，尽量帮助解决实际困难。

3. 护理人员耐心、关怀的态度和支持性行为将有利于家属面对自己的失落和悲哀过程，使其内心感到平静。

任务检测

一、选择题

1. 临终患者表示"如果让我好起来，我一定……"此心理反应属于（ ）

A. 愤怒期　　　　　　　B. 否认期　　　　　　　C. 协议期

D. 接受期　　　　　　　E. 忧郁期

2. 一位肿瘤晚期患者向医生诉说"虽然我得的是恶性肿瘤，但你们一定要用最先进的疗法，我会全力配合，只要我们不放弃，希望总会有的，我会好起来的。"该患者处在心理反应的（ ）

A. 忧郁期　　　　　　　B. 协议期　　　　　　　C. 接受期

D. 否认期　　　　　　　E. 愤怒期

二、情境模拟

患者陈某，男，78岁，因"胃癌"入院行全胃切除术。术后恢复顺利出院。无腹痛腹胀症状；无恶心呕吐，间断有排气排便。入院前半月，发作腹痛，伴有恶心、呕吐，次数少，每次呕吐少量白色黏液，伴有反酸嗳气。为进一步治疗入我院 ICU，患者治疗期间一直拒绝治疗要求出院，他说治也治不好，想回家，不花那冤枉钱了，交代儿女照顾老伴。患者在 ICU 期间沉默寡言，不喜欢与人交流，情绪低落。请根据患者的情况找出患者的问题，提出解决方案。

扫码"练一练"

（李静静）

附录 1　症状自评量表的使用

90 项症状自评量表（SCL－90）

一、指导语及量表

以下列出了有些人可能会有的问题，请仔细阅读每一条，然后根据最近一星期以内下述情况影响您的实际感觉，在每项陈述对应的五个选项中选择适合您的一项。1 表示没有，也就是过去一周内没有出现此种情况；2 表示很轻，也就是过去一周内有 1 至 2 天出现此种情况；3 表示中等，也就是过去一周内有 3 至 4 天出现此种情况；4 表示偏重，也就是过去一周内有 5 至 6 天出现此种情况；5 表示严重，也就是过去一周内每天都出现此种情况。

1. 头痛。　　　　　　　　　　　　　　　　　　　　　评分（　　）

2. 严重神经过敏，心神不定。　　　　　　　　　　　　评分（　　）

3. 头脑中有不必要的想法或字句盘旋。　　　　　　　　评分（　　）

4. 头晕或昏倒。　　　　　　　　　　　　　　　　　　评分（　　）

5. 对异性的兴趣减退。　　　　　　　　　　　　　　　评分（　　）

6. 对旁人责备求全。　　　　　　　　　　　　　　　　评分（　　）

7. 感到别人能控制您的思想。　　　　　　　　　　　　评分（　　）

8. 责怪别人制造麻烦。　　　　　　　　　　　　　　　评分（　　）

9. 忘记性大。　　　　　　　　　　　　　　　　　　　评分（　　）

10. 担心自己的衣饰整齐及仪态的端庄。　　　　　　　评分（　　）

11. 容易烦恼和激动。　　　　　　　　　　　　　　　评分（　　）

12. 胸痛。　　　　　　　　　　　　　　　　　　　　评分（　　）

13. 害怕空旷的场所或街道。　　　　　　　　　　　　评分（　　）

14. 感到自己精力下降，活动减慢。　　　　　　　　　评分（　　）

15. 想结束自己的生命。　　　　　　　　　　　　　　评分（　　）

16. 听到旁人听不到的声音。　　　　　　　　　　　　评分（　　）

17. 发抖。　　　　　　　　　　　　　　　　　　　　评分（　　）

18. 感到大多数人都不可信任。　　　　　　　　　　　评分（　　）

19. 胃口不好。　　　　　　　　　　　　　　　　　　评分（　　）

20. 容易哭泣。 评分（　　）

21. 同异性相处时感到害羞不自在。 评分（　　）

22. 感到受骗，中了圈套或有人想抓您。 评分（　　）

23. 无缘无故地感觉到害怕。 评分（　　）

24. 自己不能控制地大发脾气。 评分（　　）

25. 怕单独出门。 评分（　　）

26. 经常责怪自己。 评分（　　）

27. 腰痛。 评分（　　）

28. 感到难以完成任务。 评分（　　）

29. 感到孤独。 评分（　　）

30. 感到苦闷。 评分（　　）

31. 过分担忧。 评分（　　）

32. 对事物不感兴趣。 评分（　　）

33. 感到害怕。 评分（　　）

34. 感情容易受到伤害。 评分（　　）

35. 旁人能知道自己私下想法。 评分（　　）

36. 感到别人不理解自己，不同情自己。 评分（　　）

37. 感到人们对自己不友好，不喜欢自己。 评分（　　）

38. 做事情必须做得很慢以保证做正确。 评分（　　）

39. 心跳得厉害。 评分（　　）

40. 恶心或胃不舒服。 评分（　　）

41. 感到比不上别人。 评分（　　）

42. 肌肉酸痛。 评分（　　）

43. 感到有人在监视自己，谈论自己。 评分（　　）

44. 难以入睡。 评分（　　）

45. 做事必须反复检查。 评分（　　）

46. 难以作出决定。 评分（　　）

47. 怕乘电车、公共汽车、地铁或火车。 评分（　　）

48. 呼吸困难。 评分（　　）

49. 一阵阵发冷或发热。 评分（　　）

50. 因为感到害怕而避开某些东西、场合或活动。 评分（　　）

51. 脑子变空了。 评分（　　）

52. 身体发麻或刺痛。 评分（　　）

53. 喉咙有梗塞感。 评分（　　）

54. 感到前途没有希望。 评分（　　）

55. 不能集中注意力。 评分（　　）

56. 感到身体的某一部分软弱无力。 评分（　　）

57. 感到紧张或容易紧张。 评分（　　）

58. 感到手或脚发重。　　　　　　　　　　　评分（　）

59. 感到死亡的事。　　　　　　　　　　　　评分（　）

60. 吃得太多。　　　　　　　　　　　　　　评分（　）

61. 当别人看着自己或谈论自己时感到不自在。　评分（　）

62. 有一些属于自己的看法。　　　　　　　　评分（　）

63. 有想打人或伤害他人的冲动。　　　　　　评分（　）

64. 醒得太早。　　　　　　　　　　　　　　评分（　）

65. 必须反复洗手、点数目或触摸某些东西。　评分（　）

66. 睡得不稳不深。　　　　　　　　　　　　评分（　）

67. 有想摔坏或破坏东西的冲动。　　　　　　评分（　）

68. 有一些别人没有的想法或念头。　　　　　评分（　）

69. 感到对别人神经过敏。　　　　　　　　　评分（　）

70. 在商场或电影院等人多的地方感到不自在。　评分（　）

71. 感到任何事情都很困难。　　　　　　　　评分（　）

72. 一阵阵恐惧或惊恐。　　　　　　　　　　评分（　）

73. 感到在公共场合吃东西很不舒服。　　　　评分（　）

74. 经常与人争论。　　　　　　　　　　　　评分（　）

75. 单独一个人时神经很紧张。　　　　　　　评分（　）

76. 别人对自己的成绩没有作出恰当的评论。　评分（　）

77. 即使和别人在一起也感到孤独。　　　　　评分（　）

78. 感到坐立不安心神不定。　　　　　　　　评分（　）

79. 感到自己没有什么价值。　　　　　　　　评分（　）

80. 感到熟悉的东西变陌生或不像真的。　　　评分（　）

81. 大叫或摔东西。　　　　　　　　　　　　评分（　）

82. 害怕会在公共场合昏倒。　　　　　　　　评分（　）

83. 感到别人想占自己便宜。　　　　　　　　评分（　）

84. 为一些有关"性"的想法而苦恼。　　　　　评分（　）

85. 自己认为应该因为自己的过错而受惩罚。　评分（　）

86. 感到要赶快把事情做完。　　　　　　　　评分（　）

87. 感到自己的身体有严重问题。　　　　　　评分（　）

88. 从未感到和其他人亲近。　　　　　　　　评分（　）

89. 感到自己有罪。　　　　　　　　　　　　评分（　）

90. 感到自己的脑子有毛病。　　　　　　　　评分（　）

二、计分

根据上面的选项进行计分。选1计1分，选2计2分，选3计3分，选4计4分，选5计5分。

计分表

因子	测验题号	因子总分	因子分
躯体化	1、4、12、27、40、42、48、49、52、53、56、58		
因子得分			
强迫症状	3、9、10、28、38、45、46、51、55、65		
因子得分			
人际关系敏感	6、21、34、36、37、41、61、69、73		
因子得分			
抑郁	5、14、15、20、22、26、29、30、31、32、54、71、79		
因子得分			
焦虑	2、17、23、33、39、57、72、78、80、86		
因子得分			
敌对	11、24、63、67、74、81		
因子得分			
恐怖	13、25、47、50、70、75、82		
因子得分			
偏执	8、18、43、68、76、83		
因子得分			
精神病性	7、16、35、62、77、84、85、87、88、90		
因子得分			
其他	19、44、59、60、64、66、89		
因子得分			
总分 总均分 阳性项目数 阴性项目数 阳性项目均分			

三、分析说明

SCL - 90 的分析统计指标主要为两项：即总分和因子分。

1. 总分

（1）总分是 90 个项目各单项得分相加，最低分为 90 分，最高分为 450 分。

总均分 = 总分 ÷ 90，表示总的来看，参加测验者的自我感觉介于 1 ~ 5 的哪一个范围。

（2）阴性项目数表示被试"无症状"的项目有多少。

（3）阳性项目数表示被试在多少项目中呈现"有症状"。

（4）阳性项目均分表示"有症状"项目的平均得分，可以看出被试自我感觉不佳的程度究竟在哪个范围。

2. 因子分

SCL - 90 包括 10 个因子，每个因子反映出被试某方面的症状情况，通过因子分可了解其症状分布特点。

（1）躯体化　包括 1、4、12、27、40、42、48、49、52、53、56、58 共 12 项。该因子主要反映身体不适感，包括心血管、胃肠道、呼吸和其他系统的主诉不适，头痛、背痛、肌肉酸痛，以及焦虑的其他躯体表现。

（2）强迫症状　包括了3、9、10、28、38、45、46、51、55、65共10项。主要指那些明知没有必要，但又无法摆脱的无意义的思想、冲动和行为，还有一些比较一般的认知障碍的行为征象也在这一因子中反映。

（3）人际关系敏感　包括6、21、34、36、37、41、61、69、73共9项。主要指某些个人不自在与自卑感，特别是与其他人相比较时更加突出。在人际交往中的自卑感，心神不安，明显不自在，以及人际交流中的自我意识，消极的期待亦是这方面症状的典型原因。

（4）抑郁　包括5、14、15、20、22、26、29、30、31、32、54、71、79共13项。以苦闷的情感与心境为代表性症状，还以生活兴趣的减退、动力缺乏、活力丧失等为特征，还反映失望、悲观以及与抑郁相联系的认知和躯体方面的感受，另外，还包括有关死亡的思想和自杀观念。

（5）焦虑　包括2、17、23、33、39、57、72、78、80、86共10项。一般指那些烦躁，坐立不安，神经过敏，紧张以及由此产生的躯体征象，如震颤等。测定游离不定的焦虑及惊恐发作是本因子的主要内容，还包括一项解体感受的项目。

（6）敌对　包括11、24、63、67、74、81共6项。主要从三方面来反映敌对的表现：思想、感情及行为。其项目包括厌烦的感觉，摔物，争论直到不可控制的脾气暴发等各方面。

（7）恐怖　包括13、25、47、50、70、75、82共7项。恐惧的对象包括出门旅行，空旷场地，人群或公共场所和交通工具。此外，还有反映社交恐怖的一些项目。

（8）偏执　包括8、18、43、68、76、83共6项。本因子是围绕偏执性思维的基本特征而制订，主要指投射性思维、敌对、猜疑、关系观念、妄想、被动体验和夸大等。

（9）精神病性　包括7、16、35、62、77、84、85、87、88、90共10项。反映各式各样的急性症状和行为，限定不严的精神病性过程的指征。此外，也可以反映精神病性行为的继发征兆和分裂性生活方式的指征。

（10）其他　包括19、44、59、60、64、66、89共7个项目，反映睡眠及饮食情况。

3. 结果说明

按全国常模结果，总分超过160分，或阳性项目数超过43项，或任一因子分超过2分，需考虑筛选阳性，需进一步检查。SCL-90的测试结果反映了被试者一段时间内的心理健康状况。但这种状况并不是稳定不变的，所以不能按照测试结果轻易下结论。

附录2　A型行为问卷的使用

A型行为问卷

一、指导语及量表

请根据您过去的情况回答下列问题。凡是符合您的情况的在"是"上打"√"，凡是不符合您的情况的在"否"上打"√"。每个问题必须回答，答案无所谓对与不对、好与不好。请尽快回答，不要在每道题目上太多思索。回答时不要考虑"应该怎样"，只回答您平时"是怎样的"就行了。

1. 我觉得自己是一个无忧无虑、悠闲自在的人。　　　　　　　（是，否）

2. 即使没有什么要紧的事，我走路也快。　　　　　　　　　　（是，否）

3. 我经常感到应该做的事太多，有压力。　　　　　　　　　　（是，否）

4. 我自己决定的事，别人很难让我改变主意。　　　　　　　　（是，否）

5. 有些人和事常常使我十分恼火。　　　　　　　　　　　　　（是，否）

6. 我急需买东西但又要排长队时，我宁愿不买。　　　　　　　（是，否）

7. 有些工作我根本安排不过来，只能临时挤时间去做。　　　　（是，否）

8. 上班或赴约会时，我从来不迟到。　　　　　　　　　　　　（是，否）

9. 当我正在做事，谁要是打扰我，不管有意无意，我总是感到恼火。　（是，否）

10. 我总看不惯那些慢条斯理、不紧不慢的人。　　　　　　　　（是，否）

11. 我常常忙得透不过气来，因为该做的事情太多了。　　　　　（是，否）

12. 即使跟别人合作，我也总想单独完成一些更重要的部分。　　（是，否）

13. 有时我真想骂人。　　　　　　　　　　　　　　　　　　　（是，否）

14. 我做事总是喜欢慢慢来，而且思前想后，拿不定主意。　　　（是，否）

15. 排队买东西，要是有人加塞，我就忍不住要指责他或出来干涉。　（是，否）

16. 我总是力图说服别人同意我的观点。　　　　　　　　　　　（是，否）

17. 有时连我自己都觉得，我所操心的事远远超过我应该操心的范围。　（是，否）

18. 无论做什么事，即使比别人差，我也无所谓。　　　　　　　（是，否）

19. 做什么事我也不着急，着急也没有用，不着急也误不了事。　（是，否）

20. 我从来没想过要按自己的想法办事。　　　　　　　　　　　（是，否）

21. 每天的事情都使我精神十分紧张。　　　　　　　　　　　　（是，否）

22. 就是去玩，如逛公园等，我也总是先看完，等着同来的人。　（是，否）

23. 我常常不能宽容别人的缺点和毛病。　　　　　　　　　　　（是，否）

24. 在我认识的人里，个个我都喜欢。　　　　　　　　　　　　（是，否）

25. 听到别人发表不正确的见解，我总想立即就去纠正他。　　　（是，否）

26. 无论做什么事，我都比别人快一些。　　　　　　　　　　　（是，否）

27. 人们认为我是一个干脆、利落、高效率的人。　　　　　　　（是，否）

28. 我总觉得我有能力把一切事情办好。　　　　　　　　　　　（是，否）

29. 聊天时，我也总是急于说出自己的想法，甚至打断别人的话。　（是，否）

30. 人们认为我是个安静、沉着、有耐性的人。　　　　　　　　（是，否）

31. 我觉得在我认识的人之中值得我信任和佩服的人实在不多。　（是，否）

32. 对未来我有许多想法和打算，并总想都能尽快实现。　　　　（是，否）

33. 有时我也会说人家的闲话。　　　　　　　　　　　　　　　（是，否）

34. 尽管时间很宽裕，我吃饭也快。　　　　　　　　　　　　　（是，否）

35. 听人讲话或报告如讲得不好，我就非常着急，总想还不如我来讲。　（是，否）

36. 即使有人欺侮了我，我也不在乎。　　　　　　　　　　　　（是，否）

37. 我有时会把今天该做的事拖到明天去做。　　　　　　　　　（是，否）

38. 当别人对我无礼时，我对他也不客气。　　　　　　　　　　（是，否）

39. 有人对我或我的工作吹毛求疵时，很容易挫伤我的积极性。　（是，否）

40. 我常常感到时间已经晚了，可一看表还早呢。 （是，否）

41. 我觉得我是一个对人对事都非常敏感的人。 （是，否）

42. 我做事总是匆匆忙忙的，力图用最少的时间办尽量多的事情。 （是，否）

43. 如果犯有错误，不管大小，我都主动承认。 （是，否）

44. 坐公共汽车时，尽管车开得快我也常常感到车开得太慢。 （是，否）

45. 无论做什么事，即使看着别人做不好，我也不想拿来替他做。 （是，否）

46. 我常常为工作没做完，一天又过去了而感到忧虑。 （是，否）

47. 很多事情如果由我来负责，情况要比现在好得多。 （是，否）

48. 有时我会想到一些说不出口的坏念头。 （是，否）

49. 即使领导我的人能力差、水平低、不怎么样，我也能服从和合作。 （是，否）

50. 必须等待什么的时候，我总是心急如焚、缺乏耐心。 （是，否）

51. 我常常感到自己能力不够，所以在做事遇到不顺利时就想放弃不干了。 （是，否）

52. 我每天都看电视，同时也看电影，不然心里就不舒服。 （是，否）

53. 别人托我办的事，只要答应了，我从不拖延。 （是，否）

54. 人们都说我很有耐性，干什么事都不着急。 （是，否）

55. 外出乘车、船或跟人约定时间办事时，我很少迟到，如对方耽误我就恼火。

（是，否）

56. 偶尔我也会说一两句假话。 （是，否）

57. 许多事本来可以大家分担，可我喜欢一个人去干。 （是，否）

58. 我觉得别人对我的话理解太慢，甚至理解不了我的意思似的。 （是，否）

59. 我是一个性子暴躁的人。 （是，否）

60. 我常常容易看到别人的短处而忽视别人的长处。 （是，否）

二、计分

计分表

分量表	回答"是"的项目（计1分）	回答"否"的项目（计1分）	总分
L 量表	8、20、24、43、56	13、33、37、48、52	
TH 量表	2、3、6、7、10、11、19、21、22、26、29、34、38、40、42、44、46、50、53、55、58	14、16、30、54	
CH 量表	1、5、9、12、15、17、23、25、27、28、31、32、35、39、41、47、57、59、60	4、18、36、45、49、51	

三、分析说明

L 量表为测谎题，大于 7 分，该份问卷不予分析。TH 得分反映时间匆忙感、时间紧迫感或形式匆忙特征。CH 反映竞争性、缺乏耐性和敌意情绪等特征。

37 ～50 分：典型 A 型人格

29 ～36 分：偏 A 型人格

27 ～28 分：中间型

19 ～26 分：B 型人格

A 型人格的特点：性情急躁，缺乏耐性。他们的成就欲高，上进心强，有苦干精神，工作投入，做事认真负责，时间紧迫感强，富有竞争意识，外向，动作敏捷，说话快，生活常处于紧张状态，但办事匆忙，社会适应性差，属不安定型人格。具有这种人格特征的人易患心血管疾病。

B 型人格的特点：性情不温不火，举止稳当，对工作和生活的满足感强，喜欢慢步调的生活节奏，遇事会审慎思考，工作较有耐心。

附录3　抑郁自评量表的使用

抑郁自评量表

一、指导语及量表

下面有二十条文字，请仔细阅读每一条，把意思弄明白，然后根据您最近一星期的实际情况打分。1 表示没有或很少时间，2 表示小部分时间，3 表示相当多时间，4 表示绝大部分或全部时间。

1. 我觉得闷闷不乐，情绪低沉。　　　　　　　　　　　评分（　）
2. 我觉得一天之中早晨最好。　　　　　　　　　　　　评分（　）
3. 我一阵阵哭出来或觉得想哭。　　　　　　　　　　　评分（　）
4. 我晚上睡眠不好。　　　　　　　　　　　　　　　　评分（　）
5. 我吃得跟平常一样多。　　　　　　　　　　　　　　评分（　）
6. 我与异性亲密接触时和以往一样感觉愉快。　　　　　评分（　）
7. 我发觉我的体重在下降。　　　　　　　　　　　　　评分（　）
8. 我有便秘的苦恼。　　　　　　　　　　　　　　　　评分（　）
9. 我心跳比平时快。　　　　　　　　　　　　　　　　评分（　）
10. 我无缘无故地感到疲乏。　　　　　　　　　　　　　评分（　）
11. 我的头脑跟平常一样清楚。　　　　　　　　　　　　评分（　）
12. 我觉得经常做的事情并没有困难。　　　　　　　　　评分（　）
13. 我觉得不安而平静不下来。　　　　　　　　　　　　评分（　）
14. 我对将来抱有希望。　　　　　　　　　　　　　　　评分（　）
15. 我比平常容易生气激动。　　　　　　　　　　　　　评分（　）
16. 我觉得作出决定是容易的。　　　　　　　　　　　　评分（　）
17. 我觉得自己是个有用的人，有人需要我。　　　　　　评分（　）
18. 我的生活过得很有意思。　　　　　　　　　　　　　评分（　）
19. 我认为如果我死了别人会生活的好些。　　　　　　　评分（　）
20. 平常感兴趣的事我仍然照样感兴趣。　　　　　　　　评分（　）

二、计分

本量表采用 4 级评分，第 2、5、6、11、12、14、16、17、18、20 题反向计分，其余题正向计分。

计分：正向计分题按1、2、3、4分计；反向计分题按4、3、2、1计分。

总分乘以1.25取整数，即得标准分，分值越小越好，分界值为53。

将20条题项的得分相加算出总分"Z"。

根据 $Y = 1.25 \times Z$，取整数。

三、分析说明

$Y < 53$，无抑郁症状；

$53 \leqslant Y < 59$，偶有抑郁，症状轻微；

$60 \leqslant Y < 69$，经常抑郁，中度症状；

$70 < Y$，有重度抑郁；

关于抑郁症状的分级，除参考量表分值外，还需根据临床症状，特别是要害症状的程度来划分，量表分值仅能作为一项参考指标而非绝对标准。

附录4　焦虑自评量表的使用

焦虑自评量表

一、指导语及量表

请仔细阅读下面每一条描述，根据您最近一星期的实际感觉，选择一个最适合您的答案，请于在10分钟左右完成。1表示没有或很少时间有，2表示有时有，3表示大部分时间有，4表示绝大部分或全部时间有。

1. 我觉得比平时容易紧张或着急。　　　　　　　　　　　　　评分（　　）

2. 我无缘无故地感到害怕。　　　　　　　　　　　　　　　　评分（　　）

3. 我容易心里烦乱或觉得惊恐。　　　　　　　　　　　　　　评分（　　）

4. 我觉得我可能将要发疯。　　　　　　　　　　　　　　　　评分（　　）

5. 我觉得一切都很好，也不会发生什么不幸。　　　　　　　　评分（　　）

6. 我手脚发抖、打颤。　　　　　　　　　　　　　　　　　　评分（　　）

7. 我因为头痛、背痛和颈痛而苦恼。　　　　　　　　　　　　评分（　　）

8. 我感觉容易衰弱和疲乏。　　　　　　　　　　　　　　　　评分（　　）

9. 我觉得心平气和，并且容易安静坐着。　　　　　　　　　　评分（　　）

10. 我觉得心跳得很快。　　　　　　　　　　　　　　　　　评分（　　）

11. 我因为一阵阵头晕而苦恼。　　　　　　　　　　　　　　评分（　　）

12. 我有过晕倒发作，或觉得要晕倒似的。　　　　　　　　　评分（　　）

13. 我吸气、呼气都感到很容易。　　　　　　　　　　　　　评分（　　）

14. 我的手脚麻木和刺痛。　　　　　　　　　　　　　　　　评分（　　）

15. 我因为胃痛和消化不良而苦恼。　　　　　　　　　　　　评分（　　）

16. 我常常要小便。　　　　　　　　　　　　　　　　　　　评分（　　）

17. 我的手脚常常是干燥温暖的。　　　　　　　　　　　　　评分（　　）

18. 我脸红发热。　　　　　　　　　　　　　　　　　　　　评分（　　）

19. 我容易入睡，并且一夜睡得很好。　　　　　　　　　评分（　　）

20. 我做恶梦。　　　　　　　　　　　　　　　　　　　评分（　　）

二、计分

本量表采用 4 级评分，第 5、9、13、17、19 题反向计分，其余题正向计分。

计分：正向计分题按 1、2、3、4 计分；反向计分题按 4、3、2、1 计分。

总分乘以 1.25 取整数，即得标准分，分值越小越好，分界值为 50。

将 20 条题项的得分相加算出总分"Z"。

根据 Y = 1.25 × Z，取整数。

三、分析说明

Y < 50，无焦虑症状；

51 ≤ Y < 59，偶有焦虑，症状轻微；

60 ≤ Y < 69，经常焦虑，中度症状；

70 < Y，有重度焦虑；

关于焦虑症状的分级，除参考量表分值外，还需根据临床症状，特别是针对焦虑程度比较重的患者来说，量表分值仅能作为一项参考指标而非绝对标准。

（陈　燕）

参考答案

参考文献

[1] 雷秀雅. 心理咨询与治疗 [M]. 北京：清华大学出版社，2010.

[2] 张贵平. 护理心理学 [M]. 北京：科学出版社，2010.

[3] 汪洪杰. 护理心理学 [M]. 合肥：安徽科技出版社，2010.

[4] 邓红. 护理心理学 [M]. 西安：第四军医大学出版社，2010.

[5] 戴晓阳. 常用心理评估量表手册 [M]. 北京：人民军医出版社，2010

[6] 周英，姬栋岩. 护理心理学 [M]. 武汉：华中科技大学出版社，2010.

[7] 翟惠敏. 护理心理学 [M]. 北京：中国协和医科大学出版社，2011.

[8] 吴玉斌，郎玉玲. 护理心理学（第2版）[M]. 北京：高等教育出版社，2011.

[9] 胡永年，刘晓红. 护理心理学 [M]. 北京：中国中医药出版社，2011.

[10] 赵小玉. 护理心理学 [M]. 北京：中国协和医科大学出版社，2012.

[11] 刘新民，程灶火. 医学心理学 [M]. 合肥：中国科学技术大学出版社，2012.

[12] 刘晓虹，李小妹. 心理护理理论与实践 [M]. 北京：人民卫生出版社，2012.

[13] 姜乾金. 护理心理学 [M]. 杭州：浙江大学出版社，2012.

[14] 李丽萍. 护理心理学 [M]. 北京：人民卫生出版社，2012.

[15] 杨艳杰. 护理心理学 [M]. 北京：人民卫生出版社，2012.

[16] 徐传庚，宾映初. 护理心理学 [M]. 北京：中国医药科技出版社，2013.

[17] 孙萍，朱祥路. 护理心理学 [M]. 北京：中国医药科技出版社，2013.

[18] 杭荣华，刘新民. 护理心理学 [M]. 合肥：中国科学技术出版社，2013.

[19] 汪洪杰，张渝成. 护理心理 [M]. 北京：高等教育出版社，2013.

[20] 王辉，吕薇. 护理心理学 [M]. 大连：大连理工大学出版社，2013.

[21] 吴斌. 护理心理学 [M]. 北京：科学出版社，2013.

[22] 曹枫林. 护理心理学 [M]. 北京：人民卫生出版社，2013.

[23] 陈燕. 护理心理学 [M]. 广州：暨南大学出版社，2014.

[24] 章虹. 护理心理学 [M]. 北京：科学出版社，2014.

[25] 李丽华. 护理心理学 [M]. 北京：人民卫生出版社，2014.